临床精选护理理论

主　编　王培英　王夕梅　刘晓媛

吉林科学技术出版社

图书在版编目（CIP）数据

临床精选护理理论 / 王培英, 王夕梅, 刘晓媛主编
. -- 长春 : 吉林科学技术出版社, 2022.4
ISBN 978-7-5578-9476-4

Ⅰ.①临… Ⅱ.①王… ②王… ③刘… Ⅲ.①护理学
Ⅳ.①R47

中国版本图书馆CIP数据核字(2022)第115983号

临床精选护理理论

主　　编　　王培英　　王夕梅　　刘晓媛
出 版 人　　宛　霞
责任编辑　　孟　盟
封面设计　　潍坊高新区行人广告设计中心
制　　版　　山东道克图文快印有限公司
幅面尺寸　　185mm×260mm
字　　数　　600 千字
印　　张　　22.5
印　　数　　1-1500 册
版　　次　　2022年4月第1版
印　　次　　2023年3月第1次印刷

出　　版　　吉林科学技术出版社
发　　行　　吉林科学技术出版社
地　　址　　长春市福祉大路5788号
邮　　编　　130118
发行部电话/传真　　0431-81629529 81629530 81629531
　　　　　　　　　　81629532 81629533 81629534
储运部电话　　0431-86059116
编辑部电话　　0431-81629518
印　　刷　　三河市嵩川印刷有限公司

书　　号　　ISBN 978-7-5578-9476-4
定　　价　　128.00元

编 委 会

目　录

第一章 生命体征监测

第一节 体温监测

一、体温形成的机制

人体不断地进行着能量代谢，而能量代谢和物质代谢紧密相关。糖、脂肪、蛋白质这3种营养物质，在代谢氧化过程中释放出大量的能量，其中50%左右的能量变为体热，以维持体温，并不断地以热能的形式散发于体外。另有45%的能量转移到三磷腺苷（adenosine triphosphate，ATP）的高能磷酸键中，以供机体利用。机体利用的最终结果仍转化为热能而散发于体外。由于上述代谢过程使机体的产热与散热保持着动态平衡，即正常体温。

二、体温调节的机制

正常情况下，人的体温保持在相对恒定的状态，通过大脑和丘脑下部的体温调节、中枢的调节及神经体液的作用，使产热和散热保持动态平衡。人体产热主要是通过内脏器官尤其是肝脏的代谢和骨骼肌的运动而进行的，散热则是通过辐射、传导、对流、蒸发等方式进行的。

辐射散热：辐射散热是机体的热能以热射线（红外线）的形式，直接向周围温度较低的物体传递热能，其间不需要空气或其他介质传递，即在真空环境中也可进行传递，约占机体散热总量的60%。影响辐射散热的因素，主要是机体与环境之间的温度差。周围物体的温度越低，散热作用越大，反之则小。如果环境温度高于体温时，机体反而要接受高热物体的辐射热。其次与机体有效散热面积的大小相关，如四肢外侧及其末端的散热效应大于内侧及躯干，故皮温较低。

传导散热：传导散热是机体直接接触温度较低的物体时所进行的热能传递。体内深部组织器官的温热，就是经逐层组织向体表传递的。这种散热作用的大小与所接触物体之间的温度差和接触面积大小及其导热性有关。因此，胖人由于皮下脂肪层较厚，传导散热作用较差，故较瘦人略厌热。

对流散热：对流散热是机体附近的空气层接受机体辐射和传导的热能后膨胀上升而带走热能，外围较冷的空气继续补充流至身体附近。所以风速越大，散热作用越大。

蒸发：是液体变为蒸气的过程。蒸发散热占总散热量的20%～30%。在33.8～35℃气温中，蒸发是主要的散热方式。水分由肺脏和皮肤排出化为蒸汽，无感蒸发占一定比例，人体每日约有300mL水分由皮肤蒸发，约500mL水分由肺蒸发。

机体以不同方式散热的比例，随着身体情况和环境的温、湿度而改变。与产热和散热有关的活动，包括血管舒缩、出汗、寒战与喘气。

三、影响体温的因素

人体内部温度虽然比较恒定，但在正常生理状况下，受昼夜、性别、年龄、肌肉活动及其他因素的影响，仍可产生一定幅度的波动。

1. 昼夜变化　体温一般在清晨2～6时最低，下午2～8时最高，但变化范围不超过1℃。这种周期性变化，可能与人体的昼夜周期活动规律有关。如长期上夜班工作的人，其体温就呈现夜间偏高。而白天偏低的变化。

2. 性别　女性体温比男性高约0.3℃，且女性的基础体温还随其月经周期波动，即在月经期和月经后至排卵前的时期内体温略偏低，排卵日的体温最低，排卵后至下次月经前的时期内，体温又略升高。

女性在妊娠期体温也略高于孕前。这种变化可能与体内黄体素或其代谢产物的作用有关。

3. 年龄　新生儿尤其是早产儿的体温调节功能及汗腺发育不完善，加之体表面积相对较大、皮下脂肪较薄、肌肉不发达、运动力弱等原因，其体温易受环境温度的影响而暂时变动，低时可达35℃或不升，高时可超过37℃。儿童由于代谢率高，体温略高于成人。老年人代谢率低，则体温偏低。

4. 进食及运动因素　进食后尤其进蛋白质食物后，机体代谢率增快，产热量增加，体温增高；当机体运动时，特别是剧烈运动时，由于体内热量骤增，大大超过散热量，也可使体温暂时升高。

5. 环境因素　无论何种原因造成的传导（传导是指机体的热量直接传至与之接触的物体上）、对流、辐射、蒸发等，某一散热机制发生障碍时，均可使体温升高。

6. 情绪因素　情绪激动和精神紧张，可使交感神经兴奋释放出肾上腺素、甲状腺素及肾上腺皮质激素，代谢率增高，而使体温一过性增高。

四、体温的监护

（一）正常体温及其变动范围

临床上正常体温通常用腋窝、口腔和直肠温度正常体温为标准。人体的正常温度比较恒定，但在身体不同部位测得温度略有不同，以上3个部位进行体温测量，其温度差一般不超过1℃。其正常值：口腔温度舌下为36.2～37.0℃；腋窝温度为36.0～36.6℃；直肠温度为36.5～37.5℃。

体温并不是固定不变的，体温可随性别、年龄、昼夜、运动和情绪的变化等各种因素而出现生理性变动，但在这些条件下，体温的改变往往在正常范围内或呈一过性改变。其变动范围应不超过1℃。

（二）异常体温

体温高于或低于正常为异常体温。

1. 发热　在致热原的作用下或体温调节中枢的功能障碍时，使产热增加，而散热不能相应地随之增加或散热减少，体温升高超过正常范围，称为发热。发热是临床常见的症状。临床上发热的原因大致可分为两类：感染性发热和非感染性发热。各种病原体如病毒、细菌、真菌、螺旋体、立克次体、支原体、寄生虫等感染引起的发热属于感染性发热。非感染性发热包括无菌性坏死性物质的吸收引起的吸收热、变态反应性发热和体温调节中枢功能失常引起的中枢性发热。

（1）根据体温升高的程度，可将发热分为低热（口腔温度不超过38℃）、中度热（口腔温度38.0～38.9℃）、高热（口腔温度39～40℃）、过高热（口腔温度40℃以上）。

（2）根据体温发热的过程，一般分为3个阶段。

体温上升期：其特点为产热大于散热。患者主要表现为畏寒、皮肤苍白、无汗，甚至寒战。

高热持续期：其特点为产热和散热在较高水平上趋于平衡，体温维持在较高状态。患者主要表现为颜面潮红、皮肤灼热、口唇干燥、呼吸和脉搏加快。

退热期：其特点为散热增加而产热趋于正常，此时体温恢复正常的调节水平。患者主要表现为大量出汗和皮肤温度降低。

（3）根据体温变动的特点，常见的热型有4种。

1）间歇热：发热期与正常或正常以下体温期交替有规律地进行，如疟疾等。

2）弛张热：体温在39℃以上，波动幅度大，24小时内温差达2℃以上，但在波动中始终未降到正常，常见于败血症。

3）稽留热：体温一直升高，而且波动的幅度很小，多见于急性传染病，如肺炎等。

4）不规则热：是一种常见热型，一日体温变化极不规则，且持续时间不定，常见于流行性感冒，肿瘤患者发热等。

发热时，体温突然退至正常，称为骤退；逐渐恢复至正常，称为渐退；体温降至正常后又有短期发热，称为复发。

2. 体温过低　体温在35℃以下称为体温过低，可见于早产儿及全身衰竭的危重患者。

体温过低，开始时可出现寒战，当体温继续下降时，四肢开始麻木，并丧失知觉，血压下降，呼吸减慢，甚于意识丧失，出现昏迷。

五、温量体温的方法

（一）目的

通过观察体温的变化，了解患者的一般情况及疾病的发生、发展规律，协助医生做出正确诊断，为预防、治疗和护理提供依据。

（二）评估

1. 患者的一般情况，如年龄、性别、文化程度、意识、疾病类型、抗生素的使用等，判断适宜采用何种测体温的方法。

2. 30分钟内患者有无进食、活动、坐浴、冷热敷、情绪波动等影响体温的生理因素存在。

（三）计划

目标／评价标准

（1）患者能叙述测体温的目的。

（2）患者能配合测量体温。

（3）患者能说出体温的正常范围及影响体温的生理因素。

（四）实施

将消毒的体温计用纱布擦干，甩水银柱至35℃以下，置容器内携至病房。对新入院患者应予解释，根据病情选择测量方法。

1. 腋下测温法　为患者解开胸前衣纽，擦干腋下汗液，将体温计放于腋窝深处，紧贴皮肤，嘱患者屈臂过胸，10分钟后取出，查看度数，记录。

2. 口腔测温法　将口表水银端放于患者舌下，嘱患者闭口，勿用牙咬。3分钟后取出，擦净，查看度数，记录。

3. 直肠测温法　患者取屈膝侧卧位，肛表水银端涂以润滑剂，然后将肛表徐徐插入肛门3～4cm，3分钟后取出擦净，用卫生纸为患者擦净肛门，盖好被，安置患者躺卧舒适，查看度数，记录。

4. 注意事项

（1）测温前后，应检查体温计的数目，检查有无破损，水银柱是否甩至35℃以下，甩表时，切勿触及他物。

（2）测量体温部位周围，注意是否有冷、热源，如冰袋、热水袋等。患者是否吃过生冷、热食物，是否灌肠、坐浴、冷热敷等，如有上述情况须隔半小时后方可再测。

（3）凡精神异常、昏迷、小儿、口鼻手术、呼吸困难等患者不可测口表。测温时应守护在旁。

（4）凡腹泻、直肠或肛门手术等患者不可测肛表。极度消瘦患者不宜测腋表。

（5）体温与病情不符时，须在监护下重测，必要时可同时做肛表和口表对照，予以复查。

（6）测口温时，如体温计水银槽头被咬破水银误服，应立即口服牛奶、蛋清，或在不影响病情的情况下，服大量粗纤维及胶囊内装棉花吞服。

（7）测量完毕，将体温计甩至35℃以下，消毒备用。

5. 体温曲线的绘制

（1）将所测体温绘于体温单上，符号为：口温"●"，腋温"¤"，肛温"◎"。用蓝笔画于体温单相应格内，相邻两次温度用蓝笔相连。

（2）物理降温半小时后所测体温，画在降温前温度的同一纵格内，用红圈表示，以红虚线和降温前的温度相连。

（3）如体温和脉搏在体温单的同一点上，则先画上体温符号，再用红笔在其外划一圆圈。

6. 体温计的消毒与检查方法　体温计须每周消毒一次，遇有污染随时消毒，传染患者设专用体温计，用后单独消毒。

常用消毒溶液有：0.5%～1%过氧乙酸、70%酒精等。

消毒方法：将用过的体温计先浸泡于过氧乙酸液中，5分钟后取出冲净、擦干，再放入另一盛过氧乙酸消毒液的容器中浸泡半小时后取出，用水冲净擦干备用。口表、腋表、肛表应分别清洁、消毒。

检查方法：为保证体温计的准确性，应将全部体温计的水银甩至35℃以下，放入40℃以下的温水内，3分钟后取出检视，体温计之间相差0.2℃以上或水银头有裂痕者取出不用。

第二节　脉搏监测

一、脉搏的产生与生理变化

当心脏收缩时，动脉血管内压力增加，管壁扩张；心脏舒张时，血压下降，血管壁回缩。大动脉管壁这种有节律的舒缩，向外周血管传递，就产生了脉搏。因此在正常情况下，脉率和心率是一致的，当脉搏微弱难以测到时，应测心率。

（一）脉搏的速率

正常脉搏的速率与心率一致，在安静状态下每分钟60～100次（呼吸一次脉搏跳四次），男性60～80次／分钟，女性70～90次／分钟。正常人于饭后、体力劳动及情绪激动时均可使脉搏增快，所以检查时应在安静状态下进行。婴儿的脉率可达130次／分钟，至3岁左右约为100次／分钟。

病理情况下，脉搏可增快或减慢，成人脉搏每分钟超过100次／分钟，称为脉率增快，见于发热（体温每升高1℃，脉搏每分钟约增加10～15次）、甲状腺功能亢进、贫血、疼痛、休克、心脏疾病等。脉搏在60次／分钟以下，称为脉搏徐缓，见于颅内压增高（反射作用）、梗阻性黄疸（胆盐兴奋迷走神经）、完全性房室传导阻滞及迷走神经张力过高等。但脉搏徐缓也可见于久经锻炼的运动员和体力劳动者。

（二）脉搏的节律

脉搏的节律是心室收缩节律的反映，正常人的脉搏规则、强弱一致。健康的青年及儿童可出现呼吸性不整脉（窦性心律不齐），即吸气时脉搏加快，呼气时脉搏减慢。

当心脏的激动起源失常或激动传导失常时，可产生各种心律失常。在脉搏节律上表现为规则（快而规则或慢而规则）和不规则（快而不规则或慢而不规则），后者称为不整脉，见于频发期前收缩、心房颤动、室上性心动过速伴房室传导阻滞等。

（三）强弱或大小

脉搏的强弱或大小决定于动脉充盈度和周围血管的阻力，即与心搏量和脉压大小有关。心搏量增加，周围动脉阻力较小时，则脉搏强而大，称为洪脉，见于高热、甲状腺功能亢进、主动脉瓣关闭不全等情况；反之，脉搏弱而小，称为细脉或丝脉，见于心功能不全、主动脉瓣狭窄。

（四）波形

波形是将血流通过动脉时动脉内压力上升和下降的情况用脉波计描记出来的曲线。临床上常见的脉波有：水冲脉，脉搏骤起骤降，急促而有力；交替脉，为一种节律正常而强弱交替出现的脉搏；奇脉，在吸气时脉搏明显减弱甚至消失。

二、异常脉搏的监护

（一）频率异常

1. 速脉（数脉）　成人脉率每分钟在100次以上称为心动过速。临床多见于发热、甲状腺功能亢进等患者。

2. 缓脉（迟脉）　成人脉率每分钟在60次以下称为心动过缓。临床多见于颅内压增高、房室传导阻滞的患者。

（二）节律异常

1. 间歇脉　常由期前收缩所致，在一系列正常均匀的脉搏中，出现一次提前的搏动，其后出现一补偿性间歇，称间歇脉，并可由有规律的间歇，形成二联律和三联律。中医对数而不规则的间歇脉称促脉，缓而不规则的间歇脉称结脉，有规律的间歇脉称代脉。

2. 脉搏短绌　其特点是心律完全不规则，心率快慢不一，心音强弱不等，脉搏完全不规则，强弱不等，心率快于脉率。故临床上心房纤颤患者，须同时测量心率和脉率。

（三）脉搏强弱的改变

1. 丝状脉（细脉）脉搏如丝，快而细微，多见于心力衰竭、休克的患者。

2. 洪脉动脉充盈度和脉压较高，脉搏强大有力，多见于高热、高血压、甲状腺功能亢进等患者。

（四）脉搏紧张度的改变

动脉硬化时管壁变硬、失去弹性而且呈迂曲状，用手触摸有紧张条索感。

（五）异常脉搏的护理

1. 如果诊脉不能准确反映心脏动脉搏动次数时，应同时听诊，如细脉患者需两人同时分别听心率与数脉率。

2. 如果患者首次出现脉搏异常又无法判明原因时，应进行心电图检查，进行分析。

3. 诊脉不满意时，应改变诊脉肢体的姿势，保持放松或局部垫软垫以突出诊脉部位的动脉，可得到满意的诊脉效果。

4. 偏瘫患者患肢的脉搏若较难测得，应改在健侧肢体测量。

5. 脉搏异常的患者常心理负担较重，应针对性地做好解释和心理安慰，使其解除顾虑。

三、脉搏的测量

凡表浅靠近骨骼的大动脉均可以用来测量脉搏。常取的部位有桡动脉，其次为颞动脉、颈动脉、面动脉、肱动脉、股动脉、足背动脉及胫后动脉等。测量时护士应备有秒针表和记录单。

（一）目的

通过观察脉搏的变化，可间接了解心脏的情况，观察疾病的发生发展规律，为诊断、治疗、护理提供依据。

（二）评估

1. 患者的一般情况，如年龄、性别及目前病情和治疗情况。

2. 患者30分钟内有无剧烈活动、情绪波动等影响脉搏的生理因素存在。

3. 患者有无偏瘫、功能障碍。

（三）计划

1. 目标／评价标准

（1）患者能叙述测脉搏的目的。

（2）患者能配合测量脉搏。

（3）患者能说出脉搏的正常范围及其生理变化。

2. 用物准备　治疗盘内备有秒针的表、笔、记录本、听诊器（必要时）。

（四）实施

1. 诊脉前使病人处于安静状态，手臂放在舒适的位置。

2. 用食指、中指、无名指的指端按桡动脉处，压力大小适中，以清楚触到脉搏为度，计数1分钟脉率。

3. 脉搏异常及心脏病患者复验，以求准确。

4. 注意事项

（1）不可用拇指测量，因拇指小动脉搏动易与患者的脉搏相混淆。

（2）脉搏细弱者，测量困难时，可改测心率代替触脉。若与病情不符应重测。

（3）如患者有脉搏短绌时，应由两人测量，一人数脉搏，一人听心率，同时数1分钟，以分数式记录：心率／脉率／分钟。

（4）7岁以下患者可免数脉搏。

5. 脉搏曲线的绘制　脉率以红点"●"表示，相邻的脉搏用红线相连。心率以红圈"○"表示。用骨棒制成上述符号，用红油印打印在体温单上，相邻的心率也用红线相连。在脉率和心率两曲线之间用红笔画线填满。

第三节　呼吸监测

一、呼吸产生的机制

呼吸是人体内、外环境之间进行气体交换的一种生理功能。主要是吸入氧气，呼出二氧化碳。呼吸运动是由呼吸肌的节律性收缩与舒张形成的。呼吸肌为骨骼肌，无自律性。呼吸的节律性活动受神经系统及化学、物理因素的调节。平静呼吸时，吸气肌、膈肌、肋间外肌收缩，肋骨、胸骨上抬，膈肌下降，胸腔容积变大，肺内压低于大气压，此时气体进入肺内，完成吸气动作；然后吸气肌松弛，胸廓被动回缩，膈肌上升，肺内压高于大气压，肺内气体排出，完成呼气动作。

二、呼吸的生理变化

健康人在平静状态下的呼吸运动具有稳定的节律，这是通过神经中枢及神经反射性调节来实现的。当二氧化碳浓度增高和缺氧时，可通过神经反射或直接作用于呼吸中枢。另外肺牵张反射，也可改变呼吸节律。呼吸运动还受颈动脉体和主动脉化学感受器的呼吸反射影响，当二氧化碳浓度高到一定程度或酸碱度降低时也会发生反应，影响正常的呼吸运动。此外，呼吸运动的节律还可受意识的支配。

正常健康人平静呼吸时，呼吸频率为16～20次／分钟，呼吸率与脉率之比为1：4，新生儿的呼吸频率约44次／分钟，随着年龄的增长而减少。运动、情绪等因素也可影响呼吸频率。每次平静呼吸的气体交换量（即一次呼吸的气体容积）称为潮气量，正常人约为500mL。

三、异常呼吸的监护

（一）异常呼吸

1. 速率的改变　由于发热、缺氧等原因可使呼吸增至每分钟40次；某些药物中毒、颅内压增高等，可使呼吸减慢至每分钟10次以下。

2. 呼吸困难　由呼吸的速率、深浅度和节律的改变而造成。分为呼气性呼吸困难（见于支气管哮喘、肺气肿等）、吸气性呼吸困难（见于异物、白喉、肿瘤所造成的呼吸道狭窄）、混合性呼吸困难（吸气、呼气均费力，见于肺炎、肺不张、胸膜炎等）。

3. 潮式呼吸　潮式呼吸又称陈-施氏呼吸。是一种周期性呼吸异常，由于高度缺氧、呼吸中枢的兴奋性降低，使呼吸中枢受抑制。呼吸变浅变慢，以至呼吸停止。由于呼吸停止，血液中氧分压进一步下降，二氧化碳分压逐步升高，达到一定程度后，缺氧对颈动脉体与主动脉体的化学感受器刺激作用加强，二氧化碳分压的升高，则刺激延髓的二氧化碳敏感区，两者的共同作用，反射性的刺激呼吸中枢，开始了呼吸，使呼吸加深加快，达到高峰后，由于呼吸的进行血氧分压升高，二氧化碳分压又降低，减少了对呼吸中枢的刺激作用，呼吸又逐渐减弱以至暂停，从而形成了周期性的变化称潮式呼吸。

4. 间断呼吸　又称毕奥氏呼吸。表现为呼吸和呼吸暂停现象交替出现。其特点是有规律的呼吸几次后，突然停止呼吸，间断一个短时间后，随即又开始呼吸。如此反复交替。间断呼吸产生的机制同潮式呼吸，为呼吸中枢兴奋性显著降低的表现，但比潮式呼吸更为严重，多在呼吸停止前出现，常见于颅内病变或呼吸中枢衰竭的患者。

5. 深度呼吸　又称库斯莫氏呼吸。是一种深而规则的大呼吸，多见于代谢性酸中毒，如糖尿病酮症酸中毒。

6. 浮浅性呼吸　是一种浅表性不规则的呼吸，有时呈叹息样，见于濒死的患者。

7. 蝉鸣样呼吸　即吸气时有一种高音调的音响，多由于声带附近阻塞，使空气进入发生困难所致。多见于喉头水肿痉挛、喉头异物时。

8. 鼾声呼吸　由于气管或大气管内有较多的分泌物潴积，使呼气时发出粗糙的鼾声。多见于深昏迷者。

（二）异常呼吸的护理

1. 评估患者目前的健康状况如有无咳嗽、咳痰、咯血、发绀、呼吸困难及胸痛等主要症状。

2. 适当的休息与活动　如果病情需要卧床休息，护士应向患者解释其重要性，同时要创造一个良好的休息环境；如病情好转允许增加活动量，要注意患者对增加的活动量的耐受程度，以能耐受不疲劳为度。

3. 保持一定的营养与水分　选择易于咀嚼和吞咽的食物，注意患者对水分的需要，记录24小时出入量。指导患者进餐不宜过饱，避免产气食物，以免膈肌上抬，影响呼吸。

4. 吸氧　保持呼吸道通畅。

5. 心理社会支持　护士应发展和保持及患者之间的治疗性联系，多与患者沟通交流，同时重视患者对群体关系的需求。

6. 健康教育　戒烟限酒，养成规律的生活习惯；教会患者噘嘴呼吸、腹式呼吸等呼吸训练的方法。

四、呼吸的测量

（一）目的

测量患者每分钟的呼吸次数，观察、评估患者的呼吸状况。

（二）评估

1. 患者的一般情况，如年龄、性别、意识，目前病情和治疗情况。

2. 患者30分钟内有无剧烈活动、情绪波动。

（三）计划

1. 目标／评价标准
（1）患者能说出测呼吸的目的。
（2）患者能配合测量呼吸。

2. 用物准备　治疗盘内备秒表、笔、记录本、棉签（必要时）。

（四）实施

1. 在患者安静情况下测量，将手放在患者桡动脉处，似数脉搏状。但注意观察患者胸部和腹部的起伏，一呼一吸为1次。

2. 成人和7岁以上儿童数30秒后乘2，如呼吸不规则数1分钟。

3. 注意事项观察患者呼吸的节律、频率及深浅度，危重患者呼吸微弱不易观察时，可用少许棉花置于患者鼻孔前，观察棉花吹动情况，记录1分钟呼吸次数。

4. 呼吸曲线的绘制用蓝"O"表示，相邻的呼吸用蓝线相连。

第四节　血压监测

一、血压形成的原理及影响因素

（一）血压形成的原理

血压（Blood Pressure，BP）是指血管内血液流动时对血管壁所施的侧压力。压力来源于左心室收缩产生的推动力和血管对血流的阻力。当心脏收缩时，动脉血压达到最高值，称为收缩压（systolic pressure）。心脏舒张时，血压降低，在舒张末期血压降至最低值，称为舒张压（distolic pressure）。两者之差为脉压（pulse pressure）。测量的血压是判断心功能与外周血管阻力的最好方法。

（二）影响血压的因素

1. 心排血量　在安静状态下，心脏每分钟排血量约4L血液，当参加大运动量活动时，每分钟输出量可达30～40L。而当心排血量减少时，血压即下降。

2. 循环血量　如大出血致循环血量减少时，对动脉的压力亦相应减少，而使血压降低；增加循环血量时，如输血，可加大对动脉的压力，而致血压升高。

3. 心率　心率增快在一定限度内是一种加大排血量的因素，所以它与动脉血压成正变。在搏出量和外周阻力不变的条件下，心率越快，动脉血压也越高，不过此刻舒张压升高更明显。这是因为心室每收缩一次射入大动脉的血液有2／3左右是在心舒期流至外周。当心率增快时，心舒期缩短，致使大动脉中所增加的血液来不及全部流出，导致舒张期末大动脉血液容积与血管容积比值较前增大。所以每当心率增快时，动脉血压的升高主要表现为舒张压升高，故脉压减小；反之亦然。

4. 外周阻力　外周阻力是构成血流阻力的各种因素的总称，有妨碍血液从大动脉向外周血管流动的作用；相对而言，也可以将其认为是一种"增加"大动脉血液容积的因素，所以它也与动脉血压成正变。在排血量不变的条件下，外周阻力越大，动脉血压就越高，不过此刻舒张压升高比较明显。这是因为在这种情况下，大动脉血液流出困难，导致舒张末期大动脉血液容积与血管容积比值较前增大。所以每当外周阻力增加时，动脉血压的增高主要表现为舒张压升高，脉压减小；反之亦然。

5. 大动脉管壁弹性　大动脉靠其弹性而具备被动扩张和弹性回缩的能力。射血期内大动脉扩张，血管容积扩大，血液对其管壁的侧压力降低，使收缩压不致过高；心舒期大动脉的弹性回缩，血管容积减小，推动血液向外周流出，防止了血液对其管壁的侧压力急剧下降，使舒张压不致过低。这是大动脉管壁弹性对动脉血压显示的缓冲作用的两个方面的表现。此外，大动脉管壁弹性在显示其缓冲作用的同时，大大降低了动脉血压的波动幅度（脉压），起到滤波作用，以保证输给组织的血流尽可能的平稳。

二、异常血压的监护

（一）异常血压

1. 高血压　目前基本上采用WHO／ISH高血压治疗指南的高血压定义：未服抗高血压药情况下，成人收缩压≥140mmHg和（或）舒张压≥90mmHg。95%的患者为病因不明的原发性高血压，多见于动脉硬化、肾炎、颅内压增高等，最易受损的部位是心、脑、肾、视网膜。

2. 临界高血压　成人血压值在正常和高血压之间，如收缩压高于18.6kPa（140mmHg）而低于21.3kPa（160mmHg），或舒张压高于12kPa（90mmHg）而低于21.7kPa（95mmHg），称为临界高血压。

3. 低血压　成人收缩压低于12kPa（90mmHg），舒张压低于6.6kPa（60mmHg），称为低血压。

4. 脉压的变化　脉压增大，常见于主动脉瓣关闭不全、主动脉硬化等；脉压减小，可见于心包积液、缩窄性心包炎等。

（二）异常血压的护理

1. 密切监测血压　定时间、定部位、定体位、定血压计。

2. 观察病情　指导患者按时服药，观察药物的不良反应；注意有无潜在的并发症发生。

3. 休息与活动　注意休息，减少活动，保证充足的睡眠时间。

4. 环境　安静、舒适，温湿度适宜。

5. 情绪　保持稳定，减少导致患者情绪激动的因素。

6. 饮食　易消化、低脂、低胆固醇、高维生素，富含纤维素，根据血压的高低限制盐的摄入；避免刺激辛辣食物。

7. 健康教育　戒烟限酒；保持大便通畅，必要时给予通便剂；养成规律的生活制度；学会观察有无高血压并发症的先兆。

三、测血压的方法（以测肱动脉血压为例）

（一）目的

通过观察血压的变化，可以了解循环系统的功能状况，为诊断、治疗、护理提供依据。

（二）评估

1. 患者的一般情况　如年龄、性别、意识以及目前的病情、治疗情况、合作程度。

2. 30分钟内患者有无吸烟、活动、情绪波动。

3. 患者有无偏瘫、功能障碍。

（三）计划

1. 目标／评价标准

（1）患者能叙述测血压的目的。

（2）患者能配合测量血压。

（3）患者能说出血压的正常范围，并判断何为高血压、何为低血压。

2. 用物准备　治疗盘内备血压计、听诊器、笔、记录纸。

（四）实施

1. 测量前患者须休息片刻，取坐位或卧位。

2. 露出上臂伸直（袖口不宜过紧），掌心向上，使患者心脏、肱动脉与血压计零点处于同一水平。

3. 放平血压计，驱尽袖带内空气，将袖带平整地缠于上臂，使其下缘距肘窝2~3cm，松紧适宜。

4. 戴好听诊器，将其放在肘窝内侧，摸到肱动脉搏动处，用手固定。

5. 打开水银槽开关，关紧橡皮球气门，握住输气球向袖带内打气至肱动脉搏动消失；注意打气不可过猛、过高。

6. 微开气门，使水银柱缓慢下降，听到第一声搏动即为收缩压，以后搏动渐渐增大，至搏动声突然变弱或消失，即为舒张压。

7. 测毕，解去袖带并排尽空气，拧紧气门上开关，按要求将血压计放好。

8. 协助患者穿好衣袖，安置舒适的位置休息。

9. 记录结果，采取分数式，即收缩压／舒张压（kPa）。

10. 注意事项

（1）测量血压前，询问患者有无高血压病史。

（2）检查血压计水银有无破损，是否保持在"0"处，橡胶管及气球有无漏气。

（3）袖带不宜过宽或过窄，成人一般10~12cm，小儿袖带宽度为上臂的1／3~1／2。过宽测得血压偏低，反之偏高。松紧度适宜，过紧测得血压偏低，反之偏高。

（4）测量血压时，血压计"0"位与肱动脉、心脏在同一水平，以防肢体过高，测得血压偏低。肢体过低，则测得血压偏高。

（5）发现血压听不清或异常时，应重测，行使水银柱降至"0"度再测。

（6）对偏瘫的患者，应在腱侧肢体测量；对上肢有大面积烧伤、脉管炎、血管畸形等病变时，可测量下肢腘窝动脉处。

（7）测量血压时，应将血压计放平，充气不宜过猛，勿使汞柱超过玻璃管最高刻度。

（8）测量完毕，必须将袖带内气体排尽，将血压计向水银槽方向倾斜45°，使水银全部进入水银槽内，关闭水银槽开关。携带时应保持水平位置，勿震动，应定期检测。

11. 电子血压计的使用方法　应用电子血压计测量血压时，将袖带平整无折地缠于上臂中部，使传感器位于脉搏明显处，开启电源开关，指示灯亮，按下打气电钮，袖带内即自行充气，这时电表指针移动，待稳定时，二指针所指读数分别为收缩压和舒张压，然后记录；如患者须定时测量血压，则按下计时电钮（如每5分钟、15分钟、30分钟……测一次），到时血压计能自动显示出读数。

第二章　麻醉监测

第一节　标准监测

在患者治疗期间，除了麻醉医师的持续监测之外，标准检测被应用于维持特定重要器官的功能。

一、全麻的标准监测

包括氧合（吸入氧浓度、脉搏氧饱和度）、通气（呼末二氧化碳监测、分钟通气量）、循环（心电图、动脉血压、灌注压评估），如果需要的话还可监测体温。

二、麻醉监测管理和区域麻醉的标准监测

包括氧合（脉搏氧饱和度）、通气（呼吸频率）、循环（ECG、血压、灌注压评估），需要时监测体温。

三、额外的监测

可能是附加的，例如有创的动脉压和有创的静脉压监测、超声心动图、神经肌松监测，以及中枢神经系统监测。

第二节　心血管系统

循环系统是负责把氧气输送至器官和从器官带走废物的系统，因此在麻醉期间必须加以维持。

一、循环

1. 器官血流　直接与血压梯度相关，和血管阻力呈负相关。因此即使血压高，面对增加的阻力血流可能会降低。

2. 压力梯度　可以通过平均动脉压和静脉压评估，或者对颅内压升高患者可用平均动脉压和颅内压之差评估脑循环状况。

3. 灌注异常的体征和症状

（1）中枢神经系统：精神状况改变，神经系统缺血。

（2）心血管系统：胸痛，呼吸困难，心电图异常，超声心动图的室壁运动异常。

（3）肾脏：尿量减少，血尿素氮和肌酐增高，排钠分数减少。

（4）胃肠道：下腹痛，肠鸣音降低，便血。

（5）外周循环：四肢厥浅毛细血管灌注不足，脉搏消失。

二、心电图

心电图是用来监测电活动的心脏传导。可用于决定心率和发现及分析心律失常、心肌缺血、起搏器功能和电解质紊乱。存在心电图信号并不能保证有心肌收缩和心脏排出。

（一）监测装置

1. 电极片　心电图的电极可以感知到较弱的心电信号（大约1mV）。因此心电图非常容易受到其他外来电源信号的干扰，因而需要足够的导电膏，相应的皮肤区应清洁干燥。

2. 电极的放置　为了有效地发现心律失常和心肌缺血，电极片必须持续放置在身体的固定部位。肢体导联必须放置在合适的肢体上或接近该合适的肢体，胸导联（V5）应放置在腋前线第五肋间。

3. 模式和选择　（重）监测仪常常有许多模式可被选择用来滤过干扰，大多数通常叫作"诊断"和"监测"模式。因为监测模式滤过干扰的范围很窄（0.5～40Hz），而诊断模式滤过的干扰和噪音较监测模式为少，其范围较宽（0.05～100Hz）。因此诊断模式可以用来监测心肌缺血。

4. 自动监护仪可以监测ST段的变化趋势，而且常用来监测已有心肌缺血的发展。

（二）节律监测

P波和QRs波的关系可用于心律失常的诊断；P波在Ⅱ导联看得最清楚。

（三）心肌缺血的监测

监护仪的Ⅱ导联和V5导联可用于监测心肌缺血，因为大部分心肌都在这两个导联下。Ⅱ导联监测的是心脏的下面部分，由右冠状动脉供血。V5导联监测大部分左心室，由左冠状动脉的前降支供血。Ⅰ导联可以用于监测左冠状动脉处于危险中的患者。

三、动脉血压

动脉血压被用作血流的代表。它由阻力和血流组成。因此，虽然有足够的血压，因为有很高的阻力，器官的血液供应可能很低。个别器官显示着自身调节的程度，这样就允许通过局部的变化来保持持续的血流。

（一）分析

收缩压和舒张压都可以通过多种方法测量。对应心脏收缩时产生的压力就是收缩压，对应心脏舒张时产生的就是舒张压。平均动脉压就是心脏收缩期和舒张期的动脉血压的平均值。它既可以直接测量，又可以通过收缩压和舒张压的值来计算。

（二）无创血压

无创血压是通过听诊Korotkoff音来测量收缩压和舒张压。袖带充气至压力超过收缩压然后边听诊血流边缓慢放气（$3 \sim 5mmHg \cdot s^{-1}$）。用听诊器听到的第一个血流声音时的压力对应的就是收缩压，当这种声音消失时对应的是舒张压。

1. 听诊包括用听诊器听Korotkoff音。局限性如下：

（1）袖带尺寸可影响测量的准确性。袖带太小会导致测得的血压偏高，袖带过大会导致测量的血压偏低。袖带的宽度应覆盖上肢或大腿的2／3。

（2）需要有经验的医师参与。

（3）易于受操作失误和读数的影响。

（4）血管收缩和低血压可能会导致很难听到声音。

（5）若放气过快可能会使测量的血压值偏低。

2. 多普勒超声或触诊　应用超声或触摸。收缩压对应的就是第一次扪及脉搏搏动或第一次听到Korotkoff音。触诊还可以用于近似的估计收缩压的值，这建立在触摸的是是否关键部位的脉搏搏动：桡动脉10.7kPa（80mmHg）、股动脉8.0kPa（60mmHg），或者颈动脉6.7kPa（50mmHg）。这种方法还可用于当血压比平常低时。局限性如下：①不能确定舒张压。②其他局限性同听诊。

（三）自动化无创血压

自动化无创血压是手术室内用来测量血压最普遍的方法。测血压的袖带先被充气至预设值20.0kPa（150mmHg），或者比先前测的血压高5.3kPa（40mmHg），然后再逐渐放气直到感觉到袖带里压力的波动。这种方法可以直接测量平均动脉压，平均动脉压和最大波动时的压力相关性良好。舒张压和收缩压可通过专门的公式算出。这种方法允许术者被动参与而且限制术者读数。局限性如下：

（1）运动伪差值可能导致错误的测量值或可能无法测出任何值，因为正确的测量周期延长。

（2）在较快的和较大的血压波动时频繁的测压可能会导致静脉充血或收缩。

（3）心律失常可能会使测量的值无法解释或增加测量的周期。

（4）在血压非常低或非常高时它们与有创血压测量值相关性不一定良好，无创血压的测量常常过高的估计低血压［也就是说收缩压低于10.7kPa（80mmHg时）］。

（四）有创血压监测

有创血压监测是用一个留置的动脉导管将血管内空间与外部传感器连接起来，压力传感器将压力信号转变为电信号然后再显示出来。

1. 适应证

（1）需要严格控制血压的（例如，控制性高血压或控制性低血压）。

（2）血流动力学不稳定的患者。

（3）频繁监测血气分析的。

（4）不能应用无创血压监测的。

2. 说明

（1）收缩压的监测常用在高血压可能导致血管破裂的情况下（例如动脉瘤）。

（2）平均动脉压常用来监测重要器官的灌注压是否充足。

3. 耗材　包括合适尺寸的动脉套管针和压力传感器。一般来说，套管针婴儿用 $22 \sim 24G$，儿童用 $20 \sim 22G$，成人用 $18 \sim 20G$ 的。

（1）传感器是和充满液体的管道和装有加肝素或不加肝素的盐水的加压输液袋连接在一起的这套连续的冲洗装置，以 $3 \sim 5mL \cdot h^{-1}$ 的速度冲洗，以防止血凝块形成。这样的信号应有一个低于20Hz的平稳频率来监测整个心动周期。

（2）管道应该为硬性，尽可能的短，并无打结和气泡。

（3）对大多数人而言传感器应该和大气相通并把其高度放置在冠状窦水平时调零。除此以外在做脑动脉瘤时应把传感器高度放置在头部水平。

（4）冲刷装置是用来冲洗放置在血管内的导管。这种装置按顺序包括一个装有7mL盐水的10mL注射器，一个活塞和一个T型接头。在动脉置管前冲管。

（五）动脉置管术过程

1. 位置　最常用的置管动脉是桡动脉。其他部位包括尺动脉、肱动脉、腋动脉、股动脉和足背动脉。随着与心脏的距离增加，收缩压增高，平均动脉压逐渐降低，监测仪上显示的压力波形振幅变低。

2. 桡动脉穿刺置管术

（1）使用包好的托臂板或布卷将前臂和手固定不动，使手腕微微过伸。大拇指应外展以改善手腕的范围。在桡骨小头内触摸桡动脉搏动的中间部位。在置好管后要把手腕放回到正常位置。

（2）应备皮并无菌，然后用 $25 \sim 27G$ 的注射器针头以1%的利多卡因加或不加重碳酸盐作一皮丘。用16G的针头刺破皮肤有利于套管针通过。

（3）直接穿入法：用一准确的角度置入导管。套管针缓慢前进直到进入动脉并见到较好的血流。保持针芯不动，套管沿针芯继续前进。在近端按压阻断动脉，拔出针芯并连接冲洗管道。

（4）可使用无菌的动脉导丝以易于导管置入，作为一种Seldinger经皮穿刺技术。

（5）将T型接头连接到传感器的管道上，采集血样时要从套管和T型接头先抽去至少2mL的血，然后用溶液冲净管道内残留的血液。

（6）冲洗管道的液体量一定不要超过3mL，因为逆流的液体可以进入脑循环。

3. 贯穿法（也叫无血技术）　除了第3步不同于直接穿入法，其他步骤都和直接穿入法相同。套管针缓慢前进直至完全穿透动脉，常可见针头有血（除了22～24G的套管针）。在从套管针中取出针芯时，套管保持原位，然后将套管牢固地连接到冲洗装置上。再将套管放低几乎与腕部皮肤平行，缓慢退回直到血通畅的流到冲洗装置中。然后将套管旋转置入血管中。用溶液抽吸和冲洗套管直至无血，关闭活塞。在插管困难时，可使用无菌动脉导丝。

4. 动脉置管的注意事项

（1）股动脉和腋动脉穿刺最好用18G或20G的套管针来穿刺置管，采用Seldinger技术，然后再插入长6英寸的18G的导管。

（2）曾建议采用改良的Allen试验来评价桡动脉和尺动脉的手部血流的供应和相对分布。但是它并不能精确的预测血流，因此未被常规应用。

（3）血压和脉搏应当左、右两侧都测量，如果左右两侧测得的值不同，应该选择压力高的一侧进行穿刺。

（4）先前的血管可能会有血栓形成，因此穿刺前应该评估血管近端的搏动。动脉穿刺处远端有动脉搏动可以表明有侧支循环。

5. 并发症　应用另一种方法来测量血压是很必要的。

（1）波形的衰减可能是因为动脉阻塞、套管阻塞或有血凝块、压力管道打结、管道内有空气、压力管道的冲洗压力不够或者传感器失灵。套管应易于抽吸和冲洗。如果问题存在，应更换更粗的套管或重新置入新的导管。

（2）并发症还是较少见的，包括血栓形成、远端缺血、感染和瘘管或动脉瘤形成。套管应尽快拔出，有创的监测指标应重新评定。如果桡动脉发生了上述并发症，不要选择同侧的尺动脉进行置管，应该考虑从对侧重新置管。

四、中心静脉压和心排出量

1. 中心静脉压是通过连接血管内间隙和一个充满液体的管道的压力传感器来测量的。压力是监测冠状静脉或右心房水平。压力传感器应放置在冠状窦水平。

（1）指标：①测定右心充盈压来评估血容量和右心功能。②向中心循环给药。③给外周静脉差的患者提供静脉通路。④注射染料测定心排出量（如绿色染料测定心排出量）。⑤为肺动脉置管提供路径。

（2）波形：中心静脉压包括三个正向的波——a波、c波和v波，以及两个负向的降。支——晴x降支和y降支。这些波分别对应心房收缩、心室等容收缩（包括三尖瓣膨出）和右房充盈。x降支对应的是心房舒张和心脏收缩的间歇，y降支对应的是心室充盈早期和心脏舒张的间歇。

（3）分析：

①范围，中心静脉压应该在a波和v波之间及在呼气末读出，此处受呼吸影响最小。中心静脉压的正常值在0.27～0.8kPa（2～6mmHg）。

②中心静脉压降低表示心肌收缩力增强，回心血量降低，或血容量降低（等同于收缩压）。当中心静脉压降低的同时血压升高，而血管阻力不变时，中心静脉压降低是因为心肌收缩力增强。如果血压也降低，则中心静脉压降低的原因是血容量不足或回心血量减少。

③中心静脉压增高表示心肌收缩力降低，回心血量增加，或血容量增加（等同于舒张压）。当中心静脉压增高的同时血压也增高，而血管阻力不变时，中心静脉压增高的原因是血容量或回心血量增加。如果血压降低时，中心静脉压增高的原因是心肌收缩力降低。

（4）异常病理与中心静脉压：

①大a波（Cannona waves）见于房室分离，此时三尖瓣关闭的同时右房收缩。

②大v波是由于在心室收缩时有反流存在，由三尖瓣反流造成的。

（5）正压通气：将会同时影响心排血量和回心血量，这种关系可以显示呼气末正压对中心静脉压的影响。根据Starling机制，透壁压就是心房压和心外压的差值，和心排出量相关。在低水平的呼气末正压通气时，中心静脉压随呼气末正压的增加而增加。在高水平的呼气末正压通气时（超过重5cmH$_2$O），中心静脉压增高的同时心排出量降低，这是因为右心室的排出量降低了。

2. 中心静脉压导管放置过程

（1）位置：中心静脉导管基本上可以放置在接近中心静脉的任何位置。最常用的位置包括颈内静脉、锁骨下静脉、颈外静脉、腋静脉、头静脉和股静脉。

（2）耗材：包括一个压力袋、充满液体的管道和一个传感器。传感器的位置放置在冠状窦水平。

①多腔的导管：都可以直接被插入而且可以提供一到四个管腔用来给各种药物、压力监测和血液采样。

②引导管：是一个带有隔膜阀的大孔导管。一个专用的多腔导管或肺动脉导管，可以通过导丝放置进去。

③超声成像：可以用来帮助确定解剖位置，协助导管的置入和检验导管放置的位置。超声系统专门设计用来置入导管，都有一个引导针易于操作。

（3）并发症：

①心律失常：是由导丝或肺动脉导管刺激心内膜引起，这种心律失常是暂时的，将导丝或导管向后退就可以缓解。

②刺破动脉：这个并发症可以发生在置管的任何时候，而且如果扩张器或导管放置到动脉中时它可以导致明显的血管损伤。在使用扩张器前，导管是否在静脉内应该通过颜色、血气或者使用引导针、薄壁针或18G的套管针等压力测量装置来证实。而且，如果感觉导丝没有和置入的扩张器连上，这可能表明静脉受损或破裂。如果在用扩张器之前动脉就已经破裂，则穿刺针应该退出并至少加压压迫5分钟（如果凝血不好应压迫10分钟）并换新的位置穿刺。如果导管已经置入到动脉内，那就保持其位置不动，然后咨询血管外科医生。

③气胸，血胸，胸腔积液，乳糜胸或心脏压塞，可以通过一些重要的信号改变明显地表现出来。这些并发症可以通过拍X线胸片排除。气胸的风险在锁骨下静脉穿刺时发生的概率最高。

④感染和气栓：可以发生在没有退出套管的任何时候。感染的风险在股静脉穿刺置管的时候较高。为了降低在退出套管前气栓的机会，可以通过让患者做Valsalva动作来使该穿刺点闭塞。Trendelenberg体位可以帮助阻止空气在颈部和锁骨下的穿刺部位移动。

（4）颈内静脉的置管技术（Seldinger法）：较常选用右侧，是因为该侧的血管进入右心房的路径较直。

①位置和准备，患者仰卧位或者Trendelenberg体位，头转轻度后仰，转向左侧。使用吸氧面罩，然后脖子的皮肤先消毒，在要穿刺的部位盖一个无菌的孔巾。

②穿刺标志要显露锁骨上切迹、锁骨、胸锁乳突肌外缘、下颌角。穿刺时，定位于乳突与胸锁乳突肌胸骨头的中点。

③穿刺经中路入路是在胸锁乳突肌的胸骨头和锁骨头的顶点进入，而后入路是从胸锁乳突肌锁骨头的外缘，在颈外静脉前方1cm处。

④用1%利多卡因浸润穿刺点附近的软组织，并且避开颈总动脉。轻柔的扪及颈总动脉的中部，当心不要用过大力去压以免静脉被压扁。可以让患者在穿刺时做Valsalva动作以增加静脉的管径。

⑤在吸气时，将引导针与皮肤成45°角进针，进针的方向是向同侧的乳头直到回抽出静脉血。如果没有穿刺到血管，可将穿刺针慢慢地后退直到看到血液流出，可能有时会需要改变方向。

⑥一旦穿刺入静脉，将引导针拔出，再用一个薄壁针或套管沿着针以和引导针同样的角度置入。

⑦拿掉注射器，将导丝通过针或套管置入。在置入的时候，导丝应该易于通过。然后将针和套管拔出，可用刀片将穿刺部位表面皮肤向外侧扩大。

⑧一边按压住皮肤，一边将扩张器沿导丝轻柔地向里面旋转，同时导丝仍然要容易活动，保护好导丝在血管内的位置。

⑨撤扩张器时，控制好导丝的位置，然后将中心静脉导管或套管沿导丝插入。或

者，将套管和扩张器同时插入。拔除导丝，输液端口排除空气并用肝素化盐水冲洗，最后将导管安全的固定到皮肤上。

⑩ 需要拍X线胸片来确定导管的位置和排除并发症，例如，气胸。导管的顶端应该在锁骨下静脉（SVC）和右心房的连接处，而且应该在正确的角度放置，不能接触到锁骨下静脉的管壁。

（5）锁骨下静脉：因为其在锁骨下通过，在锁骨中线上因此易于穿刺定位。它是最常选用的中心静脉入路之一。尽管万一穿破动脉后很难压迫止血、凝血，这不是置管的禁忌证。患者们常常比较喜欢锁骨下静脉入路，因为比较舒适，而且左锁骨下静脉常被选来置入肺动脉导管。

①位置和准备：可用一个布卷垫在肩膀下以利于穿刺定位。

②穿刺标志：在锁骨上方穿刺时，其穿刺标志包括锁骨、锁骨上切迹和胸锁乳突肌的外缘。

③穿刺：用利多卡因在穿刺部位周围做局部浸润，在锁骨中线的锁骨中点上，过去常常以锁骨定位，导管的尖端紧贴在锁骨后缘并在锁骨的下方走行。用薄壁针按上述的位置穿刺，穿刺方向向着胸骨上切迹。薄壁针的斜面在开始穿刺时应垂直指向胸膜顶，然后转成与尾部成90°以易于导丝置入。导管置入的总长度不能超过16cm到17cm，否则导管的尖端可能会放到右心房中。

（6）股静脉：是最容易穿刺成功的中心静脉入路之一，而且应用股静脉不会带来气胸的危险。局限性包括臀部不能移动和在心肺复苏时应用受限。

①位置和准备：应在患者仰卧位，将腿轻轻地外展时穿刺。

②穿刺标志：包括股动脉、腹股沟韧带、髂前上棘和耻骨结节。股静脉从股动脉的中部穿过。如果股动脉的波动摸不着时，从耻骨结节到髂前上棘之间的三分之一处是可靠的穿刺部位。在任何情况下，可在腹股沟韧带的下方，距股动脉中点1~2cm处即穿刺点。

③穿刺：应用Seldinger技术。1%的利多卡因在穿刺部位做局部浸润，然后用穿刺针向头部与皮肤成45°角进针。如果导丝在通过穿刺针时遇到困难，可将穿刺针放成与皮肤平行以易于导丝置入。

（7）颈外静脉：的置管方法与颈内静脉置管描述的方法相同，其斜行穿过胸锁乳突肌，沿着从下颌角到锁骨中点走行。用压迫的方法阻断在锁骨下面的静脉可能会易于穿刺置管。因为颈外静脉弯曲注入锁骨下静脉，放置导丝时可能很困难而且不能用暴力。因为这个原因，颈内静脉穿刺可能更容易置入中心静脉导管。

（8）贵要静脉：需要用一个长的导管才能接近中心循环。将导丝通过锁骨下静脉时可能会遇到困难，但是可以通过将同侧的手臂外展和将头偏向插管侧而变得容易。

3. 肺动脉导管和肺动脉楔压 肺动脉导管可以通过测量中心静脉压、肺动脉压（pulmonary artery pressure，PAP）、肺动脉楔压（pulmonary artery obstruction pressure，

PAOP）、混合静脉血和心排出量来提供有关心室功能和血容量的信息。

（1）机制：肺动脉导管通过中心静脉导管置入。置入时其经过静脉瓣、右心房和右心室然后进入肺动脉。通过将血管内的空间和带有充满液体管道的传感器相连，肺动脉导管可以测量上述任何位置的压力。在导管尖端的气囊充气可以测量PAOP或者肺动脉楔压，其反应的是左心房的压力和左心室的前负荷。为了将肺泡压对PAOP的影响减小到最小，肺动脉导管的尖端应放置在西Ⅲ带，这里的肺静脉压比肺泡压高得多。幸运的是，导管的尖端往往恰好放在这个位置。

（2）适应证：①不能解释的血压过低。②提供心脏起搏。③外科某些手术可以引起显著的生理变化（例如：大动脉瘤修补术、肺或肝移植）。④休克的急性心肌梗死患者。⑤肺动脉导管应该仅用在诊断和指导治疗的益处大于其并发症带来的危险时。一旦有用的测量不再需要时肺动脉导管应不再继续使用。

（3）肺动脉和肺动脉楔压：

①波形：肺动脉压的波形的形状和动脉收缩压的波形相同。因为它的位置，其波形在动脉收缩压的波形前而且较小。将气囊充满气，肺动脉导管可以测量肺动脉楔压的波形，其波形和中心静脉压的波形相同，有a波和v波。这个波形近似等于左房压，因为插入肺而发生轻微延迟。

②范围：正常的肺动脉收缩压的值是2.0～4.0kPa（15～30mmHg），肺动脉舒张压的值是0.67～1.6kPa（5～12mmHg）。肺动脉楔压的正常值是0.67～1.6kPa（5～12mmHg）。在呼气末这个值近似于左房压而且和左心室舒张末容积相关。

（4）肺动脉楔压分析：常被用来评估左心的功能。一个基本的左心功能评估的模型是通过收缩期末压力和容积的关系曲线及舒张期压力和容积的关系曲线来表示的。众所周知，因为左心室舒张末压力和左心室舒张末容积相关，则接下来的推论才有可能。

①肺动脉楔压增高：可能是由于舒张末容积增加，顺应性降低，或者两者皆有。

②肺动脉楔压降低：可能是由于舒张末容积降低，顺应性增加，或者两者皆有。

（5）异常病理和肺动脉楔压：

①大a波是由左室肥大（LVH）或房室分离引起的。左室肥大将会降低左室的顺应性和提高左室的舒张末压（LVEDP）。因此，肺动脉楔压应该测量a波的顶峰。在房室分离时，压力应该在a波之前测量。

②大v波是冠状血管回流的结果。

③右心扩张可导致室间隔突向左室内，这将导致左室的舒张末顺应性降低。因此，左室的舒张末压力将增高。

④肺动脉栓塞将会导致肺动脉压增高，但并不伴随肺动脉楔压增高。

（6）耗材其他类型的肺动脉导管：大多数导管可用或不用合成的肝素。肺动脉导管包括以下类型：

①静脉输液端口导管提供另外的端口输液和采样。

②起搏器端口允许放入起搏器导线。

③持续心排出量测量导管：可以用于持续心排出量的全自动测量，通过用持续低热脉冲来获得温度稀释曲线，并常常将其值随时间积分。

④血氧测定的导管用来监测混合静脉血氧饱和度。

⑤右心室的射血分数导管应用一个快反应电热调节器来计算右心室的射血分数和心排出量。

4. 心排出量

（1）机制：心排出量通常可以通过温度稀释法和染料稀释法来测量。将固定数量的示踪剂（冷盐水或染料）注射到中心循环，当示踪剂被泵入通过循环时，示踪剂浓度将会随时间积分。然后用与心排出量和心脏指数相关的公式计算出它们的值。

（2）测量方法：

①温度稀释法此法：必需使用肺动脉导管来测量血流。经典的方法是用10mL冷盐水（室温或低于室温）或5％的葡萄糖水在肺动脉导管的中心静脉端用超过4分钟的时间注入，放置在肺动脉导管主管道尖端的热敏电阻将会检测到温度的变化。在钟形的温度时间曲线的下面，面积和血流量成反比而和在没有心内分流时的心排出量成正相关。注射液过量、注射速度太慢或者用了错误的导管通道将会导致心排出量的测量错误。

②染料稀释法：此法通常需要用中心静脉导管和一条动脉通道。这种方法用固定容积和浓度的无毒染料注射到中心循环，然后通过动脉循环采血样测定染料浓度随时间的积分。然后，在曲线下面的面积和心排出量成反比。常用的示踪剂是吲哚氰蓝绿，但是其他的示踪剂包括氯化锂和放射性同位素。

（3）生理调节的说明：

①当心指数是 $2.4 \sim 4.0 L \cdot min^{-1} \cdot m^{-2}$ 时，心排血量的标准范围是 $4 \sim 8 L \cdot min^{-1}$。

②呼吸将影响到心排出量。在呼吸的间歇时，吸气引起的胸内负压将增加静脉回心血量和左室的跨壁压。在正压通气时，吸气时的胸内正压将会降低静脉回心血量和左室的跨壁压。因此，心排出量应该在呼吸循环的特定的点测定，一般在呼气末测定。

③心排出量的异常病理：三尖瓣反流：将可通过延长和增加心排出量曲线下的面积来使心排出量或心指数的值被评估过低的趋势，尽管也有可能将其值错误的高估。心内分流：将会导致心排出量的测量错误。

5. 肺动脉导管的置管过程

（1）位置和准备：和中心静脉导管的相同。肺动脉导管总是要通过引导导管来放置。在放置引导导管和肺动脉导管的过程中，手术者应该戴一副新的无菌手套。

（2）置管技术：肺动脉导管应准备好并做以下的检查。

①保护壳的放置应该在检查气囊之前并放置在70cm处。

②气囊的检查包括给气囊内充1.5mL的空气。气囊应该均匀并且能很容易的充气和放气。

③各个端口的管腔都应冲洗以确保通畅，并和定标过的压力传感器相连。置管前将肺动脉导管的末梢端提上或放下以快速的检查传感器系统，因为其位置的变化会引起压力曲线和值的变化。

④放置过程在通道通过引导管时，可将肺动脉导管置于患者之上，以便观察导管通过心脏的自然曲线。一旦肺动脉导管进入到20cm的标志时，给气囊注入1.5mL的空气，然后导管继续进入直到出现中心静脉压的波形。在导管置入的过程中，波形将会变为右心室的波形，然后是肺动脉的波形（有一个升支和舒张期的一个降支）。肺动脉导管继续前进直到看到肺动脉楔压的波形，然后将气囊内的空气放掉。气囊放气后应再显示肺动脉的波形。如果没有显示，则应在气囊放气的状态下将肺动脉导管向后退大约5cm，应再将气囊充气，将肺动脉导管继续推进直到再显示肺动脉楔压的波形。气囊应保持正常放气的状态。

⑤保护壳应与引导管相连，固定在70cm处并保证肺动脉导管的活动自如和无菌。引导管和肺动脉导管应安全的固定到患者的身上，而且应该用封闭胶布覆盖。

（3）距离：从右颈内静脉开始，每过一处都会出现一个10cm的标志。到右心房时是20cm，到右心室时是30cm，到肺动脉时是40cm，最后到肺动脉楔压的位置时是50cm。从锁骨下入路置管时，以上的距离分别都加上20cm。

（4）在肺动脉导管置管的过程中，在把导管置入到右心室和肺动脉时可能会遇到困难，这是因为气囊故障、瓣膜病变、低血流量状态或右室扩张。监测仪应再次进行校准和定标。气囊内注满1.5mL空气、缓慢推进肺动脉导管、让患者深呼吸以增大静脉回心血量可能会有所帮助。肺动脉导管可退至20~30cm深度处，然后再轻轻地旋转进入。

（5）并发症：

①心律失常：可能发生心律失常是因为在置管时有50%~70%的概率直接刺激到心房和心室。这种心律失常是暂时的，其可以自行消失或把肺动脉导管稍向后退就可以解决了。完全性的心脏传导阻滞和室性的心动过速也有可能（置管时有高于0.3%的概率）发生，而且应该给予适当的治疗。

②右束支传导阻滞：对有左束支传导阻滞或Ⅰ度传导阻滞的患者置管时有特殊的风险，这就是它可以导致完全性的心脏传导阻滞。在这种情况下，应该将肺动脉导管向后退和准备好临时起搏装置。

③肺动脉破裂或肺动脉栓塞：气囊过度充气或充气的时间较长，或者来自肺动脉导管的直接压力都可以导致肺动脉破裂或肺动脉栓塞。因此，气囊应缓慢充气，当出现肺动脉楔压的波形时应该监测气囊的容积。此外，应一直监测肺动脉压，如果有持续的肺动脉楔压出现，应该立即将肺动脉导管向后退并重新调整位置。

④起搏器：使用起搏器不是肺动脉导管放置不当的引起的。但是如果起搏器放置的时间不足6周时，应该在荧光透视下进行肺动脉导管置管。

⑤气囊破裂可发生在过度充气时，即超过了常规的1.5mL的气量。

⑥导管损坏、打结、血栓形成和感染，都可能发生在肺动脉导管置管时。

6. 超声心动图

（1）机制：超声心动图是通过应用超声波来绘制心脏和其周围结构的二维空间图像的。这种方法可以通过经胸或经食管两种路径，这依赖于要观察的目标结构、患者的耐受性和在放置过程中的条件。它可以独立提供和通过肺动脉导管测量一样的参数值，但是它还可以评估心脏动能、心室肌的收缩力、心脏的舒张功能和心内结构。

（2）适应证：①不明原因的低血压。②不能解释的肺动脉导管的测量值。③可疑的心内结构紊乱和心内赘生物。④瓣膜功能异常。⑤分流。⑥空气栓塞。⑦心包疾病。⑧胸主动脉瘤或胸主动脉瘤破裂。

（3）方法：

①经胸超声心动图：可以在患者清醒的情况下操作，可以提供很好的视野来观察右心的结构和定性的评估心肌收缩力，而且也可以很好地观察功能受限的左心和不允许通过手术来观察的位置。

②经食管超声心动图：要求患者在区域阻滞、局部麻醉或全身麻醉下操作，但是它可以在外科手术进行中应用，并能提供很好的视野观察左心。

第三节　呼吸系统

呼吸系统负责氧气的输入和二氧化碳的排出并为麻醉药的输送提供渠道。

一、机控呼吸的监测

在全身麻醉时，其监测包括脉搏氧饱和度、呼末二氧化碳监测、吸入氧浓度分析和断开报警。直接观察胸廓和心前区或食管内听诊可以提供额外的信息。在区域麻醉时，呼吸可以通过直接观察、氧饱和度及呼末二氧化碳监测。

二、氧合情况

可以简单地通过脉搏氧饱和度来评估。其他方法包括定性的评估皮肤的颜色、经皮氧饱和度和动脉血采样分析。

（一）方法

氧合血红蛋白和还原血红蛋白在大多数波长范围内对光的吸收不同，包括660nm和960nm，很多设备都可以检测到这种波长。Beer-Lambert定律允许通过在这些波长对光的吸收来计算出在各个波长的血红蛋白的浓度。光的吸收率被检测来提供氧气在血色素中的溶解度。传感器至少有两个发光二极管（960nm和660nm）和一个光探头。光探头可以放在手指、脚趾、耳垂、舌头或者用一个特殊的探头放在鼻子上。

（二）说明

在正常健康成人氧饱和度的正常范围是96%～99%，然而在有肺部疾患的患者其值在88%以上也是可以接受的。高的氧饱和度（SpO_2）值一般提示氧气已经在肺内应用，并被血液吸收，而且被分布到末梢组织。低的氧饱和度可能是上述的各种原因引起的或者是监护仪故障。

（三）局限性

1. 氧饱和度　可能会对气体交换不足反应的较晚。

2. 碳氧血红蛋白　吸收的光和氧合血红蛋白吸收的相同，都在660nm，并且它错误的将氧饱和度的值升高了，尽管碳氧血红蛋白并没有参与氧合。

3. 正铁血红蛋白　吸收的光在660nm和940nm处，导致氧饱和度为85%，这和真正的氧饱和度不相符。高铁血红蛋白血症常常可以通过亚甲蓝来治疗。

4. 亚甲蓝、吲哚氰蓝绿、靛胭脂染料和异硫氰酸蓝注射后可导致氧饱和度的读数降低。

5. 在低氧饱和度（低于80%）时，脉搏氧饱和度易于错误的高估氧合情况。

6. 在低灌注、肢体活动和指甲涂有指甲油时，可能会导致脉搏氧饱和度的测量值有误差或不可靠。

三、通气

可以通过测量潮气末二氧化碳（也就是呼末二氧化碳）和肺活量测定来评估。呼末二氧化碳监测和呼末二氧化碳图形监测常常用作是同义词，它们都是用来分析和记录二氧化碳值，只是后者还包括波形。呼末二氧化碳图形测定仪不仅可以用来评估呼吸，而且还可以确定气管内插管和诊断多种病理情况。

（一）方法

二氧化碳的测定常在用红外线吸收的基础上来决定其浓度。二氧化碳可以在呼吸循环（主流式呼末二氧化碳监测仪）或者通过吸入气体采样（旁流式呼末二氧化碳监测仪）来监测。主流式的呼末二氧化碳监护仪常导致气管内导管脱出，而且放射的热量可导致燃烧。而旁流式的呼末二氧化碳监护仪在气体采样的容积的基础上有测量延迟和可以导致采样时明显的气体泄漏。旁流式的呼末二氧化碳监护仪还常被用于气管插管不在气管内的患者，来定性的评估呼吸。

（二）波形

正常的潮气末二氧化碳（$PetCO_2$）的波形包括呼气部分［Ⅰ、Ⅱ、Ⅲ段和偶尔出现的Ⅳ］和吸气部分（0段）。两个角，α角（在Ⅱ段和Ⅲ段间）和β角（在Ⅲ段和0段间），还有辅助说明。

（1）0段是吸气部分。

（2）Ⅰ段是游离的二氧化碳气体，它们没有参加气体交换（无效腔）。

（3）Ⅱ段是快速的上升段，包括肺泡气和无效腔气。

（4）Ⅲ段是平台，它包括肺泡气和有一个小的正向的斜面。 $PetCO_2$是在Ⅲ段末测量的。

（5）Ⅳ段是上升段的终末，可见于肥胖和怀孕的患者，因为他们的胸廓顺应性降低。

（6）α角在Ⅱ段和Ⅲ段之间，和通气（肺的灌注）有关。β角在Ⅲ段和0段之间，而且常常是如90°，它可应用来评估再呼吸。

（三）范围和分析

（1）正常值$PetCO_2$的值比动脉血二氧化碳分压低2~5mmHg，因此在全身麻醉时，潮气末二氧化碳的典型范围是30~40mmHg。

（2）因为吞入气体使食管内插管可能出现和气管内插管类似的二氧化碳波形，除非在有呼吸时，呼末二氧化碳的值消失为零。

（3）恶性高热出现的一个较早的信号就是呼末二氧化碳值快速的升高，尤其是呼末二氧化碳的值对过度换气反应迟钝时。

（4）休克／低灌注、栓塞、自动的呼气末正压通气、气道堵塞和系统漏气都将会导致呼末二氧化碳消失。

（5）二氧化碳在做腹腔镜检查时会被吸收，在松开动脉夹或止血带后二氧化碳会被再灌注，而且在二氧化碳吸收剂用完或该更换时会导致呼末二氧化碳的值增高。

（6）在0／Ⅰ段和Ⅲ段时增高，β角增大是吸气活瓣失灵的标志。

（7）0／Ⅰ段和Ⅲ段同时增高是呼气活瓣失灵或吸收剂失效的标志。

第四节　中枢神经系统（意识水平）监测

一、双谱分析

双谱分析（Aspect Medical Systems，Newton，MA）和相关的设备是用来评估中枢神经系统在全麻时受抑制的情况。这种方法是用一个附加的不依赖血压和心率的监测仪来评估催眠状态。它是建立在体表脑电图（EEG）基础上的，它可以通过振幅和频率的改变来预测麻醉深度的变化。

（一）机制

双谱分析仪是用一个传感器将来自患者的脑电图（EEG）的信号传送到一个数字信

号转换器，这个转换器将信号数字化并将其传送到监测仪来监测和分析。

（1）双谱分析读数是读和睡眠状态的水平相关的数值的过程。它的值取自在脑电图监测过程中的15~30秒。范围是0（脑电图的基线）到100（清醒）。

（2）信号质量指数显示的是脑电图的信号质量，并且这个指数首先是建立在电阻和人为干扰的基础上的。

（3）肌动电流描记器显示的是用分贝来描述的在频率范围是70~110Hz的来自肌肉的电流。它的范围是30~55dB。

（4）体表脑电图（EEG）显示当前滤过的EEG波形。

（5）抑制率显示的是在等电位（基线）的情况下存在的超过前63秒的百分位。范围是0~100%。

（二）适应证

意识水平的监测在评估全麻的深度和全麻的效果时是很有用的，它可减少外科手术进行中各种难以预料的意外的发生。特殊的说明包括以下几点：

（1）各种情况出现时，例如在神经综合征的过程中或延长神经肌肉阻滞的时间时。

（2）减少过多催眠药的应用，尤其是在血流动力学不稳定或者为了加速苏醒的情况时。

（3）在全凭静脉麻醉时。

（4）在闭合回路的麻醉时，双谱分析可以直接指导催眠药的应用。然而在这时候，美国并不这样用，因为他们要研究它的本性。

（三）双谱分析的说明

（1）能记忆起语言和图画是在BIS的值在70~75时。清晰的记忆明显消失时BIS的值降低到70以下，而在全麻时相应的BIS值是40~60。

（2）增加催眠药的浓度可以预见到BIS的值会降低。BIS对催眠药的反应是随着年龄的增加而增加的。

（3）BIS不会被吗啡类药影响，于是BIS的目标值需要根据麻醉技术来选择。因此，在没有使用吗啡类药或止痛剂时，BIS的值应该是25~35；在补充使用吗啡类药或止痛剂时，BIS的值应为45~60。

（四）并发症

双谱分析可能会不准确，因为有来自各种不同来源的人为干扰。

（1）过多的肌肉活动会使BIS的值升高。这个可以用来治疗瘫痪。

（2）脑功能障碍和"不正常的大脑"很少导致错误的BIS值，归因于非典型的EEG图形和分析。

（3）各种不同催眠药对BIS的值有不同的效果。BIS对一氧化二氮的反映不是线性的而且可能不可靠。氯胺酮对BIS的作用很小，尽管给的是有效的治疗剂量，但是其对存在有其他麻醉剂时的反应迟钝。依托咪酯与增加麻醉诱导时的肌肉活动有关，因此可能会错误的提高BIS的值。

（4）外来的电流或者机械的干扰可能会使BIS的值不可靠。

（五）耗材

需要的材料包括双谱分析仪、监测仪连接线、数字信号转换器、与患者相连的连接线和传感器，要连接一系列的东西。传感器可以放置在患者前额的任何一侧，根据其内部包含的图表来定。传感器不应该放置在外科手术侧和电烧的皮肤电极板之间。

二、其他方法的意识监测

包括熵的监测，应用一个Datex-Ohmedas的光谱熵计算仪和听觉诱发电位来监测，它们两个都和麻醉苏醒的效果有很好的相关性。

第五节　体温监测

一、机制

体温可以间断的测量或持续的测量。大多数体外的方法测量体温的局限性是它们测出的体温不能反映核心体温的变化，尤其是存在血管收缩的情况时。

二、适应证

1. 需要控制体温，在降低体温和复温时（例如，在体外循环或神经血管外科手术时）。

2. 婴儿和小孩，他们的体温易于改变，这是因为他们的体表面积与体重的比值大。

3. 成人在大量蒸发散失热量或低温环境中（发生在暴露体腔、输注大量冷液体或烧伤时），体温易于降低。

4. 发热的患者，需要监测体温，因为他们有体温过高或过低的危险。

5. 有自主神经功能障碍的患者，他们不能自己调节自己的体温。

6. 恶性高热是经常可能发生的并发症，因此体温监测应常规被应用。

三、监测部位

1. 皮温　放置在前额测量，它可比核心体温低 $1.5 \sim 2\,°C$，这样的偏差将会使冷却的温度进一步增加。

2. 腋窝　是无创体温测量常用的部位，它可比核心体温低0.5℃。探头应放在腋动脉上并且上臂完全内收。

3. 鼓膜温度　因为其测量的部位接近鼓膜，因此它和核心温度的相关性很好。耳屎的干扰将会增大它和核心温度之间的偏差。

4. 直肠温度　它的变化落后于核心温度的改变。这种现象常在低体温复温时见到，并提示外周的循环缓慢，需要继续复温。直肠穿孔是很罕见的并发症。

5. 鼻咽部温度　在鼻咽部的后部测量，反映的是脑部的温度。这种方法是通过测量外耳道和外鼻孔的距离将温度探头插入到此部位。这种方法和鼻出血密切相关，尤其是凝血功能障碍和怀孕的患者。如果探头被固定在鼻梁上的时间过长，可以导致皮肤的坏死。这种方法在头部外伤和脑脊液鼻漏的患者为相对禁忌。

6. 食管温度　食管温度能较好地反映核心温度。探头应该放在食管的下三分之一处，有可能会错放到气管内但很少见。

7. 血液温度　可以通过肺动脉导管用温度稀释热敏电阻来测量。

第三章 常见临床危象

第一节 超高热危象

发热是多种疾病的常见症状。若腋温超过37℃，且一日间体温波动超过1℃以上，即可认为发热。腋温为37.5~38.0℃称为低热、38.1~39.0℃称中度热、39.1~40.0℃称高热、41℃以上则为超高热。发热时间超过2周为长期发热。持续高热对身体损害很大，尤其是对脑组织有严重损伤，可引起脑细胞不可逆性损害。超高热危象系指高热同时伴有抽搐、昏迷、休克、出血等，是临床常见的危急重症之一，稍有疏忽，即可导致严重后果。

一、病因

（一）感染性发热

感染性发热为常见的病因。病毒、肺炎支原体、立克次体、细菌、螺旋体、真菌、寄生虫等各种病原体所致的感染，均可引起。

1. 传染病 多数急症患者的高热是由传染病引起，其中多半是上呼吸道感染，如普通感冒和流行性感冒、菌痢、疟疾、伤寒、传染性肝炎、粟粒性肺结核、急性血吸虫病、传染性单核细胞增多症、流行性脑脊髓膜炎、乙脑等均可引起发热或高热。

2. 器官感染性炎症 常见有急性扁桃体炎、副鼻窦炎、中耳炎、支气管炎、肺炎、脓胸、肾盂肾炎、胆道感染、肝脓肿、细菌性心内膜炎、败血症、淋巴结炎、睾丸或副睾丸炎、输卵管炎、丹毒、深部脓肿等。

（二）非感染性发热

1. 结缔组织疾病及变态反应 如系统性红斑狼疮、皮肌炎、风湿热、荨麻疹、药物热、输血输液反应等。

2. 无菌性坏死 如广泛的组织创伤、大面积烧伤、心肌梗死、血液病等。

3. 恶性肿瘤 如白血病，淋巴瘤，恶性网状细胞增多症，肝、肺和其他部位肿瘤等。

4. 内分泌及代谢障碍 如甲状腺功能亢进（产热过多）、严重失水（散热过少）。

5. 体温调节中枢功能障碍　如中暑、重度安眠药中毒、脑血管意外及颅脑损伤等。

二、病情评估

发热的原因复杂，临床表现千变万化，往往给诊断带来困难，因此，对一些非典型的疑难病例，除仔细询问病史，全面的体格检查和进行一些特殊实验室检查外，更应注意动态观察，并对搜集来的资料仔细进行综合分析，才能及时得出确切的诊断。

（一）病史

现病史和过去史的详细询问，常常对发热性疾病的诊断和鉴别诊断能提供重要的线索。例如黑热病、血吸虫病、丝虫病、华支睾吸虫病等有相对严格的地区性；疟疾、流行性乙型脑炎、流行性脑脊髓膜炎、细胞性痢疾等有一定的季节性；麻疹、猩红热、天花患者痊愈后有长期免疫力；食物中毒多见于集体发病，有进食不洁食物史；有应用广谱抗生素、激素、抗肿瘤药物及免疫抑制剂病史者，经应用抗生素治疗无效，要考虑二重感染的可能性；有应用解热镇痛药、抗生素、磺胺等药物，要警惕药物热；如果同时有皮疹出现，药物热的可能性更大；输血后发热时间长，要考虑疟疾、病毒性肝炎、巨细胞病毒感染的可能性；既往有肺结核或有与肺结核患者密切接触史者，要警惕结核或结核播散的可能；有恶性肿瘤史，不管是手术后或化疗后，再次发热不退要警惕肿瘤转移。例如：有一例患者，10年前有鼻腔恶性肉芽肿，经化、放疗后，10年后出现高热不退，多种抗生素治疗无效，最后证实是恶性组织细胞病。

（二）发热

伴随症状详细观察分析发热的伴随症状，对分析发热原因及严重程度均有重要价值。主要包括：有无淋巴结肿大、结膜充血、关节肿痛、出血、皮疹（疱疹、玫瑰疹、丘疹、荨麻疹等），有无肝脾肿大、神经系统症状、腹痛等。

（三）超高热危象早期表现

凡遇高热患者出现寒战、脉搏快、呼吸急促、烦躁、抽搐、休克、昏迷等，应警惕超高热危象的发生。

（四）实验室及其他检查

1. 血常规　以白细胞计数和分类计数最具初筛诊断意义。白细胞总数偏低，应考虑疟疾或病毒感染；白细胞总数增高和中性粒细胞左移者，常为细菌性感染；有大量幼稚细胞出现时要考虑白血病，但须与类白血病反应相鉴别。

2. 尿粪检查　尿液检查对尿路疾病的诊断有很大帮助。对昏迷、高热病员而无阳性神经系统体征时，应作尿常规检查，以排除糖尿病酸中毒合并感染的可能。对高热伴有脓血便或有高热、昏迷、抽搐而无腹泻在疑及中毒性菌痢时应灌肠作粪便检查。

3. X线检查　常有助于肺炎、胸膜炎、椎体结核等疾病的诊断。

4. 其他检查　对诊断仍未明确的病员，可酌情做一些特殊意义的检查如血培养、抗"O"、各种穿刺及活组织检查。还可依据病情行B超、CT、内窥镜检查等。

5. 剖腹探查的指征　如果能适当应用扫描检查、超声检查以及经皮活检，一般不需要剖腹探查。但对扫描的异常发现需要进一步阐明其性质，或制订准确的处理方案，或需做引流时，剖腹术可作为最后确诊的步骤而予以实施。

6. 诊断性治疗试验　总的说来，不主张在缺乏明确诊断的病例中应用药物治疗，但是，如果在仔细检查和培养后，临床和实验室资料支持某种病因诊断但又未能完全明确时，治疗性试验是合理的。

（1）血培养阴性的心内膜炎：有较高的死亡率，如果临床资料表明此诊断是最有可能的，抗生素试验治疗可能是救命性的，常推荐应用广谱抗生素2～3种以上，联合、足量、早期、长疗程应用，一般用药4～6周，人工瓣膜心内膜炎者疗程应更长，培养阳性者应根据药敏给药。

（2）结核：对有结核病史的患者，应高度怀疑有结核病的活动性病灶，2～3周的抗结核治疗很可能导致体温的下降，甚至达到正常。

（3）疟疾：如果热型符合疟疾（间日疟或三日疟）改变，伴有脾大，白细胞减少，流行季节或从流行区来的患者，而一时未找到疟原虫的确切证据，可试验性抗疟治疗，或许能得到良好的疗效，并有助于诊断。

（4）疑为系统性红斑狼疮，而血清学检查未能进一步证实的患者，激素试验性用药可获良效而进一步证实诊断。

由于多数不明原因的高热是由感染引起，所以一般抗生素在未获得确诊前是常规地使用以观疗效。

三、处理

（一）一般处理

将患者置于安静、舒适、通风的环境。有条件时应安置在有空调的病室内，无空调设备时，可采用室内放置冰块、电扇通风等方法达到降低室温的目的。高热惊厥者应置于保护床内，保持呼吸道通畅，予足量氧气吸入。

（二）降温治疗

可选用物理降温或药物降温。

1. 物理降温法　利用物理原理达到散热目的，临床上有局部和全身冷疗两种方法。

（1）局部冷疗：适用于体温超过39℃者，给予冷毛巾或冰袋及化学制冷袋，将其放置于额部、腋下或腹股沟部，通过传导方式散发体内的热量。

（2）全身冷疗：适用于体温超过39.5℃者，采用乙醇擦浴、温水擦浴、冰水灌肠等方法。

1）乙醇擦浴法：乙醇是一种挥发性的液体，擦浴后乙醇在皮肤上迅速蒸发，吸收和带走机体的大量热量；同时乙醇和擦拭又具有刺激皮肤血管扩张的作用，使散热增加。一般选用25%～35%的乙醇100～200mL，温度为30℃左右。擦浴前先置冰袋于头部，以助降温，并可防止由于擦浴时全身皮肤血管收缩所致头部充血；置热水袋于足底，使足底血管扩张有利散热，同时减少头部充血。擦浴中应注意患者的全身情况，若有异常立即停止。擦至腋下、掌心、腋窝、腹股沟等血管丰富处应稍加用力且时间稍长些，直到皮肤发红为止，以利散热。禁擦胸前区、腹部、后颈、足底，以免引起不良反应。擦拭完毕，移去热水袋，间隔半小时，测体温、脉搏、呼吸，做好记录，如体温降至39℃以下，取下头部冰袋。

2）温水擦浴法：取32～34℃温水进行擦浴，体热可通过传导散发，并使血管扩张，促进散热。方法同乙醇擦浴法。

3）冰水灌肠法：用于体温高达40℃的清醒患者，选用4℃的生理盐水100～150mL灌肠，可达到降低深部体温的目的。

2. 药物降温法　应用解热剂使体温下降。

（1）适应证：

1）婴幼儿高热，因小儿高热引起"热惊厥"；

2）高热伴头痛、失眠、精神兴奋等症状，影响患者的休息与疾病的康复；

3）长期发热或高热，经物理降温无效者。

（2）常用药物：有吲哚美辛、异丙嗪、哌替啶、氯丙嗪、激素，如地塞米松等。对于超高热伴有反复惊厥者，可采用亚冬眠疗法，静脉滴注氯丙嗪、异丙嗪各2mg／（kg·次）。降温过程中严密观察血压变化，视体温变化调整药物剂量。

必要时物理降温与药物降温可联合应用，注意观察病情。

（三）病因治疗

诊断明确者应针对病因采取有效措施。

（四）支持治疗

注意补充营养和水分，保持水、电解质平衡，保护心、脑、肾功能及防治并发症。

（五）对症处理

如出现惊厥、颅内压增高等症状，应及时处理。

四、护理要点

（一）一般护理

做好患者皮肤、口腔等基础护理，满足患者的基本需要，尽可能使患者处于舒适状态，预防并发症的发生；做好发热患者的生活护理，如发热患者的衣被常被汗液浸湿，应及时更换。

（二）心理护理

患者由于疾病和高热的折磨，容易出现烦躁、焦虑等心理变化，需要更多的关心、抚慰和鼓励。护士要多接近患者，耐心解答患者提出的各种问题，使患者从精神、心理上得到支持。

（三）病情观察与护理

1. 严密观察体温、脉搏、呼吸、血压和神志变化，以了解病情及观察治疗反应。在物理降温或药物降温过程中，应持续测温或每5分钟测温1次，昏迷者应测肛温。体温的突然下降伴有大量出汗，可导致虚脱或休克，此种情况在老年、体弱患者尤应注意。

2. 观察与高热同时存在的其他症状，如是否伴有寒战、大汗、咳嗽、呕吐、腹泻、出疹或出血等症状，以协助医生明确诊断。

3. 观察末梢循环情况，高热而四肢末梢厥冷、发绀者，往往提示病情更为严重。经治疗后体温下降和四肢末梢转暖、发绀减轻或消失，则提示治疗有效。

（四）健康教育

1. 饮食指导　告知患者发热是一种消耗性疾病，饮食中注意高热量、高蛋白、高维生素的摄取是必要的。鼓励患者多食一些营养丰富、易消化、自己喜爱的流质或半流质饮食，保证每日总热量不低于12552kJ（3000kcal）；同时注意水分和盐分补充，保证每日入水量在3000mL左右，防止脱水，促进毒素和代谢产物的排出。

2. 正确测量体温　体温测量的正确性对于判断疾病的转归有一定的意义。应教会患者正确测量体温的方法，应告知成人口腔温度和腋下温度测量的方法、时间及测量中的注意事项；应向婴幼儿家属说明婴幼儿肛温测量的方法、时间及注意事项。

3. 加强自我保健教育　指导患者建立有规律的生活；适当的体育锻炼和户外活动，增加机体的耐寒和抗病能力；在寒冷季节或气候骤变时，注意保暖，避免受凉，预防感冒、流行性感冒等；向患者和家属介绍有关发热的基本知识，避免各种诱因；改善环境卫生，重视个人卫生；告诫患者重视病因治疗，如系感染性发热，当抗生素使用奏效时，体温便会下降。

第二节　高血压危象

高血压危象（hypertensive crisis）是指在高血压病程中，由于某些诱因，外周小动脉发生暂时性强烈收缩，血压急剧升高引起的一系列临床表现。高血压危象可见于急进型和缓进型高血压病，也可见于由其他疾病引起的继发性高血压。

一、病因

任何原因引起的高血压均可发生血压急剧升高，正规降血压治疗不能控制者尤为多见；另外某些疾病如急性肾小球肾炎、嗜铬细胞瘤、妊娠高血压综合征和服用某些药物，可以使血压在短时间内突然上升，机体的某些器官一时来不及代偿，也比较容易发生高血压危象。

二、诱发因素

（一）疾病及药物因素

慢性高血压突然升高（最为常见）、肾血管性高血压、妊娠子痫、急性肾小球肾炎、嗜铬细胞瘤、抗高血压药物撤药综合征、头部损伤和神经系统外伤、分泌肾素肿瘤、服用单胺氧化酶抑制剂的患者、肾实质性疾病，口服避孕药、三环抗抑郁药、阿托品、拟交感药（节食药和苯丙胺样药）、皮质固醇类、麦角碱类等药物引起的高血压。

（二）其他因素

极度疲劳特别是用脑过度时、精神创伤、精神过度紧张或激动、吸烟、寒冷刺激、更年期内分泌改变等。

三、病情评估

（一）病史

详细询问病史，慢性原发性高血压患者中约1%～2%发展为急进型-恶性高血压，多见于40～50岁者。男女之比约为3：2。肾血管性或肾实质性高血压进展为急进性-恶性高血压的速度最快，多见于30岁以下或60岁以上者。此外，还多有诱发因素存在。

（二）临床表现

本病起病迅速，患者有剧烈头痛、耳鸣、眩晕或头晕、恶心、呕吐、腹痛、尿频、视力模糊或暂时失明等，并常出现自主神经功能失调的一系列表现。每次发作为时短暂，多持续几分钟至几小时，偶可达数日，且易复发。体检时可发现心率增快，血压明显增高，以收缩压升高为主，常≥26.7kpa（200mmHg），但舒张压也可高达18.7kpa

（140mmHg）以上。重症者可出现高血压脑病、心绞痛、急性左心力衰竭、急性肾衰竭等相应的临床症状与体征。

（三）实验室及其他检查

1. 肾功能损害指标　血电解质改变和血肌酐、尿素氮升高；尿常规常存在异常（如血尿、蛋白尿）。

2. ECG　缺血或心肌梗死的证据。

3. X线胸片　观察有无充血性心力衰竭、肺水肿的征象。

4. 头颅CT　有神经系统检查异常者用以发现有无颅内出血、水肿或栓塞。

5. 心脏超声心动图、经食管超声、胸部CT、主动脉造影这些检查重要用于临床怀疑有主动脉夹层动脉瘤和存在其他心血管病变的高血压急症患者。

四、处理

（一）迅速降压

应尽快将血压降至安全水平。无心、脑、肾等并发症者，血压可降至正常水平。而存在重要脏器功能损害的患者，降压幅度过大，可能会使心、肾、脑功能进一步恶化。一般将血压控制在160～180／100～110mmHg较为安全。常用的降压药物有硝普钠、酚妥拉明、硝酸甘油、呋塞米、利血平等。

1. 硝普钠　作用强而迅速。用法50～400μg，静脉滴注，适用于高血压脑病，主动脉夹层动脉瘤、恶性高血压及高血压危象合并左心力衰竭。连用一般不超过1周，以避免硫氰酸盐引起的神经系统中毒反应。

2. 硝酸甘油　近来有人证明，大剂量静脉滴注硝酸甘油不仅扩张静脉，而且扩张动脉。用法：25mg加于500mL液体内静脉滴注。不良反应较硝普钠少，对合并冠心病和心功能不全者尤为适宜。

3. 氯苯甲噻二嗪（diazoxide）　属小动脉扩张剂，静脉注射后1分钟起效，3～5分钟疗效最大，维持降压时间最短30分钟，一般维持6～12小时。用法：每次200～300mg，必要时2小时后重复。长期用可致高血糖和高尿酸血症。

4. 酚妥拉明　5mg，静脉注射，可重复使用每次5mg至总量20mg，有效后静脉滴注维持。适用于各类高血压急症，嗜铬细胞瘤时为首选。

5. 二氮嗪　亦为强有力的血管扩张剂，降压作用迅速。目前主张分次注射，每次75或150mg，以免血压下降过低。

6. 肼屈嗪（hydralazine）　为小动脉扩张药，直接松弛血管平滑肌，降低外周血管阻力，降低舒张压大于降低收缩压，反射性地使心率加快，心排血量增加，并可改善肾血流量。适用于急慢性肾炎引起的高血压。一般常规剂量是10～20mg加入5%葡萄糖溶液20mL内，以每分钟1mg速度缓慢静脉推注。在10～20分钟内出现血压下降，维持作用

2~9小时，需要时以50mg加入500mL溶液内持续静脉滴注，视血压情况调整速度。有头痛、心动过速及水钠潴留等不良反应。有冠心病心绞痛及心功能不全者忌用。

7. 血管紧张素转换酶抑制剂（ACEI） 卡托普利（captopril）为一种ACEI，是强有力的口服降压药。近年来，许多医院舌下含服卡托普利或硝苯地平（nifedipine）作为高血压急症的急诊治疗。一般前者用量12.5~25.0mg／次，后者10mg／次，每日3~4次，根据病情变化适当增减剂量或口服次数。亦有报道用卡托普利25mg与硝苯地平10mg同时舌下含服，15~30分钟后无效可重复一次。总有效率达96.4%。国内现有依那普利，培哚普利（perindopril），后者作用强、维持时间长。该类药物不仅阻断循环RAS，更重要的是阻断组织RAS，抑制局部自分泌和旁分泌作用、改善器官和细胞功能。还认为ACEI治疗高血压，与激肽释放酶-激肽系统（Kallien－kinin System，KKS）活性增加有关。另外有人认为可增加机体对胰岛素的敏感性，改善胰岛素抵抗状态。它比其他降压药物能更有效地逆转左心室肥厚，并改善心泵功能、改善肾血流动力学，降低肾小球内压，减少蛋白尿。适用于急进型高血压，尤其对高血压急症伴心力衰竭者更为适宜。可用本品25~50mg舌下含服。5分钟后，血压平均下降62／24mmHg（8.3／3.1kPa），一般在30~60分钟血压可降至预期水平。维持疗效3小时左右。有效率可达90%以上。有关ACEI药代动力学及不良反应参阅有关章节。

8. 硝苯地平 直接作用于血管平滑肌，使血管扩张，同时有选择性扩张冠状动脉、脑小动脉，从而改善心、脑血流的灌注。适用于急进型高血压，恶性高血压，尤其适用于高血压性心脏病等。常用剂量为10~20mg舌下含服。5~10分钟开始显效。最大效应为30~40分钟，其收缩压、舒张压和平均压分别下降（48±24）mmHg〔（6.5±3.2）kPa〕、（30±18）mmHg〔（4.1±2.3）kPa〕和（40±20）mmHg〔（5.2±2.7）kPa〕。血压下降到理想水平后，可用10~20mg每日3次维持。对老年患者，肾性高血压及肾功能不全患者均适用。

9. 尼卡地平 为第二代钙拮抗剂代表性药物。动物实验证明它有高度趋脂性，对细胞膜具有膜稳定作用；可浓集于缺血细胞；可刺激Ca^{2+}从线粒体外流；阻滞钙通道。从而起到对脑和心肌缺血的保护作用。临床上选择地作用于脑血管和冠状动脉，是其他钙拮抗剂的2倍。对外周血管也有强的扩张作用。扩冠作用强。

10. 尼群地平 为第二代钙拮抗剂，直接作用于平滑肌扩张周围小动脉，从而使血压下降。有人对高血压急症30例进行观察，舌下含服30mg者，10~30分钟开始降压，平均18分钟，1~2小时达高峰，收缩压平均下降41.25mmHg（5.5kPa），舒张压平均下降33mmHg（4.4kPa），无明显不良反应。

11. 伊拉地平 第二代钙拮抗剂，静脉给药，从1.2、2.4、4.8和7.2μg／（kg·h）逐渐增量，每个剂量都用3小时。结果：当输入7.2μg／（kg·h）时，血压明显下降，安全无不良反应，对轻度心力衰竭亦无不良反应。适用于治疗高血压急症的患者。

12. 阿替洛尔 心脏选择性β_1受体阻滞剂，适用于血压高心率偏快者。口服每次

25～50mg，血压下降后每次25mg，每日2次维持。维持量应个体化。

13. 25%硫酸镁 10mL，深部肌内注射；或25%硫酸镁溶液10mL，加于10%葡萄糖液20mL内缓慢静脉注射。

14. 人工冬眠 全剂量或半剂量，前者用氯丙嗪50mg，异丙嗪50mg和哌替啶100mg，加于10%葡萄糖500mL内静脉滴注。

若药物疗效不佳，必要时考虑静脉放血。治疗过程中，要注意不宜使血压下降过快、过多。血压降低后，以口服降压药继续治疗。

（二）控制脑水肿

可用脱水剂如甘露醇、山梨醇或快作用利尿剂呋塞米或依他尼酸钠注射，以减轻脑水肿。

（三）制止抽搐

地西泮、巴比妥钠等肌内注射，或给水合氯醛保留灌肠。

五、护理要点

（一）一般护理

1. 休息 嘱患者绝对卧床休息，床头抬高30°，减少搬动、刺激，使之情绪安定，对烦躁不安者，可服用少量镇静剂。坠床或意外伤。昏迷者头偏向一侧。

2. 吸氧 给予鼻导管或面罩吸氧，流量为每分钟2～4L。

3. 饮食 以低盐、清淡、低胆固醇和低动物脂肪食物为宜；肥胖者需适当控制进食量和总热量，以控制体重；禁止吸烟和饮酒；昏迷者应给予鼻饲饮食。

4. 病室环境 整洁、安静、温湿度适宜。

5. 防止便秘 避免便秘排便时过度用力。应调节饮食以防大便秘结，必要时给缓泻药。

6. 加强皮肤护理及口腔护理 意识不清者，易发生压疮，应2小时翻身1次，保持床铺清洁、干燥、平整。注意协助做好口腔护理。

（二）病情观察与护理

1. 注意神志、血压、心率、尿量、呼吸频率等生命体征的变化，每日定时测量并记录血压。血压有持续升高时，密切注意有无剧烈头痛、呕吐、心动过速、抽搐等高血压脑病和高血压危象的征象。给予氧气吸入，建立静脉通路，通知病危，准备各种抢救物品及急救药物，详细书写特别护理记录单；配合医生采取紧急抢救措施，如快速降压，制止抽搐，以防脑血管疾病的发生。

2. 患者如出现肢体麻木，活动欠灵，或言语含糊不清时，应警惕高血压并发脑血管疾病。对已有高血压心脏病者，要注意有无呼吸困难、水肿等心力衰竭表现；同时检查心率、心律有无心律失常的发生。观察尿量及尿的化验变化，以发现肾脏是否受累。

发现上述并发症时，要协助医生相应的治疗及做好护理工作。

3. 迅速准确按医嘱给予降压药、脱水剂及镇静药物，注意观察药物疗效及不良反应，严格按药物剂量调节滴速，以免血压骤降引起意外。

4. 出现脑血管意外、心力衰竭、肾衰竭者，给予相应抢救配合。

（三）健康教育

1. 向患者提供有关本病的治疗知识，注意休息和睡眠，避免劳累。

2. 对拟出院患者做好保健指导，劝告患者严格控制盐的摄入量，适当参加体育锻炼，注意保证充足的睡眠时间，正确掌握饮食，忌烟酒，按医嘱服药，定期复查。

第三节　高血糖危象

高血糖危象（hyperglycemic crisis）指糖尿病昏迷。根据其发生机制不同，可分为两类，一是糖尿病酮症酸中毒，Ⅰ型糖尿病患者中比较常见；另一类是糖尿病高渗性非酮症性昏迷，在Ⅱ型糖尿病患者中更为多见。

糖尿病酮症酸中毒

糖尿病酮症酸中毒（Diabetic Ketoacidosis，DKA）是由于体内胰岛素缺乏，胰岛素的反调节激素增加，引起糖和脂肪代谢紊乱，以高血糖、高血酮和代谢性酸中毒为主要特点的临床综合征。

一、病因和发病机制

（一）诱因

诱发本症的原因主要是急性化脓性感染，胰岛素中断或不适当地减量，各种手术、创伤、麻醉、呕吐、腹泻、食欲减退或饮食不洁及过量，妊娠及分娩，强烈精神刺激，以及对胰岛素产生抗药性等。临床上往往有几种诱因同时存在。

（二）发病机制

本症的主要发病机制是胰岛素绝对或相对性分泌不足，导致糖、脂肪及蛋白质的代谢紊乱，并继发性引起水、电解质及酸碱平衡失调。此外拮抗胰岛素的激素，包括胰高血糖素、生长激素、儿茶酚胺、肾上腺皮质激素同时分泌过多，亦为产生酮症酸中毒的重要因素。

二、病理生理

（一）酸中毒

糖尿病代谢紊乱加重时，脂肪动员和分解加速，大量脂肪酸在肝经 β 氧化产生大量乙酰乙酸、β-羟丁酸和丙酮，三者统称为酮体。当酮体生成量剧增，超过肝外组织的氧化能力时，血酮体升高称为酮血症，尿酮体排出增多称为酮尿，临床上统称为酮症。乙酰乙酸和 β-羟丁酸均为较强的有机酸，大量消耗体内储备碱，若代谢紊乱进一步加剧，血酮体继续升高，超过机体的处理能力，便发生代谢性酸中毒。

（二）高酮体血症

脂肪大量分解后的终末代谢产物乙酰辅酶A，在肝脏不能被氧化为丙酮酸，生成大量酮体（如乙酰乙酸、β-羟丁酸、丙酮），当生成量超过肾脏排泄速度时，体内就会形成高酮体血症。

（三）水、电解质代谢紊乱

酮症酸中毒时，由于血糖增高，大量的糖带着水从肾脏丢失，患者厌食、恶心、呕吐，水的摄入量减少，使脱水加重。大量蛋白质分解，产生酸根，排出时又带走不少水分。严重脱水使细胞外液容量减少，血压下降，可引起循环衰竭及急性肾衰竭。

血钠、氯、磷、镁都有大量丢失。血钾初期体内已下降，但由于酸中毒，大量的氢离子进入细胞内，钾离子交换到细胞外，此期血清钾可正常或偏高。随着酸中毒的纠正，氢离子从细胞内到细胞外，大量钾离子进入细胞内，此时可引起严重的低血钾，如不及时纠正，可致心律失常，严重时可发生心搏、呼吸骤停。

（四）带氧系统异常

酸中毒时，体内不出现缺氧，但当酸中毒纠正后，糖化血红蛋白高，2，3--二磷酸甘油酸降低，血氧解离曲线左移，两者均使氧释放减少，可造成组织缺氧。

（五）周围循环衰竭和肾功能障碍

严重失水，血容量减少，加以酸中毒引起的微循环障碍，若未能及时纠正，最终可导致低血容量性休克，血压下降。肾灌注量的减少，引起少尿或无尿，严重者发生肾功能衰竭。

（六）中枢神经功能障碍

在严重失水、循环障碍、渗透压升高、脑细胞缺氧等多种因素综合作用下，引起中枢神经功能障碍，出现不同程度的意识障碍、嗜睡、反应迟钝，以至昏迷，后期可发生脑水肿。

三、病情评估

（一）病史

有糖尿病病史。可发生于任何年龄，以30～40岁多见，有明确糖尿病病史及使用胰岛素史、反复出现酮症的病史，大多为胰岛素依赖型糖尿病。本症性别差异不显著。

（二）临床表现

早期患者仅表现为原有糖尿病的症状加重，多饮、口渴、乏力、嗜睡等症状，随着病情发展患者出现食欲减退、恶心、呕吐，或有腹痛；呼吸深大，呼气有铜臭味（或烂苹果味）；脱水貌，皮肤黏膜干燥、弹性差，眼球下陷；心动过速，脉搏细数；血压下降，甚至休克或心肾功能不全；神志由烦躁不安、嗜睡逐渐发展为昏迷。

（三）实验室检查

1. 尿　尿糖、尿酮体强阳性。当肾功能严重损害而阈值增高时，尿糖、尿酮体阳性程度与血糖、血酮体数值不相称。可有蛋白尿和管型尿。

2. 血　血糖多数为16.7～33.3mmol／L（300～600mg／dL），有时可达55.5mmol／L（1000mg／dL）以上。血酮体升高，多在4.8mmol／L（50mg／dL）以上，二氧化碳结合力降低，轻者为13.5～18.0mmol／L，重者在9.0mmol／L以下。$PaCO_2$降低，pH<7.35。碱剩余负值增大（>−2.3mmol／L）。阴离子间隙增大，与碳酸氢盐降低大致相等。血钾正常或偏低，尿量减少后可偏高，治疗后可出现低钾血症。血钠、血氯降低，血尿素氮和肌酐常偏高。血清淀粉酶升高可见于40%～75%的患者，治疗后2～6天内降至正常。血浆渗透压轻度上升，白细胞数升高，即使无并发感染，也可达$10×10^9$／L，中性粒细胞比例升高。

（四）诊断和鉴别诊断

对昏迷、酸中毒、失水、休克的患者，均应考虑本病的可能性，尤其对原因不明意识障碍，呼气有酮味、血压低而尿量仍多者，应及时做有关化验以争取及早诊断，及时治疗。少数患者以本病作为糖尿病的首发表现，某些病例因其他疾病或诱发因素为主诉也容易让医务人员误诊。

要注意与急性胃炎、急腹症、糖尿病患者并发其他致昏迷疾病（如脑血管意外等）相鉴别，更要注意与低血糖昏迷、高渗性非酮症糖尿病昏迷及乳酸性酸中毒之间的鉴别（见表3-1）。

表3-1 糖尿病并发昏迷的鉴别要点

	酮症酸中毒	低血糖昏迷	高渗性昏迷	乳酸性酸中毒
病史	常有感染、胰岛素治疗中断等病史	有应用降糖药物、进食过少等病史	多见于老年人,常有感染、胃肠炎等病史	常有肾功能不全,服降糖灵等病史
起病时症状	糖尿病症状加重、伴有胃肠道症状等	多以交感神经兴奋症状为主	多以中枢神经症状为主	有胃肠道症状及伴发病症状
体征	脱水征,呼吸深快,可有酮味	皮肤潮湿多汗,呼吸平稳	脱水征,呼吸加快,无酮味	脱水征,呼吸深快,无酮味
血糖	显著增高(>16.7)	显著降低(<2.8)	极度增高(>33.3)	正常或增高
尿糖	＋＋＋～＋＋＋＋	－	＋＋＋＋	＋或－
尿酮	＋＋～＋＋＋＋	－	＋或－	－或＋
血酮	显著升高	正常	偏高或正常	正常或偏高
HCO_3^-	降低	正常	正常或降低	降低
乳酸	稍升高	正常	正常	显著升高
血浆渗透压	偏高或正常	正常	显著升高(>350)	正常

四、处理

治疗原则,应用速效胰岛素迅速纠正代谢紊乱,纠正酸中毒和水、电解质失衡。

(一)治疗过程中的检验

全部病例均应住院救治,并立即做血糖、血酮、尿糖、尿酮,此后每2小时复查1次,待血糖下降至14mmol／L后,改每6小时复查1次。同时在治疗前做血气分析、血电解质二氧化碳结合力、尿素氮、心电图,以后每4～6小时复查1次。

(二)足量补液

补液是救糖尿病酮症酸中毒首要的、极其关键的措施。患者常有重度失水,可达体重的10%以上。只有在有效组织灌注改善、恢复后,胰岛素的生物效应才能充分发挥。补液时通常宜用等渗氯化钠注射液。开始时补液速度应较快,在2小时内输入1000～2000mL,第3～6小时再输入1000～2000mL,第1天输液总量达4000～5000mL,严重失水者可达6000～8000mL。根据血压、心率、每小时尿量及末梢循环情况,决定输液量和速度,有心功能不全的患者应强调监测中心静脉压,以防止发生心力衰竭。血钠浓度过高(>160mmol／L)时,可用5%葡萄糖注射液(必须加入一定量的胰岛素)代替等渗氯化钠注射液,此时宜保持血浆渗透压平稳下降,血糖水平可保持相对稳定。如治疗前已有低血压或休克,快速输入晶体液不能有效升高血压,应输入胶体溶液并采用其他抗休克措施。

（三）小剂量胰岛素治疗

大量基础研究和临床实践证明，小剂量胰岛素治疗方案（即每小时每千克体重0.1U，加入生理盐水中持续静脉滴注），能使血糖平稳下降，每小时约降低3.9～6.1mmol／L，还有较少引起脑水肿、低血糖、低血钾等优点。治程中应强调监测血糖，更应注意观察一般状况、生命体征及综合生化指标，如2小时后病情无改善，综合生化指标无好转，血糖无肯定下降，应酌情增加胰岛素剂量。当血糖下降速度较快或降至较低水平（＜13.9mmol／L）时，宜将胰岛素加入5%葡萄糖氯化钠注射液中继续静脉滴注，至食欲恢复后可改为肌内或皮下注射，每4～6小时1次，直至酮症消失后再改为常规治疗。

（四）电解质紊乱的纠正

糖尿病酮症酸中毒时，低钠低氯已通过补充生理盐水得到补充。体内钾缺失常较严重，治疗前因酸中毒影响血钾可正常甚至增高，血钾不能反映体钾缺失真实程度，治疗4～6小时后血钾常明显降低，尤其在胰岛素与碱剂同时应用时，细胞摄钾功能异常增高，有时可达危险程度。如治疗前血钾低于正常，开始治疗时即需补钾，一般在治疗开始1～4小时补钾。每小时补钾1.0～1.5g，或1000mL液体中3～4g氯化钾于4～6小时内输完。此外，低钾常伴有低镁血症，当补钾后临床症状不见好转时，应该镁剂治疗。检测血镁用药，一般可用25%～50%硫酸镁10mL，深部肌内注射，或重症给10%硫酸镁20mL加入10%葡萄糖200mL中缓慢静脉滴注。低磷时可补磷酸钾。

（五）谨慎补碱

轻症患者经输液和注射胰岛素后，酸中毒可渐纠正，不必补碱。一般认为，血pH ＞7.1或HCO_3^- ＞10mmol／L，无明显酸中毒大呼吸时，可暂不予补碱；如血 pH≤7.1或HCO_3^-≤5mmol／L时，宜小剂量补碱（避免使用乳酸钠）。静脉滴注5%碳酸氢钠50～100mL，2小时后，如酸中毒无明显改善，可重复补碱，至血碳酸氢根浓度达到15mmol／L时，即应停止补碱。

（六）处理诱发病和防治并发症

1. 休克　如休克严重且经快速输液后仍不能纠正，应详细检查分析其原因，如有无并发感染或急性心肌梗死，给予相应措施。

2. 严重感染　是本症的常见诱因，亦可继发于本症。因DKA可引起低体温和血白细胞升高，故此时不能以有无发热或血常规改变来判断，应积极处理。

3. 心力衰竭、心律失常　年老或并发冠状动脉病变，尤其是急性心肌梗死，补液过多可导致心力衰竭和肺水肿，应注意预防。可根据血压、心率、中心静脉压、尿量等情况调整输液量和速度，并视病情应用利尿剂和正性肌力药。血钾过低、过高均可引起严重心律失常，宜用心电图监护，及时治疗。

4. 肾功能衰竭　应强调早期发现，脱水症状已改善，尿量不见增加，血BUN趋于增高时，即应按急性肾衰竭处理。

5. 脑水肿　死亡率甚高，抢救过程中要注意避免诱发本病的因素。若血糖已降低，酸中毒已改善时，昏迷反而加重，并出现颅内压增高的征象，应及早给予甘露醇、呋塞米、地塞米松等治疗。

五、护理要点

（一）一般护理

1. 休息　患者绝对卧床休息，注意保暖，吸氧。有休克者使患者的头和腿均抬高30°的卧位和平卧位交替使用。保持呼吸道通畅，防止舌后坠堵塞喉头，适当吸痰。

2. 饮食护理　严格和长期执行饮食管理，禁止食用含糖较高的食物，按一定比例分配糖、蛋白、脂肪，对患者饮食进行检查，督促、教育患者遵守饮食规定。

3. 皮肤护理　因糖尿病患者易生疖、痈，故应保持皮肤清洁，勤换内衣裤，勤洗澡，保持床单清洁；如发生疖、痈，应及时处理，必要时抗生素治疗。

4. 口腔护理　糖尿病患者抵抗力降低，进食量减少，细菌易在口腔内迅速繁殖，并分解为糖类，使发酵和产酸作用增强，导致口腔局部炎症、溃疡等并发症。可用2% ~ 3%硼酸溶液（可改变细菌的酸碱平衡起抑菌作用）。霉菌感染时，可用1% ~ 4%碳酸氢钠溶液漱口。通过口腔护理保持口腔清洁、湿润，使患者感觉舒适。

5. 记录24小时出入量　定时留尿测定尿糖量。

6. 胰岛素治疗的护理　定时注射胰岛素30分钟后保证患者进食。收集小便，检查尿糖，防止发生低血糖。

（二）病情观察与护理

1. 严密观察体温、脉搏、呼吸、血压及神志变化，通过观察生命体征能及时反映出病情好转及恶化。低血钾患者应做心电图监测，为病情判断和判断治疗反应提供客观依据。

2. 遵医嘱及时采血、留尿，送检尿糖、尿酮、血糖、血酮、电解质及血气等。

3. 认真按医嘱查对胰岛素类型及用量，注意观察，避免出现低血糖昏迷。

4. 昏迷患者应保持呼吸道通畅。应密切观察和详细记录患者意识状态、瞳孔、血压、脉搏、呼吸等变化，还应注意呼吸道、口腔、泌尿道、皮肤、眼睛、大便、肢体等的护理，防止并发症的发生。

5. 快速建立两条静脉通道，纠正水、电解质失调，维护酸碱平衡，纠正酮症，抗感染等。一条为扩容治疗，按医嘱给予适宜、适量的液体及足量的抗生素，以疏通微循环增加心肌收缩力，恢复正常的血流；另一条作为维持稳定血压，输入血管活性药物等。

6. 因患者血液中酮体堆积，呼吸中枢兴奋出现深呼吸，造成换气过度，二氧化碳排出增多；由于酸性代谢产物大量堆积，使血中碳酸氢钠浓度降低，二氧化碳结合力降低脱水，使血容量减少，组织灌注不良，组织缺氧。因此，应快速纠正缺氧，在短时间内用鼻导管或面罩给予高浓度的氧气吸入，但不宜超过24小时，待二氧化碳结合力恢复正常，呼吸转为平稳后，可给低浓度、低流量持续吸氧，每分钟氧流量为1~2L，浓度为24%~28%。

（三）康复

1. 指导患者积极治疗糖尿病，避免诱发因素。

2. 指导患者根据病情坚持饮食疗法、运动疗法和药物疗法。当出现酮症酸中毒时，要卧床休息。

3. 指导患者正确用药方法，口服降糖药物应严格掌握服用剂量、时间、不良反应等基本用药知识。

4. 为患者设计有姓名、年龄、住址、疾病名称的卡片，患者随身携带，病情危重时便于送往医院治疗。

5. 糖尿病患者应戒烟、戒酒及其他不良嗜好，注意生活的规律性。

6. 指导患者定期复查有关项目，有变化及不适时随时就诊。

高渗性非酮症昏迷

高渗性非酮症性糖尿病昏迷（hyperosmol anonkatotic diabeticcoma）是糖尿病急性重症并发症的另一特殊类型。又称高渗性昏迷。本症起病隐袭，病情凶险，死亡率高（50%以上）。发病率占糖尿病的1.5%~2.0%。血糖异常增高，多超过33mmol／L（600mg／dl），常见56.0mmol／L（1000mg／dl）以上，造成血液高渗、利尿失水是本症的基本病理生理。血浆酮体一般不高，或仅轻度增高。起病多有诱因。

一、病因和发病机制

多种临床情况可成为本症的诱因。

1. 感染　见于肺炎、泌尿道感染、胰腺炎、急性胃肠炎、亚急性细菌性心内膜炎等。

2. 应激因素　严重烧伤、中暑、脑外伤、心脏直视手术、脑血管意外、心肌梗死、淋巴瘤、某些急诊伴发病等。

3. 摄水不足　是诱发本症的重要因素，可见于口渴中枢敏感性下降的老年患者、不能主动进水的幼儿或卧床患者、精神失常或昏迷患者，以及胃肠道疾病患者等。

4. 失水过多　见于严重的呕吐、腹泻及大面积烧伤患者。

5. 高糖的摄入　见于大量服用含糖饮料、静脉注射高浓度葡萄糖、完全性静脉高营养，以及含糖溶液的血液透析或腹膜透析等。值得提出的是，本症被误认为脑血管意外而大量注射高渗葡萄糖液的情况在急诊室内并不少见，结果造成病情加剧，危及生命。

6. 治疗用药　使用肾上腺皮质激素、呋塞米及噻嗪类利尿剂、苯妥英钠、普萘洛尔、氯丙嗪、降压片、左旋多巴、免疫抑制剂等。

7. 中枢神经损害　见于儿童中枢神经系统发育不良、脑外科疾病及手术等所致的中枢性渗透压调节功能障碍。

以上诸因素均可使机体对胰岛素产生抵抗、升高血糖、加重脱水，最终导致本症的发生。

本症发病机制复杂，未完全阐明。患者年老、脑血管功能差、极度高血糖、失水严重、血液浓缩、继发性醛固酮分泌增多加重高血钠，使血浆渗透压增高，脑细胞脱水，从而导致本症突出的神经精神症状。缺乏酮症的原因尚无满意解释，推测患者体内尚有一定量的胰岛素抑制脂肪分解。此外，高血糖和高渗透压本身也可能抑制酮体生成。

二、病情评估

（一）病史

患者有糖尿病病史，发病前数天或数周，常有糖尿病逐渐加重的临床表现，如烦渴、多饮、多尿、乏力、头晕、食欲下降或呕吐等。

（二）临床表现

起病比较缓慢，通常需数天甚至数周。常先有多尿、烦渴、多饮，但多食不明显，或反而食欲减退，厌食，以致常被忽视。失水程度逐渐加重，出现神经精神症状，表现为嗜睡、幻觉、定向障碍、偏盲、上肢拍击样震颤、癫痫样抽搐（多为局限性发作）等。本症容易并发脑血管意外、心肌梗死或肾功能不全等。

（三）实验室检查

尿糖强阳性，但无酮症或较轻，血尿素氮及肌酐升高。血糖常高至33.3mmol／L（600mg／dl）以上，血钠升高可达155 mmol／L，但也有正常，甚或偏低者。血浆渗透压显著增高达330~460mOsm／（kg·H_2O），一般在350mOsm／（kg·H_2O）以上。

根据高血糖、高血浆渗透压状态、无明显酮症酸中毒、重度脱水和突出的精神神经系统表现，结合病史不难诊断，但患者多为老年，多无糖尿病史，可继发于各种严重疾病，临床表现复杂多变，误诊漏诊率较高。因此，临床上应提高对本病的警惕性。并注意与酮症酸中毒、乳酸性酸中毒、低血糖性昏迷、脑炎、脑瘤和脑血管意外鉴别。

三、处理

高渗性昏迷治疗原则与酮症酸中毒相似。

（一）尽快输液纠正失水及血容量不足

失水、血容量不足是本症一系列临床表现的病理生理基础。故纠正失水宜较酮症酸中毒更积极一些。可按体重10%～15%估计给液量。除非并有心功能不全，否则应快速输注。前4小时输入液量的1／3，12小时内输入补液量的一半加尿量，余下1／2在以后的12小时内输完。如血压正常，血钠大于155 mmol／L，可先用0.45%低渗盐水，但不宜太多，先输1000mL后视血钠含量酌情决定，血浆渗透压<320mmol／L时改为等渗溶液。低渗溶液输入太快应注意脑水肿并发症。血压低者宜采用生理盐水。

（二）胰岛素的应用

本症对胰岛素可能较酮症酸中毒敏感，所需胰岛素用量较少。仍主张以小剂量持续滴注。每小时5～6U。如血压偏低首剂可给14～20U静脉推注。血糖下降至14.0～16.8mmol／L（250～300mg／dl）时改用5%葡萄糖液加胰岛素6～8U维持，方法与酮症酸中毒相同。

（三）碱性药物的应用与电解质补充

本症一般无须使用碱性药物。如二氧化碳结合力<11.23 mmol／L可酌情给5%碳酸氢钠溶液200～400mL滴注。虽然血钾可能正常，但体内总体钾含量减少。经充分补液和使用胰岛素后，血钾将下降。治疗开始后2小时即应予补钾。原则也与酮症酸中毒同。应密切注意治疗过程中由于输液太快、太多及血糖下降太快，造成脑细胞从脱水转为脑水肿的可能。其发生机制可能由于长时间组织缺氧，细胞内外渗透压持续不平衡，血浆高渗状态的骤然下降，水分向细胞内转移而造成。此时患者意识障碍加深或一度好转后又昏迷。应及时采用脑细胞脱水剂如甘露醇、地塞米松静脉滴注或静脉注射。

（四）积极治疗诱发病，去除诱因

选用恰当的抗生素预防和治疗感染。防止心力衰竭，肾功能衰竭。二氧化碳结合力<11.23nmol／L（25Vol%）时应注意乳酸性酸中毒可能。

四、护理要点

（一）一般护理

同糖尿病酮症酸中毒。

（二）病情观察与护理

同糖尿病酮症酸中毒，在病情观察方面尚需注意以下情况，如迅速大量输液不当时，可发生肺水肿等并发症。补充大量低渗溶液，有发生溶血、脑水肿及低血容量休克的危险，故应随时观察呼吸、脉搏，如发现呼吸困难、咳嗽、咳粉红色泡沫样痰，烦躁不安，脉搏加快，特别是在昏迷好转过程中出现上述表现，应及时处理，并调整输液速度或停止输液。

为防止输液过量，应及时测定中心静脉压。此外，应注意患者血压、脉搏、尿液情况及意识状态。在治疗过程中如意识逐渐恢复而再次出现意识不清应立即停用低渗溶液；如发现尿色变为粉红，即应及时报告医生。

（三）康复

同糖尿病酮症酸中毒。

第四节　低血糖危象

正常情况下，通过神经内分泌等调节，糖的分解代谢与合成代谢保持动态平衡，血糖浓度亦相对稳定。正常人血糖虽受进食、饥饿、劳动、运动、精神因素、生长发育等多种因素影响，但波动范围狭窄，一般血糖浓度饱餐后很少超过8.89mmol／L（160mg／dl），饥饿时很少低于3.33 mmol／L（60mg／dl），此为血糖内环境稳定性。当某些病理和生理原因使血糖降低，引起交感神经兴奋和中枢神经异常的症状及体征时，称为低血糖危象。

一、病因和发病机制

低血糖症常见的病因有：

（1）胰岛素过多（如胰岛素瘤、胰岛细胞增生、降糖药物治疗）。

（2）摄食不足或耗糖过度。

（3）肝脏疾病（如硬化、急性黄色肝萎缩、肝癌等）。

（4）垂体前叶、甲状腺或肾上腺皮质功能低下等。

（5）中胚层源性肿瘤（如纤维肉瘤、平滑肌肉瘤等）。

（6）反应性低血糖（如早期糖尿病、功能性低血糖、胃大部切除术后）。

（7）药物中毒（如乙醇、阿司匹林等）、荔枝中毒。

（8）食管肿瘤、吞咽困难、孕妇、剧烈运动等。

上述诸多因素均可导致血糖过低以致脑部或交感神经受到影响，产生一系列症状群。

因为脑的主要能源是葡萄糖，但脑细胞储糖量很有限，主要靠血糖随时供给。脑部变化初期反映为大脑皮质受抑制，晚期神经细胞坏死、中脑及延脑活动受影响。同时高胰岛素血症可以促进钠、钾离子进入细胞内，导致脑水肿和颅内压增高。若低血糖昏迷时间持续超过6小时，脑细胞可因缺乏能量而发生不可逆的变性、坏死，严重损害中枢神经功能，因此本症最突出的表现是意识障碍。若血糖急剧下降但历时短暂，则以肾上腺过多并发症为著。由于肾上腺素释放增加，引起交感神经兴奋。一般而言，血糖值越低，持续时间越长，发病越快，其症状越明显，预后也越差，即使治疗恢复也成为痴呆或去大脑僵直状态。

二、病情评估

（一）病史

低血糖症常呈发作性，发作时间及频度随病因不同而异，常在饥饿或运动后出现，多在清晨空腹或下半夜发生，少数患者亦可在餐后发作。

（二）临床表现

低血糖症呈发作性，发作时间及频数随病因而异。典型临床表现主要包括以下两种。

1. 交感神经过度兴奋　表现为心悸、软弱、饥饿感、脉快、出冷汗、皮肤苍白、手足颤抖。如继续发展，可伴有一系列程度不同的脑功能障碍表现。

2. 脑功能障碍表　现为精神不集中，思维和言语迟钝、头晕、不安、视物不清、步态不稳，有时可出现易怒、幻觉、行为怪异，常被误诊为精神病。病情严重者可出现癫痫样抽搐甚至昏迷。

（三）诊断和鉴别诊断

1. 有低血糖危象发作的临床表现。
2. 即刻测血糖<2.8mmol／L。
3. 立即给予葡萄糖后可以消除症状。

鉴别诊断：患者出现昏迷时应注意与糖尿病酮症酸中毒、非酮症高渗性昏迷、癫痫、癔症、脑血管病、药物中毒等所致的昏迷鉴别。主要靠发作时血糖检查及注射葡萄糖后的反应鉴别。

三、处理

要充分认识反复、严重的低血糖发作，低血糖持续时间过长或可引起不可逆脑损害。因此，对低血糖症应尽早识别，及时处理。

（一）低血糖症发作时的紧急处理

轻症者，一般经喂食糖果、糖水等食物即可缓解；疑似低血糖昏迷的患者，应立即抽血做有关检查，并马上供糖而不必等待检查结果，可给予以下治疗：

1. 立即静脉注射50%葡萄糖溶液60～100mL，多数患者能立即清醒，继而进食；未恢复者可反复注射直至清醒。处理后即使意识完全恢复，仍需继续观察，因为由于口服降糖药引起的低血糖症，血液中较高的药物浓度仍继续起作用，患者再度陷入昏迷的可能性仍很大，宜继续静脉滴注5%～10%的葡萄糖，根据病情需要观察数小时至数天，直至病情完全稳定为止。

2. 血糖不能达到上述目标，或仍神志不清者，必要时可选用：氢化可的松100mg静脉推注，并视病情需要再以100mg加入5%~10%500mL葡萄糖液中缓慢滴注，一般一日总量在200~400mg；或给予高血糖素0.5~1.0mg皮下、肌内或静脉注射，一般20分钟内起效，但维持时间仅1.0~1.5小时。

（二）病因治疗

如手术切除胰岛β细胞瘤、腺癌及中胚层源性肿瘤等。如未找到肿瘤，可从胰尾起行逐段胰腺部分盲目切除，直至血糖回升，并需注意切除异位腺瘤。

四、护理要点

（一）一般护理

1. 患者出现低血糖表现应绝对卧床休息，立即口服葡萄糖或静脉推注葡萄糖液。注意保暖，避免受凉。对于有抽搐患者，除补糖外可酌情用适量镇静剂，并注意保护患者，防止外伤。昏迷患者应按昏迷常规护理。

2. 间歇期患者应合理饮食，注意休息，生活规律，防止刺激，减少发作。胰岛素细胞瘤的患者，因常年患病又有脑症状，多有情绪低沉、神志模糊和悲观失望，医护人员态度要和蔼，耐心鼓励患者安定情绪，建立战胜疾病的信心。嘱患者随身携带糖块，遇有心悸、出汗、烦躁等先兆症状时随时口含糖块，防止发作。

（二）病情观察与监护

1. 密切观察生命体征及神志变化，例如有无心悸、出汗、头昏等低血糖先兆，定时监测血糖，注意血压、脉搏、呼吸等生命体征的变化。要注意观察尿、便情况，记录出入量。观察治疗前后的病情变化，评估治疗效果。

2. 临床上可见到低血糖症抢救成功后再度发生昏迷的病例，因此患者清醒后，仍需要观察12~48小时，以便及时处理。

3. 在糖尿病的治疗过程中注射胰岛素或口服降糖药过多时，要注意低血糖的发生。除要严格掌握剂量外，还要密切观察，熟悉低血糖的诊断、临床症状、不同患者存在个体敏感性的差异。

（三）康复

指导患者避免精神刺激，饮食有节有时，起居有常，不妄劳作，坚持力所能及的体育锻炼，以增强体质。对各种病因进行针对性预防，如肝功能受损者应积极保肝治疗；半乳糖血症应停服乳类食品；延迟型倾倒综合征患者应少食多餐等。

第五节　甲状腺危象

甲状腺功能亢进危象（crisis of hyperthyroidism）是甲状腺功能亢进症患者在急性感染、精神创伤、妊娠或甲状腺手术等各种诱因的刺激下，大量甲状腺激素释放入血，病情突然加重而出现的一系列临床症状。病情危重，死亡率高，必须及时抢救，否则患者往往死于高热、心力衰竭、肺水肿及水、电解质紊乱。

一、病因和发病机制

甲状腺危象的发病诱因有以下几点：

（一）手术性因素

甲亢患者在手术中或术后4～16小时内发生危象常与手术直接有关。凡在术后16小时后出现者，应寻找感染病灶或其他诱因，如输液、输血反应等。甲状腺本身的手术或其他急诊手术如急腹症、剖宫产、甚至拔牙等均可引起危象。手术引起甲亢危象的原因如下：甲亢病情未控制是术前未用抗甲状腺药物做准备或准备不充分，甲亢病情未完全控制；或甲状腺手术延误致抗甲状腺药物停用过久，碘剂作用脱逸，甲状腺又可以合成并释放甲状腺激素。甲状腺激素释放是手术应激或手术时挤压甲状腺，导致大量甲状腺激素释放入血循环。全身麻醉亦可使组织中的甲状腺激素进入血液循环。术中或术后并发喉头水肿、行气管切开等，造成再次手术刺激。

（二）非手术性因素

指手术以外的诱因引起，常见有如下几种：感染是细菌或病菌感染是目前诱发危象的主要原因，多见于急性扁桃体炎、肾盂肾炎、支气管肺炎、阑尾炎、败血症、术后伤口感染等急性及严重感染病例。停用抗甲状腺药物：甲亢病情未控制，突然停用抗甲状腺药物而激发危象。精神神经因素为严重精神创伤、精神紧张、恐惧等亦为激发危象的常见原因。有因精神创伤及惧怕甲状腺手术而激发危象的报道。代谢性疾病是糖尿病酮症酸中毒、严重脱水、电解质紊乱、酸碱失衡等。应激是过度紧张、高温环境、过度疲劳、情绪激动等应激可导致甲状腺激素突然释放。其他是过度挤压甲状腺、同位素碘治疗引起放射性甲状腺炎等均可导致大量的甲状腺激素释放入血。

甲状腺危象的发病机制和病理生理尚未完全阐明。由于危象都发生于甲亢未能有效控制者，而且危象发作时血中甲状腺素明显增高，因此许多作者认为危象的病因是单位时间内甲状腺素分泌过盛，导致机体代谢紊乱的结果。但甲亢患者服甲状腺素后，一般不引起危象，因此不能简单地认为甲亢危象是由于血甲状腺素过多所致。重症甲亢长期不能控制者常伴有潜在性肾上腺皮质衰竭，有些病例死后尸解发现肾上腺皮质有萎缩、变性及出血。激发危象的诱因与肾上腺危象的诱因相同，危象的许多表现与肾上腺危象相似，用大剂量肾上腺皮质激素治疗危象亦能收到较好疗效。这些均支持危象的发生与肾上腺皮质衰竭有密切的因果关系。但完全凭此解释危象发生的全部过程尚存不足，可能为多种因素相互作用的结果。

二、病情评估

（一）病史

有甲亢病史，或体检发现甲状腺肿大伴血管杂音、甲亢眼征等支持有甲亢病史，并应努力询问或寻找感染等诱因史。

（二）症状和体征

几乎所有患者均呈急性起病，外科手术所致危象多在术后12～24小时内。放射性 ^{131}I 治疗引起危象一般在服药后2周内发生，但多数发生于1周内。危象发生前甲亢症状往往加剧，可有数天至数周左右的前驱期，表现为心悸加剧、多汗明显、烦躁、失眠、食欲减退、恶心、大便次数增加、体重显著减轻等，亦可有中等程度发热即所谓危象前期。若不及时治疗则迅速发展至危象期。其主要临床表现有：

1. 发热　常有发热，多超过39℃，有时可达40℃以上。一般为持续性高热，常规退热措施及药物往往不易奏效。

2. 皮肤症状　皮肤湿润、发红、潮热多汗，重者大汗淋漓，常与发热同时出现，与感染性发热在退热时伴多汗有所不同。至晚期出现循环衰竭及休克时则皮肤转为苍白，末梢发绀、湿冷等。

3. 心血管系统症状　心动过速，常达160次／分钟以上，与体温升高程度不成比例，多呈窦性。可有心房纤颤及其他心律失常，有甲亢性心脏病的患者易出现心力衰竭或肺水肿，血压升高，以收缩压升高明显，脉压增大，病情发展可出现血压下降及休克。

4. 胃肠道症状　食欲极差，恶心呕吐，腹泻十分突出，每日达十多次，严重者可有黄疸。

5. 神经及精神症状　表现为烦躁不安、激动、谵妄、嗜睡、木僵、四肢震颤、抽搐，严重时呈昏迷状态。部分患者出现幻觉、定向力丧失、精神失常等。

6. 水与电解质紊乱　由于代谢亢进，高热、呕吐、腹泻、摄入减少等因素，多数患者均有不同程度的失水及电解质紊乱，轻至中度代谢性酸中毒。电解质紊乱以低血钠为常见，其他包括低血钾、低血钙、低血镁及低血磷等。

7. 其他　体重明显减轻，少数患者有胸痛，呼吸急促等。

（三）实验室及其他检查

1. 血白细胞常可升高。
2. 甲状腺功能检测T_3、T_4升高。
3. 肝功能血清转氨酶可升高；黄疸指数可超过正常。

（四）诊断

本症诊断主要根据临床表现，实验室检查帮助较小。如果原已有甲状腺功能亢进史、突眼或甲状腺肿，则足以依靠临床表现确诊，而不必等化验结果。但对原来未获确诊或误诊者。特别是淡漠型甲亢，患者来诊时已进入危象期，则应努力寻找甲状腺功能亢进证据。如突眼、甲状腺肿大等，并详细询问家属，以明确甲状腺功能亢进既往史。努力寻求诱发因素，如甲状腺或其他部位手术、感染等的证据。

临床表现中以下几点最有诊断价值：①高热、大汗，体温39℃以上，退热药无效。②心动过速，心率超过120次／分钟。③谵妄、激动、极度不安或精神错乱。④腹泻，但大便检查无明显异常。

具备上述条件多可诊断，若查得游离T_4升高、TSH降低更有助确诊。

（五）鉴别诊断

包括败血症、肺和肠道感染、其他原因引起的心力衰竭、糖尿病酮症或低血糖、中暑及震颤性谵妄（如乙醇脱瘾综合征）等。

三、处理

（一）降低血循环中甲状腺激素水平

阻断甲状腺激素的合成、抑制其继续释放，是抢救甲亢危象的重要措施之一。应用碘剂可抑制已合成的甲状腺素释放，抗甲状腺药能阻断甲状腺激素的合成，两者共同使用可迅速降低血循环中甲状腺激素的水平。一般立即给予丙硫氧嘧啶600mg，服药后1小时发挥作用，以后20mg，4～6小时1次，不能口服者鼻饲，也可给予甲巯咪唑，但丙硫氧嘧啶能抑制外周T_4转变为T_3，故为首选。抗甲状腺药应用1小时后使用碘剂，如复方碘溶液口服，首剂30～60滴，以后20～40滴每6小时1次。

（二）降低周围组织对甲状腺素的反应

常用药物有两类：

1. β受体阻滞剂　常用普萘洛尔20～80mg口服，4～6小时1次，或静脉注射1mg，5分钟一次，心率下降后再改口服。
2. 利血平与胍乙啶　有严重心力衰竭及哮喘者不宜用普萘洛尔，可用利血平1mg肌内注射，6小时1次，可改善精神、兴奋症状；胍乙啶能使组织中的儿茶酚胺消耗，并阻断节后肾上腺素能神经释放儿茶酚胺，每日100～200mg分次口服，24小时后起效。

上述两药低血压者禁用。

（三）碘剂

服抗甲状腺药物后1～2小时再加服复方碘溶液，首剂30～60滴，6小时后每6～8小时给5～10滴；或用碘化钠0.5～1.0g缓慢静脉滴注，于8小时内滴完，24小时内可用2～3g，以后视病情好转逐渐减量，一般使用3～7天停药。

（四）肾上腺皮质激素

能改善机体的反应性，提高应激能力，降低血中甲状腺素的分泌，抑制T_4脱碘转变为T_3，对可能存在的肾上腺皮质功能衰竭进行替代治疗，并具有非特异性退热、抗毒、抗休克作用。故在甲亢危象尤其是高热、虚脱及休克时宜用皮质激素。可用氢化可的松琥珀酸钠200～400mg（或相当于此剂量的地塞米松15～30mg）静脉滴注。亦可口服地塞米松，每次2mg，6小时1次。

（五）抗感染与支持疗法

有针对性地给予足量的抗生素，积极预防和控制感染。在此基础上，可由静脉滴入大量的葡萄糖、维生素C、维生素B族以及适量的辅酶A、ATP等，以补充由于代谢亢进所致的机体消耗和促进代谢的恢复，而且对肝脏亦有保护作用。

（六）换血疗法上述方案治疗无效时或反而加重，提示血循环中的甲状腺素下降缓慢。放血300～500mL，去除血浆，将RBC混悬于复方氯化钠中重新输回，隔6～12小时1次。必要时可补充正常人的血浆或血清蛋白。也可选用透析疗法。

（七）对症治疗

1. 人工冬眠　冬眠药物能使大脑皮质及脑干网状结构处于抑制状态，从而使机体对外界反应降低，并具有降温及代谢降低作用，缓解各器官组织的危象状态。以冬眠Ⅱ号为宜，因其有降低心率作用。冬眠Ⅱ号处方为哌替啶50～100mg，异丙嗪25～50mg，海得琴0.3～0.6mg，肌内注射或加入葡萄糖液中静脉滴注，每6～12小时1次，以达亚冬眠为度。

2. 吸氧　有缺氧表现给予吸氧。

3. 降温　轻度发热可用退热剂，但水杨酸类退热药能与血中甲状腺素载体蛋白结合，使游离的T_4、T_3增加，加重甲亢症状，故不能使用。高热可用物理降温，包括冰袋、乙醇擦澡、冰水洗胃、灌肠等，必要时使用冬眠疗法。

四、护理要点

（一）一般护理

1. 意识清醒时应鼓励患者多饮水、增加排尿量，以促进体内血钙的排出。

2. 应给予易消化、低钙的流食或半流食，限制牛奶等摄入。

3. 加强生活护理本病患者因有骨骼系统的症候群，护理上应注意协助患者料理生活，保持舒适卧位，限制患者运动，防止发生骨折。

4. 因患者有不同程度的精神症状，必要时加床档，适当应用约束带，保护患者，防止发生意外。

5. 按时采取动、静脉血及尿标本，不可在输液侧肢体采血标本，以保证化验数据的准确可靠。

（二）病情观察与护理

1. 严密观察病情变化，注意血压、脉搏、呼吸、心率、心律的变化，每15～30分钟测量一次，做好重症记录。如有异常应及时通知医生处理。记录液体出入量。

2. 输液时应注意滴速，保持输液通畅。输入碘化钠溶液时，需用黑纸将输液管、输液器罩上，以避免光照。碘溶液对血管刺激较大，注意不要漏到血管外，应避免浓度过高或滴注速度过快，以防引起静脉炎和组织损伤。

3. 患者体温过高时要及时降温，以免加重脑耗氧量。可选用氯丙嗪降温。此药即有降温作用，又可阻滞中枢神经冲动，亦可采用物理降温，方法为头部带冰帽，四肢大血管处放置冰袋等。降温时需密切观察体温下降情况及一般状态，防止因体温骤降而发生虚脱。

4. 甲亢危象患者可出现烦躁、谵妄、抽搐甚至昏迷。故在治疗过程中应严密观察神志的变化，给予专人护理，加床栏，防止坠床。治疗开始后应密切观察昏迷程度的改变，并记录时间，及时报告医生，以便及时调整治疗方案。神志恢复后亦不可大意，以防因其他原因再度昏迷。

5. 由于患者恶心、呕吐、腹泻极其严重，导致体液大量丢失，造成血容量不足、电解质紊乱等，所以迅速补液是治疗甲亢危象的一个重要措施，也是某些药物的重要给药途径；同时还要注意液体的滴速，因甲亢危象患者大多伴有心功能不全，所以滴速不宜太快，以免加重心脏负荷。根据医嘱所进液体的种类、先后顺序仔细认真核对，严格执行。

6. 患者出现恶心、呕吐时，可针刺人中、合谷、曲池等穴位，必要时给予维生素B_6、甲氧氯普胺等。腹泻严重时，应注意肛周护理，便后清洗肛门，预防肛周感染，同时应保持被褥的清洁干燥。

7. 当患者出现四肢无力、精神萎靡、腹胀、肠鸣音减弱或消失和心音低钝时，应尽早补钾，调整饮食，鼓励患者进含钾较高的食物。出现全身无力等其他严重缺钾表现时，应尽快抢救。及时吸氧，保持呼吸道畅通，协助患者咳嗽时头偏向一侧，以免痰液无力咳出，阻塞呼吸道，必要时可拍背协助排痰。补钾可根据缺钾的轻重给予口服或静脉点滴。点滴时速度不宜过快，浓度不宜太大。一般每日总量3～5g，加入5%葡萄糖1000～1500mL，每日100mL溶液中含钾0.3g为宜，每小时输入氯化钾不超过1g，滴速每分钟40滴为宜。补钾时应注意患者的尿量，严格掌握见尿补钾的原则。

8. 密切观察血压、脉搏的变化是确定休克及监测病情进展的重要措施。当患者出现脉搏细速，血压下降、脉压进一步缩小，尿量减少时，表示病情危重，应立即报告医生及时处理。

9. 观察神志、皮肤的变化，当患者出现烦躁、皮肤苍白，继而表现神情淡漠、反应迟钝、口唇肢端发绀、四肢湿冷等，为病情严重表现，需报告医生立即采取抢救措施。

（三）康复

1. 加强心理指导，说明不良情绪对疾病的影响，应保持精神愉快，勿受凉及过劳，防止感染，预防危象的发生。

2. 指导患者定时服药及复查，服用抗甲状腺药物时，严格掌握剂量及疗程，讲解药物的作用、不良反应。坚持服药，完成疗程。

3. 指导患者定期复查血T_3、T_4及相关的项目以决定治疗方案。

4. 出院时指导患者合理安排工作和休息，避免过劳、紧张，保持情绪稳定。

5. 出院带药时为患者提供药物知识，指导正确用药。

6. 指导患者门诊随访知识。

第四章　急危症状

第一节　高热

当机体在致热原的作用下或体温中枢功能障碍时，产热增加，散热减少，体温升高超过正常范围，称为发热。人体温为37.0℃，波动范围36.2～37.2℃。口腔温度高于37.3℃，肛温高于37.6C，或一日体温变动超过1.2℃即为发热。发热既是患者的主诉，又是一个客观体征。由于发热的病因很多，几乎涉及全身每个系统，因此诊断较为困难。

一、病因

（一）感染性发热

感染性发热为常见的病因。病毒、肺炎支原体、立克次体、细菌、螺旋体、真菌、寄生虫等各种病原体所致的感染，均可引起。

1. 传染病　多数急症患者的高热是由传染病引起，其中多半是上呼吸道感染，如普通感冒和流行性感冒、菌痢、疟疾、伤寒、传染性肝炎、粟粒性肺结核、急性血吸虫病、传染性单核细胞增多症、流行性脑脊髓膜炎、乙脑等均可引起发热或高热。

2. 器官感染性炎症　常见有急性扁桃体炎、副鼻窦炎、中耳炎、支气管炎、肺炎、脓胸、肾盂肾炎、胆管感染、肝脓肿、细菌性心内膜炎、败血症、淋巴结炎、睾丸或副睾丸炎、输卵管炎、丹毒、深部脓肿等。

（二）非感染性发热

1. 结缔组织疾病及变态反应　如系统性红斑狼疮、皮肌炎、风湿热、荨麻疹、药物热、输血输液反应等。

2. 无菌性坏死　如广泛地组织创伤、大面积烧伤、心肌梗死、血液病等。

3. 恶性肿瘤　如白血病、淋巴瘤、恶性网状细胞增多症、肝、肺和其他部位肿瘤等。

4. 内分泌及代谢障碍　如甲状腺功能亢进（产热过多）、严重失水（散热过少）。

5. 体温调节　中枢功能障碍如中暑、重度安眠药中毒、脑血管意外及颅脑损伤等。

二、病情评估

发热的原因复杂，临床表现千变万化，往往给诊断带来困难，因此，对一些非典型的疑难病例，除仔细询问病史，全面的体格检查和进行一些特殊实验室检查外，更应注意动态观察，并对搜集来的资料仔细进行综合分析，才能及时得出确切的诊断。

（一）病史

现病史和过去史的详细询问，常常对发热性疾病的诊断和鉴别诊断能提供重要的线索。例如黑热病、血吸虫病、丝虫病、华支睾吸虫病等有相对严格的地区性；疟疾、流行性乙型脑炎、流行性脑脊髓膜炎、细胞性痢疾等有一定的季节性；麻疹、猩红热、天花患者痊愈后有长期免疫力；食物中毒多见于集体发病，有进食不洁食物史；有应用广谱抗生素、激素、抗肿瘤药物及免疫抑制剂病史者，经应用抗生素治疗无效，要考虑二重感染的可能性；有应用解热镇痛药、抗生素、磺胺等药物，要警惕药物热；如果同时有皮疹出现，药物热的可能性更大；输血后发热时间长，要考虑疟疾、病毒性肝炎、巨细胞病毒感染的可能性；既往有肺结核或有与肺结核患者密切接触史者，要警惕结核或结核播散的可能；有恶性肿瘤史，不管是手术后或化疗后，再次发热不退要警惕肿瘤转移。例如，有一例患者，10年前有鼻腔恶性肉芽肿，经化、放疗后，10年后出现高热不退，多种抗生素治疗无效，最后证实是恶性组织细胞病。

（二）体格检查

详细地询问病史和细致的体格检查对大部分高热均能做出正确的判断。病史中考虑到的疾病，还要重点检查有关的系统或脏器，阳性体征的发现对高热的病因诊断有重要参考价值。

1. 一般情况　若一般情况良好，而无其他阳性体征，对急性感染性高热，应考虑呼吸道病毒感染。

2. 皮肤、黏膜、淋巴结检查　如皮肤黏膜有黄疸表现应考虑肝、胆疾患。瘀点对流行性脑脊髓膜炎、败血症、血液病等的诊断有帮助。对有特殊的淋巴结肿大、明显压痛者，应考虑附近器官的炎症等。

3. 头面部　应注意检查巩膜有无黄疸，鼻旁窦有无压痛，外耳道有无流脓，乳突有无压痛，扁桃体有无红肿等。

4. 胸部　应注意乳房有无肿块，肺部有无啰音、胸膜摩擦音、心脏杂音等。

5. 腹部　注意有无压痛、反跳痛及肌紧张，有无固定明显压痛点，如右上腹压痛常考虑胆囊炎，女性下腹部压痛应考虑附件炎、盆腔炎等。还须注意有无肿块及肝脾肾脏等情况。

6. 神经系统检查 注意有无脑膜刺激征及病理反射等。

（三）实验室及其他检查

1. 血常规 以白细胞计数和分类计数最具初筛诊断意义。白细胞总数偏低，应考虑疟疾或病毒感染；白细胞总数增高和中性粒细胞左移者，常为细菌性感染；有大量幼稚细胞出现时要考虑白血病，但须与类白血病反应相鉴别。

2. 尿粪检查 尿液检查对尿路疾病的诊断有很大帮助。对昏迷、高热患者而无阳性神经系统体征时，应做尿常规检查，以排除糖尿病酸中毒合并感染的可能。对高热伴有脓血便或有高热、昏迷、抽搐而无腹泻在疑及中毒性菌痢时应灌肠做粪便检查。

3. X线检查 常有助于肺炎、胸膜炎、椎体结核等疾病的诊断。

4. 其他检查 对诊断仍未明确的病员，可酌情做一些特殊意义的检查如血培养、抗"O"、各种穿刺及活组织检查。还可依据病情行B超、CT、内镜检查等。

5. 剖腹探查的指征 如果能适当应用扫描检查、超声检查以及经皮活检，一般不需要剖腹探查。但对扫描的异常发现需要进一步阐明其性质，或制订准确的处理方案，或需做引流时，剖腹术可作为最后确诊的步骤而予以实施。

6. 诊断性治疗试验 总的说来，不主张在缺乏明确诊断的病例中应用药物治疗，但是，如果在仔细检查和培养后，临床和实验室资料支持某种病因诊断但又未能完全明确时，诊断性试验治疗是合理的。

（1）血培养阴性的心内膜炎：有较高的死亡率，如果临床资料表明此诊断是最有可能的，抗生素试验治疗可能是救命性的，常推荐应用广谱抗生素2～3种，联合、足量、早期、长疗程应用，一般用药4～6周，人工瓣膜心内膜炎者疗程应更长，培养阳性者应根据药敏给药。

（2）结核：对有结核病史的患者，应高度怀疑有结核病的活动性病灶，2～3周的抗结核治疗很可能导致体温的下降，甚至达到正常。

（3）疟疾：如果热型符合疟疾（间日疟或三日疟）改变，伴有脾大，白细胞减少，流行季节或从流行区来的患者，而一时未找到疟原虫的确切证据，可试验性抗疟治疗，或许能得到良好的疗效，并有助于诊断。

（4）疑为系统性红斑狼疮，而血清学检查未能进一步证实的患者，激素试验性用药可获良效而进一步证实诊断。

由于多数不明原因的高热是由感染引起，所以一般抗生素在未获得确诊前是常规地使用以观疗效。

三、处理

（一）一般处理

将患者置于安静、舒适、通风的环境。有条件时应安置在有空调的病室内，无空调设备时，可采用室内放置冰块、电扇通风等方法达到降低室温的目的。高热惊厥者应置于保护床内，保持呼吸道通畅，给予足量氧气吸入。

（二）降温治疗

可选用物理降温或药物降温。

1. 物理降温法　利用物理原理达到散热目的，临床上有局部和全身冷疗两种方法。

（1）局部冷疗：适用于体温超过39℃者，给予冷毛巾或冰袋及化学制冷袋，将其放置于额部、腋下或腹股沟部，通过传导方式散发体内的热量。

（2）全身冷疗：适用于体温超过39.5℃者，采用酒精擦浴、温水擦浴、冰水灌肠等方法。

1）酒精擦浴法：酒精是一种挥发性强的液体，擦浴后酒精在皮肤上迅速蒸发，吸收和带走机体的大量热量；同时酒精和擦拭又具有刺激皮肤血管扩张的作用，使散热增加。一般选用25%~35%的酒精100~200mL，温度为30℃左右。擦浴前先置冰袋于头部，以助降温，并可防止由于擦浴时全身皮肤血管收缩所致头部充血；置热水袋于足底，使足底血管扩张有利散热，同时减少头部充血。擦浴中应注意患者的全身情况，若有异常立即停止。擦至腋下、掌心、腘窝、腹股沟等血管丰富处应稍加用力且时间稍长些，直到皮肤发红为止，以利散热。禁擦胸前区、腹部、后颈、足底，以免引起不良反应。擦拭完毕，移去热水袋，间隔半小时，测体温、脉搏、呼吸，做好记录，如体温降至39℃以下，取下头部冰袋。

2）温水擦浴法：取32~34℃温水进行擦浴，体热可通过传导散发，并使血管扩张，促进散热。方法同酒精擦浴法。

3）冰水灌肠法：用于体温高达40℃的清醒患者，选用4℃的生理盐水100~150mL灌肠，可达到降低深部体温的目的。

2. 药物降温法　应用解热剂使体温下降。

（1）适应证：

1）婴幼儿高热，因小儿高热引起"热惊厥"；

2）高热伴头痛、失眠、精神兴奋等症状，影响患者的休息与疾病的康复；

3）长期发热或高热，经物理降温无效者。

（2）常用药物：有吲哚美辛、异丙嗪、哌替啶、氯丙嗪、激素如地塞米松等。对于超高热伴有反复惊厥者，可采用亚冬眠疗法、静脉滴注氯丙嗪、异丙嗪各2mg／（kg·次）。降温过程中严密观察血压变化，视体温变化调整药物剂量。

必要时物理降温与药物降温可联合应用，注意观察病情。

（三）病因治疗

诊断明确者应针对病因采取有效措施。

（四）支持治疗

注意补充营养和水分，保持水、电解质平衡，保护心、脑、肾功能及防治并发症。

（五）对症处理

如出现惊厥、颅内压增高等症状，应及时处理。

四、护理要点

1. 做好患者皮肤、口腔等基础护理，满足患者的基本需要，尽可能使患者处于舒适状态，预防并发症的发生；做好发热患者的生活护理，如发热患者的衣被常被汗液浸湿，应及时更换。

2. 患者由于疾病和高热的折磨，容易出现烦躁、焦虑等心理变化，需要更多的关心、抚慰和鼓励。护士要多接近患者，耐心解答患者提出的各种问题，使患者从精神、心理上得到支持。

3. 给予高热量、高蛋白、高维生素、易消化的流质或半流质饮食，注意补充足够的液体，必要时静脉输液。

4. 观察生命体征、意识状态、液体出入量、体重等，随时吸痰以保持呼吸道通畅。

5. 病室室温维持在16～18℃，湿度以60%左右为宜，注意通风、避免噪音。

6. 降温措施可采用物理降温和药物降温，高热伴惊厥者，应用人工冬眠疗法治疗，人工冬眠患者时应注意观察生命体征，注意做好皮肤护理，防止冻伤。

7. 了解药物的作用、用法、剂量、时间和不良反应等，严格按规定用药。

第二节　昏迷

昏迷是严重的意识障碍，按程度不同可区分为轻度昏迷、中度昏迷和深度昏迷3个阶段。轻度昏迷也称浅昏迷，患者的随意运动丧失，对声、光刺激无反应，但强烈的疼痛刺激患者有痛苦表情或肢体退缩等防御反应，吞咽反射、咳嗽反射、角膜反射及瞳孔对光反射仍然存在；中度昏迷指对周围事物及各种刺激均无反应，对于剧烈刺激或可出现防御反射，角膜反射减弱，瞳孔对光反射迟钝；深度昏迷指全身肌肉松弛，对各种刺激全无反应，腱反射、吞咽反射、角膜反射及瞳孔对光反射均消失。

一、病因

昏迷的病因复杂，常见于下列疾病。

（一）颅脑病变

1. 脑血管疾病　脑循环障碍（脑缺血、脑出血、脑栓塞、脑血栓形成）、脑肿瘤等。

2. 颅脑外伤　脑震荡、脑挫伤、硬膜外血肿、颅骨骨折等。

3. 感染　由病毒、细菌、原虫所致的颅内感染，如脑炎、脑膜炎、脑型疟疾等。

（二）脑结构以外的病变

1. 内分泌与代谢障碍　如糖尿病酮症酸中毒、尿毒症、肺性脑病、肝昏迷等。
2. 急性感染性疾病　如败血症、中毒性菌痢、感染性休克等。
3. 化学性中毒　有机磷农药中毒、一氧化碳中毒、酒精中毒、安眠药中毒等。
4. 物理因素和其他　中暑、电击、妊娠高血压综合征、严重创伤等。

二、病情评估

（一）病史

要注意详细询问发病过程，起病缓急，昏迷时间及伴随症状，如突然发病者见于急性脑血管病、颅脑外伤、急性药物中毒、CO中毒等。缓慢起病者见于尿毒症、肝昏迷、肺性脑病、颅内占位性病变、颅内感染及硬膜下血肿等。昏迷伴有脑膜刺激征见于脑膜炎、蛛网膜下隙出血；昏迷伴有偏瘫以急性脑血管病多见；昏迷伴有颅内压增高者见于脑出血及颅内占位性病变；昏迷抽搐常见于高血压脑病、子痫、脑出血、脑肿瘤、脑水肿等。此外，要注意有无外伤或其他意外事故，如服用毒物、接触剧毒化学药物和煤气中毒等；以往有无癫痫发作、高血压病、糖尿病，以及严重的心、肝、肾和肺部疾病等。

（二）昏迷程度

可分为浅度昏迷、中度昏迷和深度昏迷。浅度昏迷，为随意运动丧失，对周围事物及声光等刺激全无反应，但强痛刺激（如压眶上神经）时患者有痛苦表情、呻吟和下肢退缩等反应；中度昏迷，对各种刺激均无反应，对强烈刺激可有防御反应，但较弱；深度昏迷，为意识全部丧失，对各种刺激均无反应。

（三）昏迷发生的急缓及诱因

昏迷发生急骤且是疾病首发症状者，见于颅脑外伤、急性脑血管病、外源性中毒、日射病、中枢神经系统急性感染；昏迷发生缓慢者，见于代谢障碍（如肝、肾性昏迷）、脑肿瘤、低血糖；高温或烈日下工作而突然昏迷者，考虑日射病；高血压、动脉硬化的老年人突然发生昏迷，考虑急性脑血管病或心脏疾病所引起。

（四）伴随状况

昏迷前伴有发热者考虑颅内、外感染；昏迷伴有深而稍快的呼吸见于糖尿病或尿毒症所致的代谢性酸中毒；昏迷前有头痛或伴呕吐，可能是颅内占位病变；脑出血患者，有鼾音呼吸伴患侧颊肌如风帆样随呼吸而起落，脉搏慢而洪大，伴呼吸减慢提示颅内压增高；吗啡类药物中毒昏迷者，呼吸过慢且伴叹息样呼吸。瞳孔改变是昏迷患者最重要的体征；昏迷伴偏瘫见于脑血管病、脑部感染、颅外伤、颅内占位性病变等；昏迷伴颈强直见于脑膜炎和蛛网膜下隙出血。

（五）实验室及其他检查

1. 一般常规检查 包括血、尿、大便常规，血生化，电解质及血气分析等。

2. 脑脊液检查 为重要辅助诊断方法之一，脑脊液的压力测定可判断颅内压是否增高，但应慎重穿刺，以免脑疝形成。

3. 其他检查 脑电图、CT扫描、脑血管造影等检查可出现异常。

三、处理

昏迷患者起病急骤，病情危重，应尽快找出引起昏迷的原因，能针对病因采取及时正确的措施是治疗昏迷患者的关键。但在急诊时针对昏迷所引起的一些严重并发症首先采取防治措施，也十分重要。

（一）病因治疗

积极治疗原发病，属低血糖昏迷者，立即用50%葡萄糖注射液80～100mL静脉注射。糖尿病昏迷者，则给胰岛素治疗。肝昏迷者，用谷氨酸钠2～4支（5.75 g / 20mL）加入10%葡萄糖注射液500mL，静脉滴注；或用左旋多巴5g加入100mL生理盐水，1次鼻饲或口服，也可灌肠。尿毒症昏迷有肾衰竭者，应考虑用透析疗法，必要时做肾移植手术。大出血者，要输血和用止血剂等。

（二）对症处理

1. 呼吸衰竭者，宜充分给氧，尽可能维持正常的通气和换气，保持呼吸道通畅，并使用呼吸兴奋剂。

2. 循环衰竭者，补充血容量，合理应用血管扩张剂或收缩剂。纠正酸中毒。

3. 促脑细胞代谢药物的应用，选用葡萄糖、三磷腺苷、细胞色素C、辅酶A等药物。

4. 降低脑代谢，减少脑氧耗量，头部置冰袋或冰帽，对高热、躁动和抽搐者可用人工冬眠。

5. 控制脑水肿，应用高渗脱水剂如20%甘露醇、呋塞米、激素（DXM）。如患者深昏迷，ICP监测提示颅内压大于15mmHg或伴有不规则呼吸，应尽早气管插管，使用人工呼吸机过度通气，维持$PaCO_2$在30～35mmHg以下，颅内压在15mmHg以下。因过度通气可使脑血管收缩，降低颅内压，改善脑血流。

6. 控制感染 必须积极控制原发或由昏迷并发的感染，及早作鼻、咽、血、小便甚至脑脊液培养，以选择适当的抗生素。

7. 恢复酸碱和渗透压平衡　代谢性酸中毒会导致心血管功能紊乱，碱中毒会抑制呼吸，低渗和高渗对脑均不利，应在24小时内纠正。

8. 开放性伤口应及时止血、清创缝合，注意有无内脏出血。

9. 疑有糖尿病、尿毒症、低血糖、电解质及酸碱失衡者应抽血检查。

10. 对服毒、中毒可疑者洗胃，并保留洗液送检。

11. 有高热或低温，则对症处理。

12. 有尿潴留进行导尿等处理。

13. 抗癫痫药物治疗一旦有癫痫发作，用苯巴比妥钠0.1～0.2g，肌内注射；若呈现癫痫持续状态，可用地西泮10mg，缓慢静脉注射。

以上处理应分清轻重缓急，妥善安排，以免坐失转危为安的良机，各项具体措施可参考有关章节。

四、护理要点

1. 昏迷患者在意识丧失后各种反射减弱或消失，易使口腔异物、痰块等吸入呼吸道而窒息。亦可因呼吸不畅，口腔分泌物不能自动排出而发生呼吸道梗阻和肺部感染。故患者应取侧卧头后仰，下颌稍前位，以利于呼吸。取下义齿，如有舌根后坠，可用舌钳将舌头拉向前方固定，及时清除口腔分泌物和呕吐物。

2. 营养维持　患者发病后前2日可由静脉输液，维持生理需要。48小时后应给鼻饲饮食供应营养。因过早鼻饲可因插胃管刺激导致患者烦躁不安加重病情。鼻饲饮食的质量和数量应根据患者的消化能力而定，原则上应保证患者摄入足够的蛋白质与热量。鼻饲饮食每次灌注量不可过多或过快，以防引起呃逆和呕吐，对不能适应鼻饲的患者，可采用深静脉高能营养供应。

3. 安全保护　昏迷患者常因躁动、抽搐而发生外伤，故需按时为其剪短指甲，以防抓伤。为预防舌及口腔黏膜咬伤，应备好开口器、压舌板，如有躁狂应加用约束带、床栏、以防坠床。

4. 密切观察病情变化　昏迷初期尤应密切观察，每隔半小时至1小时观察意识、瞳孔、体温、脉搏、呼吸及血压1次。病情稳定后可改为每4小时1次。注意昏迷程度的变化，记录昏迷和清醒的时间。

5. 备好各种抢救药品及器械　鼻导管吸氧流量以2L／min为宜。呼吸衰竭时，可协助医师采用机械辅助呼吸器维持通气功能。及时准确抽血送有关化验，维持水、电解质及酸碱平衡。

第三节　咯血

咯血（hemoptysis）是指喉部以下和呼吸器官出血，经咳嗽动作从口腔排出。咯血首先须与口腔、咽、鼻出血鉴别。口腔与咽部出血易观察到局部出血灶。鼻腔出血多从前鼻孔流出，常在鼻中隔前下方发现出血灶，诊断较易。有时鼻腔后部出血量较多，可被误诊为咯血，如用鼻咽镜检查见血液从后鼻孔沿咽壁下流，即可确诊。

一、病因和分类

引起咯血的原因很多，其中包括很多系统性疾病。据文献报道，引起咯血的疾病有100多种，其中主要是呼吸系统疾病，我国目前以肺结核病咯血者仍占多数，肺癌所致咯血发生率也较以往显著增多，成为咯血最常见原因之一。

（一）支气管疾病

1. 支气管扩张　由于炎症，支气管壁弹性纤维破坏，管壁厚薄不匀，形成假性动脉瘤，破裂后可引起大咯血。

2. 支气管肺癌　早期多为小量咯血，晚期癌组织侵蚀较大血管可致大咯血。

3. 支气管内膜结核　大咯血较少见。

（二）肺部疾病

1. 肺结核　大咯血多见于慢性纤维空洞型肺结核形成的假性动脉瘤破裂。

2. 肺脓疡　脓肿壁血管破坏引起大咯血。

3. 肺吸虫病　肺毛细血管麻痹性扩张充血，管壁肿胀疏松或崩解，使大量红细胞外渗。

4. 肺血管瘤破裂出血。

（三）心血管疾病

1. 左心力衰竭。

2. 风湿性心脏病二尖瓣狭窄。

3. 肺动静脉瘘。

（四）其他

1. 外伤　异物伤；肺挫伤；气管切开套管位置不正确，随呼吸运动损伤支气管动脉。

2. 全身性疾病　肺出血型钩端螺旋体病、流行性出血热、血小板减少性紫癜等。

临床上常根据咯血量分为：痰中带血、少量咯血（<100mL／d）、中量咯血

（100～500mL／d）和大量咯血（>500mL／d）。对于大咯血的定义，尚无普遍公认的标准，一般较多接受的标准：24小时咯血量600mL以上或一次咯血500mL以上。

二、病情评估

（一）病史

咯血的评估首先依据病史。青年人痰中带血或少量咯血多见于肺结核，反复大量咯血多见于支气管扩张。

（二）主要症状和体征

除有原发疾病表现外，大咯血可有以下表现：

1. 呼吸困难和发绀　因血块阻塞支气管或血液、支气管分泌物在气道内潴留，可引起全肺、肺叶或肺段不张，致不同程度的呼吸困难和缺氧表现，体检可发现相应区域的呼吸音减弱或消失，X线检查可显示肺不张征象。

2. 发热　咯血后体温可轻度升高（≤38℃），如出现寒战、高热、剧烈咳嗽、常提示继发肺部感染。

3. 休克　咯血导致失血性休克并不常见，在原血容量偏低情况下偶可发生。

4. 窒息　其先兆为胸闷、憋气、冷汗、喉头咕噜作响、大量咯血，随即烦躁、发绀、呼吸窘迫，甚至昏迷。

（三）实验室及其他检查

1. 血液及痰液检查　血常规、血小板、出凝血时间检查可以提示或排除血液疾病。痰液查结核菌、肺吸虫卵、阿米巴原虫、真菌及其他致病菌、癌细胞，对肺结核、肺吸虫病、肺阿米巴病、肺真菌病、肺癌有重要意义。

2. X线检查　咯血患者均应进行前后位及侧位X线胸片检查，在大咯血不易搬动时可进行床边X线检查或咯血停止后再进行检查。

3. 支气管镜检查　不仅可迅速查明出血部位，也可进行适当的治疗。病情允许时可通过活检或刷检进行组织学或细胞学检查，帮助明确病因。纤支镜检查应在大咯血停止1～2小时后或少量出血时进行。大咯血有窒息危险时应用硬质支气管镜进行急救吸引以防气道的阻塞，对重度肺功能损害、患者衰弱不能耐受时应慎用。

三、处理

（一）一般处理

1. 休息、镇静　大咯血者精神紧张，交感神经张力增高，表现为心跳加快、血压升高等，对止血不利。首先要做好思想工作，必要时给予小量镇静剂。如地西泮5～10mg。

2. 建立静脉输液通道，并给予氧疗　大咯血患者经常表现为有效循环血量不足及程度不同的组织缺氧，因此，需要建立输液通道补充血容量、药物等，同时给予合理供氧，注意呼吸道通畅，必要时行人工辅助呼吸。

3. **止血药物的应用**　对中等或大量咯血用疗效迅速的止血药。

（1）脑垂体后叶素：收缩肺小动脉减少肺出血量，可用5～10U加25%葡萄糖20～40mL缓慢静注，每8小时1次，或10～20U加5%葡萄糖液250mL静脉滴注。对高血压、冠心病及妊娠患者慎用。

（2）6-氨基己酸：6～8g加5%葡萄糖液500mL静脉滴注。本药能抑制纤溶酶原活化纤溶解，从而影响纤溶酶的纤溶作用，阻止纤维蛋白原和纤维蛋白溶解，达到止血目的。

（3）鱼精蛋白：对抗肝素和促进凝血酶原形成从而加速血凝。常用100mg加25%葡萄糖液40mL静脉注射，每日2次。

（4）酚妥拉明：为α-肾上腺素能受体阻滞剂，具有直接扩张血管平滑肌，降低肺循环压力作用。用时需监测血压和补充血容量。用5%葡萄糖250～500mL加10～20mg缓慢静注。

（5）其他止血药：维生素K$_1$20mg 每6小时1次静注或肌内注射；卡巴克洛5～10mg肌内注射每6小时1次；酚磺乙胺0.25～0.75g肌内注射每6小时1次。

4. **输血**　持续大咯血出现循环血容量不足，应及时补充血容量。少量、多次输新鲜血，每次100～200mL，除能补充血容量，尚有止血作用。

（二）致命性大咯血的紧急处理

1. **急诊内镜下止血**　内镜可用于帮助确定出血部位和局部止血。致死性大咯血者，如经内科保守治疗无效，常需紧急手术治疗，但其中一部分患者出血具体部位不明，很难进行手术。对此类患者做内镜检查，可能见到血液从某一段或叶支气管口溢出，从而确定出血来源部位。一般认为对持续大咯血者，可在一次大咯血暂停数小时内，还仍有少量血丝痰时，检出咯血来源部位的机会最多，且也较安全。选用纤支镜检查患者较易耐受，且视野广而清晰，因此使用较多，但遇大量咯血或血块堵塞时，往往无法将血液吸出，硬质气管镜对清除气管内血液更为有效，做内镜检查时应准备好供氧及其他各种抢救设备，并且最好在手术室进行，以便必须时紧急进行手术治疗。

2. **支气管动脉造影和栓塞治疗**　致死性大咯血的病例，如患者无手术条件，可在支气管动脉造影的引导下，进行支气管动脉栓塞治疗。

3. **萎陷疗法**　用于位置上叶靠近肺边缘，下叶近膈肌的肺结核空洞血管破裂，反复大量咯血者。可施行人工气胸（上叶空洞）和气腹（下叶空洞）术。一般注气600～1500mL，必要时隔1～2天重复1次。

4. **手术治疗**　仅用于内科综合治疗无效或有窒息危险的大咯血患者。其适应证：

（1）24小时内咯血量超过500mL；

（2）12小时短期内大量咯血达600mL以上；

（3）一次咯血达200mL并在24小时内反复咯血者；

（4）曾有咯血窒息史者。

禁忌证：晚期肺癌出血、二尖瓣狭窄出血；全身有出血倾向者，体质极差伴肺功能不全和出血部位不明确者。

（三）咯血窒息的抢救

1. 体位引流　立即将患者置于俯卧头低足高位（头部向下倾斜45°～60°）引流，轻拍背部以利于血流出。

2. 出现四肢抽搐、牙关紧闭、神志不清时，立即用开口器撬开闭合的牙关或先用金属汤匙撬开牙关，然后再用开口器张开口腔，用舌钳拉出舌，迅速负压抽吸以清除口腔凝血块和血液，或作气管插管，必要时气管切开，急速吸出气管支气管内血块及血液，保持呼吸道通畅。

3. 在解除气道阻塞的情况下，给予吸高浓度氧及适量呼吸中枢兴奋药，以改善缺氧。

4. 如无自主呼吸者，可施行人工呼吸，或经气管插管或气管切开后行人工呼吸器辅助呼吸。

（四）大咯血并休克的处理

（1）迅速输血或输液补足血容量；

（2）适当应用血管活性物质如间羟胺、多巴胺，使收缩压保持在12.0～13.3kPa，不宜太高，以免加重咯血；

（3）抗感染；

（4）纠正酸中毒和电解质紊乱；

（5）注意预防和及时治疗肾衰竭。

（五）大咯血并肺不张及肺炎的处理

1. 阻塞性肺不张的处理　适当翻身排痰，病侧在上侧卧，鼓励患者排痰，停用镇静剂及镇咳剂，应用祛痰剂、解痉剂、雾化吸入以利排痰。

2. 肺炎的处理　加强排痰，顺位引流，应用抗生素及中药控制感染。

（六）原发病的治疗

根据咯血的不同原因，采取不同的治疗方法，如二尖瓣狭窄、急性左心力衰竭所致的咯血应按急性左心力衰竭处理；有全身性出血性疾病者，主要治疗方法是少量多次输新鲜血；肺结核、肺炎等引起的咯血针对不同病原，选用适当的抗生素控制感染。

四、护理要点

1. 保持病室内安静，避免不必要的交谈，以减少肺部活动度，小量咯血者应静卧休息，大量咯血时应绝对卧床休息。

2. 守护在患者身旁并安慰患者，轻声、简要地解释病情，使之有安全感、消除恐惧感。

3. 向患者解释心情放松有利止血，告知患者咯血时绝对不能屏气，以免诱发喉头痉挛、血液引流不畅形成血块，导致窒息，协助患者取患侧卧位或平卧位头偏向一侧，嘱其尽量将血轻轻咳出。

4. 大量咯血者暂禁食，小量咯血者宜进少量凉或温的流质饮食，多饮水及多食含纤维素食物，以保持大便通畅。

5. 备好吸痰器、鼻导管、气管插管和气管切开包等急救用品，以便医生及时抢救，解除呼吸道阻塞。

6. 严密观察生命体征及时测血压、脉搏、呼吸，严密观察精神及意识状态的变化，注意咯血量及速度，及时发现窒息的早期症状并及时采取有效抢救措施。

7. 防治窒息保持正确的体位引流姿势，护理时尽量少翻动患者，鼓励并指导患者将血咯出，可轻拍其背部协助之，以防血块堵塞气道。负压吸引口腔及气管内血液或血块时，避免用力过猛，应适当转动吸引导管。如吸引过程中导管阻塞，应立即抽出导管，此时往往可带出导管顶端的血凝块。窒息复苏后须加强护理，防止再咯血引起再窒息、休克、肺不张及继发感染，防止心、肺功能衰竭。

8. 观察治疗反应及时观察患者对治疗的反应及药物的作用，根据病情变化控制药液滴速。

第四节　昏厥

昏厥（syncope），是指一过性脑缺血、缺氧引起的突发而短暂的意识丧失。反复发作的昏厥是病情严重和危险的征兆。

一、病因

心源性昏厥多因病态窦房结综合征、房室传导阻滞、阵发性心动过速等心律失常引起，也可因肥厚型心肌病、主动脉瓣狭窄、左房黏液瘤等引起急性心排血受阻所致，这类由于心排血量突然下降所致的昏厥称心源性脑缺血综合征或阿-斯综合征。非心脏性原因如疼痛、恐惧、直立性低血压、排尿等可引起血管运动失调性昏厥，脑血流受阻、低血糖、咳嗽等也可引起昏厥。

二、病情评估

（一）病史

询问过去有无相似的发作史，有无引起昏厥的有关病因。

（二）临床表现

突然昏倒，不省人事，面色苍白，四肢厥冷，脉搏缓慢，肌肉松弛，瞳孔缩小，收缩压下降，舒张压无变化或较低，短时间内能逐渐苏醒（通常不超过15秒），无手足偏废和口眼㖞斜。

体格检查要全面系统地进行，注意测定仰卧和直立位时的血压。心脏听诊注意有无心律失常、心脏瓣膜病等，有无杂音及震颤。神经系统检查有无定位体征等。

（三）实验室及其他检查

1. 血常规、血沉、血糖、电解质、血气分析、血液流变学检查、X线胸片等检查，可提供病因诊断的线索。

2. 心电图检查对心源性昏厥有帮助。

3. 脑电图检查包括睡眠时及昏厥发作时记录，对排除癫痫有很大帮助。

4. 必要时可进行超声心动图、脑血管造影、CT检查等，以确定病因。

三、处理

（一）对症处理

发作时应取平卧位，将所有紧身的衣服及腰带松解，以利呼吸，将下肢抬高，以增加回心血量。头部应转向一侧，防止舌部后坠而阻塞气道。紧急情况下可针刺人中、百会、合谷、十宣穴位。

（二）病因治疗

心源性昏厥应处理心律失常，如心房颤动或室上性心动过速时，可应用洋地黄治疗，完全性房室传导阻滞所致的昏厥，最好使用心脏起搏器。心室颤动引起的昏厥，可用电击除颤。对脑部及其他神经疾患所引起的昏厥，主要是治疗原发病。直立性低血压可试用麻黄素25mg，1日2～3次或哌甲酯10～20mg，早晨、中午各服1次。排尿性昏厥应劝告患者靠墙或蹲位小便；咳嗽性昏厥应治疗肺部炎症。

四、护理要点

1. 按医嘱指导患者卧床休息或适当活动。病室应靠近护理站。

2. 解释昏厥的原因；嘱患者避免剧烈活动、情绪激动，直立性低血压者卧位坐起或站立时动作应缓慢；有头昏、黑矇等昏厥先兆时，立即下蹲或平卧，防止摔伤。

3. 病情观察与护理观察生命体征，注意血压、呼吸频率及节律、心率及心律有无改变；皮肤有无发绀、水肿、色素沉着；有无病理反射及神经系统阳性体征。如昏厥发作伴面色红润，呼吸慢而伴有鼾声，或昏厥发作期间，心率超过每分钟180次或低于每分钟40次，分别考虑有脑源性或心源性昏厥可能者，应立即报告医生处理。

第五节　头痛

头痛为临床常见的症状，各种原因刺激颅内的疼痛敏感结构都可引起头痛。颅内的血管、神经和脑膜以及颅外的骨膜、血管、头皮、颈肌、韧带等均属头痛的敏感结构。这些敏感结构受挤压、牵拉、移位、炎症、血管的扩张与痉挛、肌肉的紧张性收缩等均可引起头痛。

一、病因

可由感染、血管病变、颅脑占位性病变或外伤等直接刺激或牵拉颅内血管、硬脑膜引起，可由五官、颈椎、颈肌病变引起；也可由于高热、高血压、缺氧、过敏反应等造成颅外软组织内血管的收缩、舒张而引起，或由于中毒、代谢障碍或神经官能症引起。

二、病情评估

（一）病史

1. 头痛部位　一侧头痛多为偏头痛及丛集性头痛；一侧头痛，且深在性，见于颅内占位性病变，但疼痛侧不一定就是肿瘤所在的一侧；颞、顶、颈部的头痛，可能为幕上肿瘤。额部和整个头痛可能为高血压引起的头痛；全头部痛多为颅内或全身感染疾病；浅表性、局限性头痛见于眼、鼻或牙源性疾患。

2. 头痛的性质　搏动性、跳动样头痛见于偏头痛、高血压或发热疾病的头痛；呈电击样痛或刺痛多为神经痛；重压感、紧箍感或钳夹样感为紧张性头痛。

3. 头痛的程度　头痛的程度与其病情的严重性不一致。剧烈的头痛常提示三叉神经痛、偏头痛或脑膜刺激的疼痛；轻或中度头痛可能为脑肿瘤。

4. 头痛的时间　一天之内头痛发作的时间往往与头痛的病因有关。清晨醒来时发作，常见于高血压、颅内占位性病变、额窦炎；头痛多在夜间发作，可使患者睡眠中痛醒，见于丛集性头痛；头痛在下午加重见于上颌窦炎。

5. 伴随症状　头痛伴剧烈呕吐提示颅内压增高，头痛于呕吐后缓解见于偏头痛。头痛伴眩晕见于椎–基底动脉供血不足或小脑肿瘤。头痛伴发热常见于颅内或全身性感染。头痛伴视力障碍见于青光眼或脑肿瘤。头痛伴神经功能紊乱症状，见于紧张性头痛。

（二）体格检查

检查时应注意血压、体温、头面部及心、肺、腹部检查及颈部淋巴结等检查。神经系统应做全面检查，包括姿势、步态、精神和意识状态、颅神经检查、运动系统检查、反射。必要时进行自主神经及感觉检查。

（三）实验室及其他检查

应根据病的具体情况及客观条件，选择必要的辅助检查。如同科的三大常规、血沉、血糖、尿素氮、肝功能、血气分析、心电图、内分泌功能、脑脊液等；怀疑为颅脑疾病者，应行脑电图、脑CT、脑血流图、颅脑X线片或磁共振等检查。

三、处理

（一）病因治疗

针对病因进行治疗，如颅内感染应用抗生素；颅内占位性病变可行手术治疗；高血压、五官疾病、精神因素等所致者，均应进行相应的处理。

（二）一般治疗

无论何种原因引起的头痛，患者均应避免过度疲劳和精神紧张，须静卧、保持安静、避光。

（三）对症治疗

1. 镇痛剂　用于严重头痛时，多为临时或短期用，可用于各型头痛。可选用乙酰水杨酸0.2~0.5g，或复方阿司匹林（A、P、C）0.5~1.0g，吲哚美辛25mg，均每日3次，口服。若剧痛未止，或伴烦躁者，选用延胡索乙素100~200mg，每日3次，口服；或60~100mg皮下或肌内注射。或罗通定30~60mg，每日3次，口服；或60mg皮下或肌内注射。或可待因15~30mg或哌替啶50mg，皮下或肌内注射。

2. 镇静、抗癫痫药　通过镇静而减轻疼痛。可用地西泮2.5~5mg，口服；或5~10mg，肌内注射。氯氮5~10mg，每日3次，口服。抗癫痫药多用于控制头痛发作。可选用苯妥英钠50~100mg，每日3次，口服。

3. 控制或减轻血管扩张的药物　主要用于血管性头痛。

（1）麦角胺：麦咖片1~2片口服，0.5小时后无效可加用1片。严重头痛者用酒石酸麦角胺0.25~0.5mg皮下注射，孕妇、心血管、肝肾疾患等忌用；

（2）5-羟色胺拮抗剂：二甲麦角新碱每日2~12mg；苯噻啶0.5~1mg，每日3次；赛庚啶2~4mg，每日3次；

（3）单胺氧化酶：苯乙肼15~25mg或阿米替林10~35mg，每日3次；

（4）β受体阻滞剂：普萘洛尔10~30mg，每日3次；吲哚洛尔每日2.5mg。哮喘、心力衰竭、房室传导阻滞者禁用；

（5）可乐定0.035～0.075mg，每日3次。

4. 脱水剂　颅内高压（脑水肿）时，用20%甘露醇或25%山梨醇250mL，快速静脉滴注，4～6小时重复1次，间隙期静脉注射50%葡萄糖注射液60mL。必要时加地塞米松10～20mg，与10%葡萄糖液500mL静脉滴注，每日1次。

（四）手术治疗

对脑血管性疾病、脑肿瘤、鼻咽部肿瘤等引起的头痛可考虑行手术治疗。

（五）其他治疗

对不能手术的脑肿瘤等，可采取化疗和放射治疗。

（六）中药治疗

酌情选用正天丸、清眩丸、牛黄上清丸等。

四、护理要点

1. 头痛伴颅内压增高的患者，应绝对卧床休息，床头可抬高15°～30°，伴呕吐者应注意头偏向一侧，防止误吸呕吐物。遵医嘱应用脱水剂，如20%甘露醇250mL，快速静脉滴入，以达到渗透性利尿作用而降低颅内压。

2. 保持患者大小便通畅，避免因用力增加颅内压而加重头痛，必要时可给予开塞露通便。

3. 做好心理护理，关怀、体贴患者，帮助患者改正个性上的弱点、缺点（如个性内向、遇事紧张、急躁、焦虑）。

4. 应注意观察头痛的部位、性质、发生的急缓程度、发生和持续的时间、与体位的关系；注意头痛的前驱症状和伴随症状，激发、加重和缓解头痛的因素；注意患者的神志、意识情绪、瞳孔大小、呼吸、脉搏、体温及血压；注意观察头痛治疗、护理效果。

5. 头痛严重时，应遵医嘱给予止痛剂，但要避免镇痛药物的长期连续使用，尤其慢性头痛长期给药，易引起药物的依赖性。对于常用的止痛药物还要注意其他不良反应，如胃肠道反应、凝血障碍、过敏反应、水杨酸反应等。

6. 对颅内高压使用甘露醇或山梨醇时，注意滴入速度要快，宜加压输入，一般250mL溶液在30分钟内滴完；在用药过程中要随时观察，以免压力过高使空气进入血管；注射部位药液不得外渗，以免引起局部组织坏死；对于慢性心功能不全的患者，由于增加循环血量和心脏负荷，故应慎用。

第六节 呼吸困难

呼吸困难（dyspnea）是指患者主观感觉吸入空气不足、呼吸费力；客观表现为呼吸运动用力。重者鼻翼翕动、张口耸肩，甚至发绀，呼吸辅助肌也参与活动，并可有呼吸频率、深度与节律异常。

一、病因

呼吸困难最常见的病因是呼吸系统和循环系统疾病，少数则由中毒性、神经精神性、血源性等因素引起。此外，腹压增高（如大量腹腔积液、妊娠后期等）时也可致呼吸困难。剧烈运动后的正常人，也可出现短暂的生理性呼吸困难。

（一）呼吸系统疾病

1. 上呼吸道疾病 如咽后壁脓肿、扁桃体肿大、喉内异物、喉水肿、喉癌、白喉等。

2. 支气管疾病 如支气管炎、哮喘、支气管肿瘤、广泛支气管扩张、异物、阻塞性肺气肿、支气管狭窄或受压（邻近的淋巴结或肿块等压迫）。

3. 肺部疾病 如各种炎症、肺气肿、广泛肺结核病、大块肺不张、巨大肺囊肿或肺大疱、肿瘤（特别是肺癌）、肺水肿（特别是ARDS）、尘肺、肺梗死、结节病、弥散性肺纤维化、肺泡蛋白沉着症、多发性结节性肺动脉炎、肺泡微石症、肺淀粉样变等。

4. 胸膜疾病 如大量胸腔积液、气胸、间皮瘤、广泛胸膜肥厚粘连等。

5. 胸壁限制性疾病 如胸廓或脊柱畸形、脊柱炎、肋骨骨折、呼吸肌麻痹、膈肌疲劳或麻痹、膈疝、过度肥胖等。

6. 纵隔疾病 如纵隔炎症、气肿、疝、淋巴瘤、主动脉瘤、甲状腺瘤、胸腺瘤、畸胎瘤等。

（二）心脏疾患

1. 充血性心力衰竭 充血性心力衰竭所致的呼吸困难一般在数周和数月中缓慢进展，是左心力衰竭所致的肺静脉和肺毛细血管高压的临床表现，根据严重程度可分别表现为：①劳力性呼吸困难；②端坐呼吸；③夜间阵发性呼吸困难；④静息时呼吸困难；⑤急性肺水肿。

2. 动力不足性心力衰竭。

3. 心包积液 心包积液也可引起呼吸困难，由于心包积液量的不断增加压迫邻近的支气管和肺实质，致使呼吸困难进一步加重，可伴有胸部压迫性钝痛、咳嗽、吞咽困难等症状。

二、病情评估

（一）病史

1. 起病形式

（1）发病急，常见于急性喉炎、喉头痉挛、呼吸道异物、急性左心力衰竭、哮喘发作、自发性气胸、肺梗死；

（2）缓慢发病见于慢性支气管炎、慢性心力衰竭、重症肺结核、肺纤维性变、阻塞性肺气肿、二尖瓣狭窄等。

2. 诱发因素劳动时出现呼吸困难并加重，休息时缓解或减轻，仰卧位时加重，坐位时减轻，夜间阵发性发作，可能系心源性呼吸困难；活动时明显，休息后无气短者，可能为心功能不全、重度肺气肿、哮喘性支气管炎等；在咳嗽或突然用力后发生者可能为自发性气胸；精神刺激后发生的呼吸困难常见于癔症；慢性进行性常见于胸腔积液（如化脓性、结核性、风湿性及肿瘤浸润等）。

3. 伴随症状

（1）发作性呼吸困难伴窒息感：常需做紧急处理，见于支气管哮喘发作、心性哮喘、喉头痉挛或喉头水肿、大块肺栓塞、自发性气胸等；

（2）呼吸困难伴发热：可见于肺炎、肺脓肿、肺结核、胸膜炎、急性心包炎、咽后壁脓肿、扁桃体周围脓肿及中枢神经系统疾病；

（3）呼吸困难伴意识障碍或昏迷：多见于中枢神经系统疾病、尿毒症、糖尿病、药物中毒等。

（二）体格检查

1. 吸气性呼吸困难，其特点是吸气显著困难，常伴有吼声和三凹征（胸骨上窝、锁骨上窝、肋间隙在吸气时明显下陷）；

2. 呼气性呼吸困难，其特点是呼气费力、延长而缓慢，常伴有哮鸣音；

3. 混合性呼吸困难，常见于肺组织呼吸面积减少，如肺炎、肺水肿、胸膜炎及气胸均可使呼吸受限，出现呼气与吸气均费力。

（三）实验室及其他检查

血、尿、粪便常规检查，尿酮、血糖、血尿素氮、血肌酐、肝功能、血气分析、二氧化碳结合力、痰查抗酸杆菌、癌细胞、心电图及心肺X线检查，支气管镜检查，各种免疫功能试验等，均有助于病因诊断。

三、处理

1. 病因治疗　积极治疗原发病。

2. 对症处理 包括保持呼吸道通畅、给氧，给支气管解痉药（如氨茶碱、酚妥拉明、莨菪类药物等），呼吸衰竭可给呼吸兴奋剂，必要时给予辅助呼吸。对于心脏病引起的呼吸困难，应立即救治，如吸氧、注射吗啡、强心、利尿等。对于慢性阻塞性肺疾患引起的呼吸困难，除一般治疗包括支持疗法，必要时吸氧、抗生素防治呼吸道感染外，需积极化痰排痰及解痉平喘，大力改善呼吸道阻塞。对于大量胸腔积液引起的呼吸困难，为解除呼吸困难及诊断，需进行穿刺及抽液，并针对病因进行全身用药或胸腔内注射。对于自发性气胸引起的呼吸困难，若病情危重不允许X线检查者应立即用人工气胸器抽气。干性胸膜炎引起的呼吸困难除病因治疗外，可予以消炎镇痛剂如乙酰水杨酸，必要时可予以可待因等。

四、护理要点

（一）一般护理

1. 保持室内空气新鲜和适宜的温度、湿度；协助患者取舒适的体位，如抬高床头、半坐卧位。

2. 教会患者正确的咳嗽、排痰方法，以确保有效咳嗽和顺利排痰，若病情许可，每2小时改变1次体位，以利痰液的移动和清除，必要时吸痰，保持呼吸道通畅。

3. 指导患者采取有效的呼吸技术

（1）缩唇式呼吸法：患者用鼻吸气，然后通过半闭的口唇慢慢呼气，边呼气边数数，数到第7后做一个"扑"声，尽量将气呼出，以改善通气，吸与呼的时间之比为1∶2或1∶3。

（2）膈式呼吸法：护士将双手放在患者肋弓下缘，嘱患者用鼻吸气并将其腹部向外膨起顶住护士双手，屏气1~2秒钟以使肺泡张开，然后护士双手在患者肋弓下方轻轻施加压力，让患者用口慢慢呼出气体，如此练习数次后鼓励患者自己实，以增加肺活量。

4. 病情许可时，鼓励患者有计划地逐渐增加每日的活动量，以保持和改善肺功能，但避免过度劳累。

5. 向患者说明预防呼吸道感染的重要性和吸烟的危害性，指导患者注意保暖，避免人多和空气污浊的地方，实施戒烟计划。

（二）病情观察与护理

1. 观察呼吸频率、深度和节律的改变，有无呼吸困难三凹症，胸锁乳头肌等辅助呼吸是否参与呼吸运动。注意心、肺体征，尤其是两侧呼吸音是否对称，啰音的性质与分布，及心界、心音、心律、杂音与血压。还要检查有无颈静脉怒张、肝大或下肢水肿。若为神肌肉疾患所致呼吸困难，还应进行肌力、肌张力、腱反射、病理反射等神经系统检查。

2. 呼吸困难者要按医嘱进行氧疗，如慢性Ⅱ型呼吸衰竭患者一般采用鼻管持续给，氧流量为1~2U/min，浓度为24%~30%。按医嘱给予消炎、化痰、止喘药，进行超声化等治疗，必要时协助建立和维持人工气道。严重呼吸困难者要做好机械通气的准备工作，必要时进行机械通气。合并心力衰竭者应按医嘱给予减负荷、强心、利尿等治疗。

第七节　急性腹痛

急性腹痛（acute abdominalgia）是急诊患者最常见的主诉之一，涉及内、外、妇、儿等诸专科。由腹腔内器官的病变产生的腹痛称为"真性腹痛"。腹壁和腹部临近部位病变及全身性疾病引发的腹痛称为"假性腹痛"。急性腹痛的特点是起病急骤、病因复杂多、病情严重程度不一，如果诊断不及时或处理不当将产生严重后果。

一、病因

引起腹痛的病因很多，既可由腹内脏器的病变引起，又可由腹外疾患所致。

1. 消化系统疾病　如急性胃炎、消化性溃疡穿孔、急性胃扩张、急性胃扭转、急性潴留、胃痉挛、急性肠梗阻、急性胆囊炎、胆石症、胆道蛔虫症、急性胰腺炎等。

2. 泌尿生殖系统疾病　急性肾盂肾炎、肾石病、肾下垂、急性盆腔炎、异位妊娠、卵囊肿扭转、卵巢破裂、痛经等。

3. 内分泌及代谢障碍疾病　糖尿病酮症酸中毒、尿毒症、甲状腺功能亢进症、腹型铬细胞瘤、急性肾上腺皮质功能不全、低血糖症、血卟啉病、高脂血症。

4. 神经系统疾病　腹型癫痫、腹壁神经痛、神经官能性腹痛。

5. 中毒性疾病　如铅中毒、砷中毒、汞中毒、食物中毒等。

6. 传染病　流行性出血热、登革热、登革出血热、伤寒、急性细菌性痢疾、急性阿米痢疾等。

7. 腹外脏器疾病　胸部疾病，如细菌性肺炎、急性充血性心力衰竭、急性心肌梗死、急性心包炎。

二、病情评估

（一）病史

1. 起病的缓急及疼痛程度　是突然发生还是逐渐出现，疼痛过程是逐渐加重还是减轻。

2. 腹痛的部位　上腹痛多为食管、胃、十二指肠、胆系或胰腺疾病，下腹痛常由结肠病变及盆腔疾病引起。另外，腹痛还应注意是局限性还是弥散性、固定性还是游走性，是否有放射性。

3. 腹痛性质　是绞痛、撕裂痛、刀割样、钻顶样，还是钝痛、隐痛、胀痛、闷痛、烧灼痛。是阵发性、持续性，还是持续性疼痛阵发性加重。

4. 腹痛的转移和放射　由于神经分布的关系，一些部位病变引起的疼痛常放射至固定的区域。如胆囊炎、胆石症之疼痛常可放射到右侧肩背部。急性阑尾炎，腹痛常从上腹部和脐周开始，后逐渐转移至右下腹固定。胃、十二指肠穿孔，有时漏出之胃、肠内容物，可沿右侧结肠旁沟流至右下腹，可产生右下腹疼痛及压痛（可误诊为急性阑尾炎）。下叶肺炎、胸膜炎可引起同侧腹部反射性疼痛。肾脏、输尿管结石或女性附件疼痛常可放射到外阴及会阴部。

5. 伴随症状　对急性腹痛患者伴随症状的了解，有时可有力地提示疾病的性质，有时可指示疾病的部位和波及范围。如胃肠道疾病常伴有呕吐。肠梗阻呕吐频繁，高位梗阻者呕吐出现较早，吐出内容物多为食物、胃液、胆汁等；低位梗阻者呕吐出现较晚而腹胀明显，吐出之内容物可为粪汁样，并有停止排气及排便。吐出褐色腥气味之内容物可能为急性胃扩张；呕吐不消化食物及稀水可能为急性胃炎；吐出蛔虫应考虑十二指肠及胆道蛔虫病之可能。若出现果酱样血便则须想到肠套叠、出血性肠炎之可能。绞痛伴有膀胱刺激症状或血尿，常为泌尿系的疾病。腹痛伴有阴道的出血可能为宫外孕破裂、流产等。腹痛早期伴有休克，见于急性出血坏死性胰腺炎，胃、十二指肠急性穿孔，绞窄性肠梗阻等；腹痛后期伴有休克，多为内出血或弥散性腹膜炎的表现。先有高热而后有腹痛者可能为内科疾病，外科急腹痛一般在开始时体温正常或仅有低热，以后随着炎症的进展而体温逐渐上升。腹痛伴有寒战、高热或黄疸，应考虑急性梗阻性化脓性胆管炎的可能。而腹型癫痫可有短暂的意识丧失。

6. 其他

（1）腹痛出现前有无不洁食物史、暴饮暴食、酗酒，有无服药史，所用药物的种类，女性患者应注意月经情况；

（2）既往有无类似发作史，有无溃疡病史、肝胆疾病史、糖尿病史、肾脏病史及心脏病史等。

（二）体格检查

对急性腹痛的患者，首先应了解患者的一般状况，包括体温、脉搏、呼吸、血压、神志、舌苔、病容、表情、体位、皮肤情况，以及有无贫血、黄疸。且不可忽视全身体检，包括心肺情况，然后重点检查腹部，同时要注意双侧腹股沟处，以免漏诊嵌顿性腹股沟斜疝或股疝。

腹部检查要注意观察以下几点。

（1）腹部外形有无膨隆，有无弥散性胀气，有无肠型和蠕动波，腹式呼吸是否受限等。如全腹膨胀可能是肠梗阻、肠麻痹、内出血的表现，肠型和肠蠕动波的出现也说明有肠梗阻存在。腹式呼吸运动的减弱或消失可能为腹膜炎。女性患者下腹部隆起块物可能为卵巢囊肿扭转。右上腹局部隆起之包块可能为肿大的胆囊；

（2）压痛与肌紧张：检查者动作要轻柔，患者应合作，应先做腹部其他部位的触诊，最后触按患者主诉疼痛部位，并与健侧比较。固定部位的、持续性的深部压痛伴有肌紧张常为炎症的表现。若全腹都有明显压痛、反跳痛与肌强直，为中空脏器穿孔引起腹膜炎的表现；

（3）腹部有无肿块：炎性肿块常伴有压痛和腹壁的肌紧张，因此，境界不甚清楚；非炎性肿块境界比较清楚。要注意肿块的部位、大小、形态、活动度，以及有否压痛等；

（4）肝浊音界和移动性浊音：肝浊音界缩小或消失表示胃肠穿孔；内出血或腹膜炎有大量炎性渗出液时，可有移动性浊音。但有时胃肠穿孔不一定肝浊音界都消失，少量积液时不容易发现移动性浊音，可辅以腹部X线透视及诊断性穿刺；

（5）肠鸣音的增强还是减弱：肠炎时可有肠鸣音亢进，若听到气过水声为机械性肠梗阻的表现；肠鸣音由亢进到减弱或消失，则为腹膜炎、肠麻痹的表现。

此外，还要注意行直肠、阴道检查。直肠检查对诊断盆腔内的脓肿、肿瘤、炎性肿块、肠套叠等疾病有重大帮助。对已婚妇女请妇科医生协助做阴道检查可有助于对盆腔病变的诊断。

（三）实验室及其他检查

1. 实验室检查　血常规测定有助于了解贫血及感染情况，动态观察有助于了解是否有进行性内出血及炎症变化情况；尿中红细胞、白细胞对诊断肾绞痛及尿路感染有价值，尿糖、酮体、pH测定可诊断糖尿病酮症酸中毒；大便潜血试验有助于诊断消化道出血；脓血便见于肠道炎症及肿瘤。

生化检查：血、尿淀粉酶测定，肝、肾功能，血糖、电解质及血气分析等对诊断及治疗均有较大价值。

2. X线检查　胸腹透视及X线片可以排除胸部疾病导致的腹痛，并对肠梗阻、上消化道穿孔有确诊作用。

3. 超声波检查　可发现肝脾包膜断裂、包膜下积血，胆道结石、扩张、蛔虫，胰腺肿大，腹腔积液和肿块。在异位妊娠诊断中，有时可看到胎儿影像。

4. 内镜检查　胃镜、十二指肠镜、胆道镜、结肠镜、腹腔镜等，可根据需要酌情选择。

5. CT检查　可早期发现异常，对病变定位及定性有很大价值。目前对实质脏器损伤常首选CT检查。

6. 诊断性腹腔穿刺术及诊断性腹腔灌洗引流术　诊断性腹腔穿刺术主要适用于怀

疑腹内出血、原因不明的急性腹膜炎、腹腔积液等。

（四）鉴别诊断

引起急性腹痛的病因复杂，病种繁多，内科的急性腹痛多以消化系统疾病所致，但必须注意与外科、妇科的急腹症相鉴别。

三、处理

（一）病因治疗

对急性腹痛应主要针对病因治疗，属炎症性腹痛则应选择适当的抗感染药物。对一时难以确诊的急性腹痛患者，可先予对症处理。

（二）解痉止痛

凡诊断未能明确的急性腹痛患者禁用麻醉性止痛剂，如吗啡、哌替啶、可待因等，以免掩盖症状，延误诊断和治疗。可酌情选用下述药物和针灸疗法。

1. 阿托品　取阿托品0.5mg皮下或肌内注射有解痉止痛作用。

2. 硝苯地平　硝苯地平为钙离子拮抗剂，可阻断平滑肌细胞的Ca^{2+}通道，抑制平滑肌细胞的兴奋收缩耦联过程，并可直接阻止肥大细胞释放组胺、5-羟色胺等炎症递质。因此可用于治疗胃肠道、胆道、泌尿道等器官的炎性、痉挛性疼痛。方法：舌下含服硝苯地平10～20mg，总有效率为84%。

3. 吲哚美辛　本品是PG合成酶—环氧化酶抑制剂，使用后该酶受抑制，PG减少，使平滑肌松弛，导管扩张，同时分泌物减少，导管内压减低，疼痛得以缓解，并有利于分泌物、结石、虫体等排出。用法：吲哚美辛每次50mg，每日3次，剧痛缓解后改为每次25mg，每日3次，完全缓解后停药。文献报道，用本品治疗胆道蛔虫、胆囊炎、胆结石、肾石症、胰腺炎引起的急腹症，总有效率92.5%。但溃疡病、肾功能不良应避免使用。

4. 尼群地平（Nitrendipine）　是双氢吡啶衍生物，为硝苯地平的同系物，属钙通道阻滞剂，临床多用于心、脑血管等疾病治疗。有人用本品对内、外科病因引起腹痛患者234例，用尼群地平20mg一次口含，缓解共250例次腹痛，总有效率94.8%，无明显不良反应。

5. 维生素K_3　研究证实，维生素K_3对内脏平滑肌有直接松弛作用。临床上应用维生素$K_1$20mg或维生素$K_3$8～20mg肌内注射，对内脏平滑肌绞痛和癌痛有良好效果，其中有些患者使用阿托品、哌替啶效果不明显后加用维生素K_3疼痛可获明显改善。近年报道，用本品治疗肾、输尿管绞痛80例，方法：维生素$K_3$16mg肌内注射，每8小时1次或维生素$K_3$32mg加入葡萄糖液500mL静脉滴注，每日1次。结果止痛效果为100%，排石率为82%。用药过程中无1例不良反应。

6. 硫酸镁　有人用硫酸镁静脉滴注治疗急性腹痛48例，方法：25%硫酸镁10mL加入5%葡萄糖液500mL中静脉滴注，每分钟2～3mL不用其他解痉止痛药，必要时重复上述用药，并同时给予病因治疗及对症处理。结果本组病例显效34例，有效14例，其中急性胃肠道炎28例全部为显效。实践证明，此法对缓解急性胃肠道、胆道痉挛等功能性疼痛疗效可靠，且具有见效快、无不良反应、价廉等优点，呼吸及肾功能正常者均可首选本品。止痛原理：镁离子浓度增高可阻断神经肌肉的兴奋传导，使平滑肌松弛而止痛。镁离子作为钙离子的拮抗剂，竞争神经细胞上的受体，其浓度增高时能有效地阻断钙离子与受体结合，而缓解平滑肌痉挛。

7. 地巴唑　需要时皮下注射10mg，并同时口服10mg，每日3次。机制为本品有直接松弛平滑肌的作用。

8. 酚妥拉明　有松弛输尿管的作用，据报道，缓解肾绞痛患者较阿托品为优。

9. 速效救心丸　6粒，15分钟后无效再服6粒。对肾绞痛疗效好。

四、护理要点

（一）一般护理

1. 接诊及分科　急性腹痛除见于外科病种外，妇科、内科疾病亦能以急性腹痛为主要症状。因此，护士要询问病史，了解腹痛性质、程度、部位，初步鉴别所属科别。同时，护士接诊时，应主动给患者以关切、同情及适当的语言安慰，并安排其尽早就诊。病情危重患者，应守护其身旁，并立即通知医生，让其优先就诊。

2. 体位　在无休克情况下，患者宜采用半卧位或斜坡卧位，以利腹腔内渗出液积聚盆腔，便于局限、吸收、引流；还可使腹肌松弛、膈肌免受压迫，改善呼吸、循环，减轻腹胀，控制感染等。合并休克者须采用休克体位。

3. 控制饮食　对病情较轻者，可给流质或易消化半流质饮食，但须严格控制进食量。对胃肠穿孔、已出现肠麻痹等病情较重者，必须禁食，以减少胃肠道内容物漏出，避免加重腹内积液、积气。

（二）病情观察与护理

1. 严密观察病情变化

（1）观察神态、体温、脉搏、呼吸、血压变化，并详细记录。希氏面容（表情痛苦，面色苍白，两眼无神，额部冷汗，眼球凹陷，两颧突出，鼻尖峭立）常为急性弥散性腹膜炎的病征。先发热后腹痛往往以内科疾病为主，而先腹痛后发热常为外科急腹症。腹式呼吸减弱或消失可能为弥散性腹膜炎。血压降低伴休克症状在腹痛早期出现，表明患者有急性出血性坏死性胰腺炎或空腔脏器穿孔的可能；在腹痛晚期出现，提示有弥散性腹膜炎伴中毒性休克可能；

（2）着重观察腹痛部位、性质、开始时间、引起腹痛原因、腹痛持续时间、规律性、痛点是否转移以及疼痛的发展过程，并观察患者对疼痛的反应。对某些保守治疗的患者，尤应密切观察病情变化，若腹痛加剧，白细胞上升，提示病情在进展，应及早采取有效措施；

（3）及时了解有关化验指标，以判断病情变化。

2. 遵循"五禁四抗"原则　外科急腹症患者在没有明确诊断之前，应严格执行五禁，即禁食水、禁热敷、禁灌肠、禁服泻药和用吗啡类止痛剂、禁止活动，以免造成炎症扩散。四抗即抗休克，抗水、电解质紊乱和酸碱失衡，抗感染，抗腹胀。

3. 放置胃管及导尿管　胃肠减压是救治急腹症的重要措施。胃肠道穿孔及肠麻痹患者常需持续胃肠减压，直至穿孔修复及肠蠕动恢复。出现休克、酸碱失衡等情况的危重患者，需及时留置导尿。

4. 补液输血　实施静脉补液为治疗急腹症重要措施之一，需迅速建立静脉输液通道。对病情严重者应输全血、血浆、清蛋白等胶体液。对伴有休克的重症患者，在补液的同时应有必需的监护，包括定时测血压、脉率、中心静脉压、尿量、红细胞比容、血清电解质、肌酐、血气分析等。

5. 护理记录　急腹症护理时的一切措施及病情变化都应及时做好记录，内容正确并注明时间。护理记录既是诊断治疗的重要资料又是法律的重要依据，切不可忽视。

（三）症状护理

1. 剧烈腹痛　如患者腹肌紧张、板状腹时多系脏器穿孔，应禁食，并行胃肠减压，以抽出内容物，减轻腹胀或毒素的吸收。

2. 阵发性腹痛　腹痛为阵发性，辗转不安、喊叫，甚至吐蛔虫者系胆道蛔虫，可先给针灸治疗，取巨阙、内关等穴。亦可推拿、压迫局部穴位止疼，必要时送理疗室做电兴奋治疗。

3. 血压　如患者腹痛剧烈、血压下降、脉搏细速、呼吸急促、皮肤湿冷，多为出血穿孔、脏器破裂或严重感染而致的休克，应迅速报告医生进行抢救，并按休克进行治疗及护理，给氧，及时调整输液量及输液速度等。

4. 呕吐　右上腹痛伴呕吐，发热、黄疸，检查Murphy征阳性者，为急性胆囊炎，给局部热敷，低脂饮食，按医嘱注射阿托品、抗生素和输液治疗。

5. 腹泻　如腹痛伴腹泻，排黏液脓血便，脐周围和右下腹痛时应及时留大便检查，并送大便培养。

6. 休克　腹痛伴休克说明病情危重，应及时抢救，迅速查明病因。如伴胸闷、心前区痛，可视为急性心肌梗死，应及时报告医生并行心电图检查，迅速给氧气吸入，镇静治疗，并按急性心肌梗死护理。

7. 尿血　腹痛伴血尿，如明确为泌尿系结石，可给予解痉及镇痛药物。

8. 右下腹痛　腹痛为脐周痛很快转移，并固定在右下腹持续性痛伴恶心、呕吐，继发发热、下腹肌紧张、麦氏点压痛者，常系急性阑尾炎，应及时给抗生素治疗。如有腹膜炎症时应按医嘱做好手术前准备。

9. 不排便　如腹痛为阵发性绞痛，且频繁发作，恶心、呕吐，但不排便、排气，常伴脱水，检查腹部胀气，可见肠型蠕动波，肠鸣音亢进时，常为肠梗阻，应及时处理或按医嘱做好手术前准备。

10. 下腹痛　妇科急腹症在发病初期，患者所称疼痛部位基本与病灶部位一致。如急性附件炎、卵巢囊肿蒂扭转多在下腹一侧，盆腔炎多在下腹。应仔细辨别，及时处理。

（四）术前、后护理

1. 术前准备　外科急腹症患者大多需要紧急手术，因此，在观察期中须做好急诊手术的术前准备，如做好家属的思想工作、迅速收集各项化验的标本送检并及时收取报告单、遵医嘱迅速做好皮肤准备、按时给予术前用药等。

2. 术后护理　大多数急腹症都是在紧急条件下进行手术的，术后易发生各种并发症。因此，应加强术后护理，如密切观察生命体征的变化，观察伤口及各种引流管有无出血现象，了解肠蠕动恢复情况。继续防止感染，做好皮肤及口腔护理等。

第八节　呕血

由于上消化道（屈氏韧带以上）急性出血、胃内或反流入胃内的血液经口腔呕出，称为呕血。呕血一般都伴有黑便，但黑便不一定都伴有呕血。呕血和黑便是上消化道出血的特征性表现。

一、病因和发病机制

上消化道出血可因炎症性病变，如食道炎、胃炎；物理或化学因素损伤，如强酸、强碱造成的化学损伤；血管性病变，如食道静脉曲张破裂出血；肿瘤的糜烂、溃疡或坏死，如胃癌；血液及造血系统疾病，如血小板减少性紫癜；以及其他全身性疾病等引起。其中以消化性溃疡出血占首位，约占全部上消化道出血的50%，其次为食道及胃底静脉曲张破裂出血，再次为胃黏膜病变及胃癌出血。按照病变部位可分为：

（一）上消化道本身疾病

1. 食管疾病

（1）食管炎症：反流性食管炎、食管憩室炎等食管炎症时，患者常有胸骨后疼痛、反酸，出血量较少。

（2）食管癌：主要表现为吞咽困难等食管梗阻症状，可有少量出血。

（3）食管、贲门黏膜撕裂综合征（Mallory－Weiss综合征）：由于剧烈恶心、呕吐，腹内压急骤增加，胃内压力过大，强力冲击食管贲门交界部，使局部黏膜撕裂。其主要表现为剧烈呕吐，初为胃内容物，继则呕血、黑便。

2. 门静脉高压致食管、胃底静脉曲张破裂

（1）肝硬化：结节性肝硬化、血吸虫性肝纤维化、胆汁性肝硬化等较为常见。肝硬化门静脉高压致食管、胃底静脉曲张破裂出血在我国较为常见，占上消化道出血的10%～20%，居整个上消化道出血的第2位。由于食管静脉曲张增粗，门静脉压力高，周围支持组织少，故出血量常较大，不易止血，严重者可迅速休克，出血停止后也易再出血，预后差。

（2）门静脉阻塞：门静脉血栓形成，门静脉炎，腹腔内肿块压迫门静脉等。

（3）肝静脉阻塞：肝静脉阻塞综合征（Budd－Chiari综合征）。

3. 胃与十二指肠疾病

（1）消化性溃疡：消化性溃疡最常见的一个并发症就是出血。早在十几年前北京市多家大医院联合统计分析回顾性资料，上消化道出血病例5000余例，胃溃疡为438例，占8.44%；十二指肠溃疡1597例，占30.76%，两者共占41.2%。本病一般诊断不难，多数有典型的周期性和节律性痛，出血前症状加重，出血后症状迅速消失或减轻。许多患者就医时，就可提示明确的既往史。但有时需注意，临床存在少数无症状的消化性溃疡患者首发症状就是出血，无病史可循，对这种患者只能依赖特殊检查来确定诊断。这类患者多见于老年人，也可见于年轻患者。再者若伴幽门梗阻或幽门管等特殊部位溃疡者，患者也不呈典型的节律性。

（2）急性胃黏膜损伤：急性胃黏膜损伤比较常见，包括急性出血性胃炎和应激性溃疡，由于急诊内镜的应用，发现其发生率越来越高。国内报道高达15%～30%，Menguy等报道这种病占上消化道出血的22%～30%。一般认为，本病在上消化道出血的诸多病因中仅次于消化性溃疡和肝硬化的地位。急性出血性胃炎多见于服阿司匹林、保泰松、吲哚美辛等药物引起。应激性溃疡常因严重急性感染、烧伤、脑血管意外、休克、中毒、肺性脑病等引起。

（3）肿瘤：常见胃癌出血。胃癌一般出血量小，患者常无溃疡病史，短期内可有上腹痛、食欲不佳、消瘦及查不到其他原因的上消化道出血等表现；其他肿瘤如淋巴瘤、平滑肌瘤、残胃癌、壶腹周围癌等均可致出血。

（4）炎症：包括急性单纯性胃炎、急性糜烂性胃炎、慢性胃炎、残胃炎、十二指肠炎、十二指肠憩室炎。

（5）上消化道其他疾病：胃黏膜脱垂，胃血吸虫病，胃、十二指肠结核，胃、十二指肠 Crohn病，膈裂孔疝，血管瘤，息肉，胃扭转等。

4. 空肠上段疾病　慢性溃疡性（非肉芽肿性）空肠回肠炎、胃肠吻合术后空肠溃疡、急性出血性坏死性肠炎等。

（二）上消化道邻近器官疾病

1. 胆道系统疾病引起的胆道出血　急、慢性胰腺炎，胰腺癌，肝胰壶腹癌，异位胰腺，胰源性区域性门脉高压症，肝癌，胆管或胆囊结石，胆道蛔虫病，阿米巴肝脓肿，肝脏损伤，肝外胆管良性肿瘤，肝外胆管癌，急性化脓性胆管炎，肝动脉瘤破入胆道等。

2. 动脉瘤破入食管、胃或十二指肠　主动脉瘤，主动脉夹层动脉瘤，腹腔动脉瘤如腹主动脉瘤、肝动脉瘤、脾动脉瘤破入上消化道。以及纵隔肿瘤或脓肿破入食管。

（三）全身性疾病

急性感染（如败血症、流行性出血热等），血液病（白血病、血友病、DIC等），尿毒症，血管性疾病（过敏性紫癜、遗传性出血性毛细血管扩张症等），脑出血及其他颅内疾病、外伤与大手术后、休克、烧伤等引起的应激性溃疡等。

引起急性上消化道出血之病理，根据其病因不同而不同，但有些疾病如胃、十二指肠溃疡，胃、十二指肠炎等都与胃酸过多有关。此外，导致各疾病之病因不同，其出血病理也不同。或为胃、十二指肠糜烂性溃疡，如严重烧伤和中枢神经系统损害引起的应激性溃疡；药物和吲哚美辛、阿司匹林等损害胃黏膜屏障引起的黏膜糜烂出血和糜烂性溃疡；或由于肿瘤坏死侵及大血管破裂，如胃癌等的出血；或为动脉硬化破裂出血，如胃动脉硬化；或为门脉高压，导致食管、胃底静脉破裂出血；或因凝血机制改变如血液病引起之胃出血等。

二、病情评估

（一）病史

应注意询问病史，在上消化道大量出血的众多病因中，常见病因及其特点如下。

1. 消化性溃疡　有慢性、周期性、节律性上腹痛；出血以冬春季多见；出血前可有饮食失调、劳累或精神紧张、受寒等诱因，且常有上腹痛加剧，出血后疼痛减轻或缓解；

2. 急性胃黏膜损害　有服用阿司匹林、吲哚美辛、保泰松、肾上腺糖皮质激素等损伤胃黏膜的药物史或酗酒史，有创伤、颅脑手术、休克、严重感染等应激史；

3. 食管胃底静脉曲张破裂出血　有病毒性肝炎、血吸虫病、慢性酒精中毒等引起肝硬化的病因，且有肝硬化门静脉高压的临床表现；出血以突然呕出大量鲜红血液为特征，不易止血；大量出血引起失血性休克，可加重肝细胞坏死，诱发肝性脑病；

4. 胃癌　多发生在40岁以上男性，有渐进性食欲缺乏、腹胀、上腹持续疼痛、进行性贫血、体重减轻、上腹部肿块，出血后上腹痛无明显缓解。

（二）临床表现

1. 呕血和黑便　呕血和黑便是上消化道大出血的特征性表现。一般情况下，幽门以上出血者以呕血为主，幽门以下出血者可只表现为黑便，但如幽门以上出血量小或出血速度慢，血液全部流入肠内，则亦仅见黑便，幽门以下出血量大，速度快，血液反流入胃，还可兼有呕血。呕血的颜色取决于出血量和血液在胃内停留时间的长短。若小量出血，血液在胃内停留时间久，由于血液充分与胃酸化合后形成正铁血红素，则呕血呈咖啡色。相反则呕血呈鲜红色，尤其贲门以上病变出血常呕鲜红色血。粪便的颜色亦取决于出血量和血液在肠道内停留的时间，如出血量小，血液在肠内停留久，血液中的铁和肠内的硫化物化合后则粪便呈黑色，典型黑便呈光泽柏油糊状、恶臭，常表明十二指肠部位的出血，但空回肠及右半结肠病变引起小量渗血时，也可为黑便。如出血量大而速度快，刺激肠道使肠蠕动增加，因血液在肠道内停留时间短则排出粪便可呈紫红色甚至鲜红色，易和下消化道出血相混淆。

2. 失血性周围循环衰竭　一般成人失血500mL以下时，由于损失血容量可被脾脏储血和组织间液迅速补充，可以无症状。当失血量在500～1000mL时可出现乏力、心悸、口渴等症状，血压多无改变。失血量大于1000mL且失血速度快时可出现急性周围循环衰竭，其临床表现为头晕、视物模糊、心悸、口渴、少尿、四肢厥冷、精神萎靡、躁动不安、出冷汗、昏厥、血压下降，甚至休克、昏迷。但在出血性休克早期血压可以正常，甚至一时偏高，不能只依据血压判断病情。体检时可发现脉压小，心动过速，心音低钝，老年人有时可出现心律失常，应密切观察，积极抢救。

3. 发热　多数患者在休克被控制后出现低热，一般不超过38.5℃，可持续3～5天。体检可见呼吸急促、心动过速、低血压、周围血管收缩、皮肤发冷苍白及少尿，此时约丧失血容量的1/3。胸部检查要注意心脏杂音及有无期前收缩现象。如有腹壁静脉曲张、肝脾大、蜘蛛痣、肝掌，提示食管静脉曲张出血。右上腹压痛，胆囊肿大伴有黄疸应考虑肝胆系统出血。出血伴有皮肤黏膜毛细血管扩张，可能为遗传性毛细血管扩张症。

（三）实验室及其他检查

1. 实验室检查　呕血后可有急性失血性贫血，出血6～12小时后红细胞数、血红蛋白量及红细胞比容下降，白细胞数增高，可达（10～20）×10⁹/L，出血后2～3天白细胞降至正常。肝硬化食管胃底静脉曲张破裂出血，由于常伴脾功能亢进，可无白细胞增高，甚至减少。此外，上消化道大出血后数小时，血尿素氮增高，1～2天可达高峰，3～4天内降至正常，若再次出血，尿素氮可再次升高。如果肌酐在132.6μmol/L以下，尿素氮升高，提示上消化道出血在1000mL以上。

2. 急诊内镜检查　是首选的诊断方法，应在出血后12～24小时内进行检查，可在急诊室或病床旁操作。应顺序地窥视食管、胃和十二指肠，应注意病灶有无活动性出血或近期出血。并于病灶取活检或细胞刷检，对病变性质可做出正确的诊断。内镜检查国内外报告的阳性率可达80%～90%。有时还能发现用钡餐，甚至手术也难以发现的病变，如 Mallory – Weiss综合征、急性胃黏膜病变等，同时还可经内镜进行紧急止血措施。

3. 胃管吸引　可用软细导管插入患者食管，徐徐下送，边注入清水边以低压抽吸消化液，观察有无血迹，以确定出血的部位。有时也可将三腔管放入胃腔后将胃气囊与食管气囊充气，压迫食管下端与胃底，用生理盐水将胃内积血冲洗干净，如无再出血，则考虑食管、胃底静脉曲张破裂出血。如吸出的胃液仍有血液则以胃、十二指肠溃疡出血或胃癌出血的可能性较大。

4. 吞线试验　让患者吞入长约130cm，带有金属球的棉线，使之通过十二指肠，6~8小时后取出，直接观察胆汁或血迹距门齿的距离，借此估计出血部位。亦可在吞入棉线后静脉注射5%荧光素20mL，待4分钟后取线在紫外线灯下观察荧光染色，以助诊断。

5. 选择性动脉造影　对内镜不能发现的病灶，或不宜接受内镜检查，或高度怀疑小肠出血可行腹腔动脉造影或选择性动脉造影，此乃十分安全有效的诊断措施。通过造影剂的外渗部位和造影血管部位显示出血的来源。因本项检查需较高技术、设备条件，多数病例还须选择检查的时机，所以临床并没有作为普遍的检查手段。但每一个临床医生应意识到，对内镜检查不能明确出血病灶或部位的患者，大多具有血管造影的指征。

6. 放射性核素检查　应用放射性核素^{99m}Tc标记的红细胞通过静脉注射后示踪而显示胃肠道出血。一般认为，出血速率在0.5 mL／min时，就可显示出血灶，且注射一次^{99m}Tc标记的红细胞可以监测患者胃肠出血达24小时。目前，用于间断或小量出血，且动脉造影也呈阴性结果的患者。由于本法只能对有活动出血患者做定位检查，且需专门设备和实验材料，价格较昂贵，故临床应用有一定局限性。

7. X线检查　钡餐检查能发现某些消化系统病变，特别是对消化性溃疡帮助较大，但在出血期间做此检查可加重出血，检查过迟，一些病变如浅小的消化性溃疡或急性胃黏膜病变可能短期内愈合而不被发现，故应选择适宜时机，最好在出血停止或病情稳定数天后进行。上消化道气钡双重造影可以观察黏膜象，能发现细小病变。

（四）诊断

1. 出血的病因及部位诊断　根据详细的病史、体征，有半数患者可以做出呕血病因诊断。进一步依靠实验室、X线钡餐、内镜及选择性动脉造影等检查，可以查清大部分患者出血的病因和部位。如果是肝胆、胰腺或全身疾患引起，则可选做B超、CT、磁共振、各项生化检查等加以确诊。

2. 出血程度的判断　失血量多少的判断：失血量的判断对进一步处理极为重要。一般每日出血量在5mL以下，大便色不变，但潜血试验可以为阳性，失血量在50~100mL，则大便呈黑色甚至出现柏油便。以呕血、便血的数量作为判断失血量的资料，往往不太精确，因为呕血与便血常分别混有胃内容物与粪便，另一方面部分血液尚潴留在胃肠道内，仍未排出体外。临床上常根据血容量减少导致周围循环的改变进行判断。

（1）一般状况：呕血的临床表现取决于出血的程度和速度以及并存的疾病，失血量<400mL，由于机体自身的代偿，有效血循环量在1小时内得以改善，故无自觉症状。失血量400～800mL，因机体失代偿则可出现头晕、心悸、口渴、乏力、胸闷、冷汗、脉搏快等症状。失血量800～1200mL，则可出现烦躁不安、四肢冰凉、少尿、脉搏弱快等休克表现。若出血仍继续，除昏厥外，尚有气短、无尿，此时急性失血已达2000mL以上。

（2）脉搏：脉搏的改变是判断失血程度的重要指标，当急性血容量丢失，由于机体代偿功能使心跳加快，微血管反射性痉挛、肝脏与脾脏及皮肤血窦内的储血进入血循环增加回心血量，则调整机体有效血容量，确保了心脏、大脑、肾脏等生命脏器的血液供应；若急性失血过多，机体失代偿而难能有效维持血容量时，便导致休克状态。所以，当大量出血时，脉搏快而弱（或脉细弱），脉搏每分钟增至100～120次，失血估计为800～1600mL；脉搏细微，甚至扪不清时，失血已达1600mL以上。有些患者出血后，在平卧时脉搏、血压都可接近正常，但让患者坐位或半卧位时，脉搏会马上增快，出现头晕、冷汗，表示失血量大。如果经改变体位无上述变化，测中心静脉压又正常，则可以排除有过大出血。

（3）血压：血压的变化同脉搏一样，是估计失血量的可靠指标，当失血量大于800mL（占总血容量的20%），收缩压稍降，脉差缩小，揭示早期休克。若失血量800～1600mL（占总血容量的20%～40%），收缩压9.33～10.66kPa（70～80mmHg），脉差小，若失血量1600～2000mL（占总血容量的40%～50%），收缩压6.67～9.33kPa（50～70mmHg），脉差很小。更严重的急性大出血量2000mL以上则血压降至零。

有学者主张，用休克指数来估计失血量，休克指数=脉搏（次／分）÷血压（收缩压mmHg）。正常值为0.58，休克指数=1，失血800～1200mL（占总血量20%～30%），休克指数>1，提示失血量1200～2000mL（占总血量30%～50%）。

（4）血常规：血红蛋白测定、红细胞计数、血细胞比容可以帮助估计失血的程度。但在急性失血的初期，由于血浓缩及血液重新分布等代偿机制，上述数值可以暂时无变化，仅于大出血的32小时，血红蛋白才稀释到最大限度，故当大出血前无贫血时，血红蛋白在短时间内下降至7g以下，提示失血量在1200mL以上；在肝脏和脾脏功能正常时，于急性失血后的2～3小时内，白细胞计数可增高到$15 \times 10^9／L$。

（5）尿素氮：呕血后数小时，血液在肠道内分解吸收使血尿素氮增高，1～2天达高峰，3～4天内降至正常，如再出血，尿素氮可再次增高。此外，不仅血尿素氮增高，由于有效血容量减少，导致肾血灌流不足及肾小球滤过下降，血肌酐也同时增高。故当血肌酐>133μmol／L，而尿素氮>14.28mmol／L，则提示失血在1000mL以上。

3. 出血停止或是否再出血的判断　在一次出血后，黑便仍可持续几天，且还受患者排便次数的影响，因此，不能单凭黑便来估计出血是否停止。应定时反复测量脉搏及血压，根据其动态变化来监测出血的进展，直至恢复正常，并保持稳定，方可认为已无活动性出血。中心静脉压的监护，对正确估计出血或早期发现再出血是一种简易而有效的措施，若中心静脉压稳定在0.49kPa以上时，则表示出血已停止。另外，患者出血后，意识由模糊转为清醒，体力由疲惫不堪转为有力，食欲丧失后又恢复，提示出血好转或停止；反之则表示出血在继续或加剧。通常认为，出血后48小时再发生出血，则再出血的机会明显减少。

有以下征象者应认为有继续出血或再出血。

（1）呕血频繁、血色转为鲜红，黑便次数增多，粪质稀薄呈暗红色，伴肠鸣音亢进；

（2）虽经输血、输液等已补足血容量，但外周循环衰竭的表现无明显好转或中心静脉压仍波动不稳；

（3）红细胞计数、血红蛋白与红细胞比容继续下降，但出血早期，由于血液浓缩，三者均可正常，待6~12小时才下降；

（4）在补液与尿量足够、肾功正常情况下血尿素氮持续增高。

4. 急性上消化道大出血的标准

（1）大量呕血、便血，数小时失血量超过1000mL或循环血量的20%。

（2）血压、脉搏明显变化，血压低于平时3.99kPa（30mmHg），或每小时输血100mL不能维持血压，脉搏> 110次／分。

（3）Hb降到7g以下，RBC< 200万或红细胞比容降到28%以下。

（4）临床上有惊慌、烦躁、冷汗、厥逆表现。

（五）鉴别诊断

应注意与口腔、扁桃体出血，肺结核、支气管扩张、二尖瓣病变所致咯血和口服药物、特殊食物引起的黑便相鉴别。

三、处理

应根据患者出血的严重程度采取相应的处理。急性出血者应住院治疗，危重患者收入重症监护病房（ICU），密切监测患者生命体征、尿量、心电图等变化。

（一）一般急救措施

患者应卧床休息，保持呼吸道通畅，避免呕血时血液吸入引起窒息，必要时吸氧。活动性出血期间禁食。

严密监测患者生命体征，如心率、血压、呼吸、尿量及神志变化。观察呕血与黑便情况。定期复查血红蛋白浓度、红细胞计数、血细胞比容与血尿素氮。必要时行中心静脉压测定。对老年患者根据情况进行心电监护。

（二）补充血容量

上消化道出血的患者应绝对卧床，取平卧位，并积极补充血容量。一般应立即静脉抽血查血型，继之输入5%葡萄糖盐水或右旋糖酐等血浆代用品（右旋糖酐24小时内不应该超过1000mL），并着手准备配血。当有休克早期征象或收缩压低于12kPa（90mmHg）处于休克状态时，应立即输入足够量的全血。对肝硬化患者应输入新鲜血，因库血含氨量较多易诱发肝性脑病。如输入库存血较多，每600mL血应静脉补充葡萄糖酸钙10mL。输血速度要根据出血程度而定，应尽快改善休克状态，将收缩压升高到12kPa（90mmHg）水平，然后减慢速度。对有心、肺、肾疾患及老年患者，要避免输血或（及）输液过多而引起急性肺水肿。对肝硬化门静脉高压患者，要警惕输血过多可增加门静脉压力，而有激发再出血的可能。

（三）止血措施

应根据不同的病因，患者有无凝血机制缺陷等，选择不同的止血措施。

1. 非食管、胃底静脉曲张出血的治疗

（1）药物治疗

1）组胺H_2受体拮抗剂：对消化性溃疡、急性胃黏膜损害（包括急性应激性溃疡和急性糜烂性胃炎）、食管贲门黏膜撕裂症、食管裂孔疝及食管炎等所致的出血效果较好，因胃酸在许多上消化道出血的发病中起重要作用，H_2受体拮抗剂有强烈的抑制胃酸分泌作用，可提高胃内pH而减少H^+反弥散以促进止血。一般先用静脉制剂，目前，最常用的为西咪替丁400mg每4～6小时1次。当估计出血已停止即可改为口服西咪替丁或雷尼替丁等其他H2受体拮抗剂，剂量及用法同消化性溃疡的药物治疗。

2）胃内灌注去甲肾上腺素：去甲肾上腺素8mg加入生理盐水100～200mL，用胃管灌注或口服，可使胃肠道黏膜出血的小动脉收缩，并减少胃酸分泌，可能有利于止血。一般每隔0.5～1小时灌注1次，重复3～4次仍无效者则停用。

3）其他：抗纤维蛋白溶解剂、卡巴克洛、酚磺乙胺、维生素K等均无肯定疗效，可根据病情选用。

（2）内镜直视下止血

1）药物喷洒法：内镜下直接对出血灶喷洒止血药，对局部渗血疗效较好，对动脉性出血疗效较差。①去甲肾上腺素溶液：浓度为8 mg／100mL，每次喷洒量为20～40mL，止血有效率约80%；②孟氏溶液：机制是本品具有强烈的表面收敛作用，遇血后发生凝固，在出血的创面形成一层棕黑色的牢固贴附在表面的收敛膜。常用浓度为5%，每次30～50mL；③凝血酶：浓度以5000U／40mL为宜。喷洒后，可再继续口服凝血酶2万U，每8小时1次，共3天。此法疗效较高，无不良反应，但血凝块易于早期剥落，有再出血的可能。为巩固止血效果，必要时可与其他内镜下止血法联合应用。

2）局部注射法：当内镜检查发现喷射性出血或血管显露时，可用局部注射法止

92

血。常用药物有高渗钠-肾上腺素溶液、5%鱼肝油酸钠、1%乙氧硬化醇。

3）激光照射法：机制是由于光凝作用，使照射局部组织蛋白凝固，小血管内血栓形成。如选择功率过大或照射时间过长可致胃肠穿孔、出血及胃肠胀气等并发症。

4）微波凝固法：近年来，国内上海、南京和武汉等地均研制成功内镜下微波凝固机，对治疗上消化道出血疗效满意。优点是操作简便，止血目标确切，安全性高。

5）高频电凝止血：主要用于血管显露性出血及有直接出血征象出血性病变。

6）热探头凝固法：1978年，首先由美国Robert等人研制成功试用于临床，其疗效确切、安全，止血方法简单。

7）放置止血夹法：此法止血既安全又有效，伤口愈合后此金属夹子自行脱落随粪便排出体外。

（3）动脉内灌注收缩药或人工栓子：该法仅适用于内镜无法到达的部位或内镜止血失败的病例。方法：经选择性血管造影导管，向动脉内灌注加压素，开始以0.1～0.2U／min的速度灌注20分钟后，若仍出血时加大剂量至0.4U／min，如灌注20分钟后仍有出血，应改用其他止血方法。若最初的0.2U／min灌注量可控制出血，应维持48小时，方法：0.2U／min持续24小时；0.1U／min持续24小时。对于胃、十二指肠出血患者，经保守治疗或血管灌注血管收缩药无效，而又难以耐受外科手术者，可采用动脉内注入人工栓子，一般用吸收性明胶海绵，使出血的血管堵塞而止血。

（4）外科手术治疗：不同病因其手术指征和手术方式各有不同。手术指征如下：

1）年龄在50岁以上，伴动脉硬化及心肾疾患，经治疗24小时后出血仍不止，且机体对出血的耐受性差，易影响心肾功能者；

2）短时间内患者失血量很大，很快出现临床休克征象者；

3）大量出血并发穿孔、幽门梗阻，或疑有癌变，或有梗阻、穿孔病史者；

4）有反复大出血，尤其近期反复出血者，其溃疡长期不愈合，出血不易自止，即使自止仍可复发者；

5）严重的出血经过积极输血及各种止血方法的应用后仍不止血，血压难以维持正常；或血压虽正常，但又再次大出血者，一般认为，输血800～1000mL后仍不见好转者可考虑手术治疗；

6）以往曾有多次严重出血，而间隔时间较短后再出血者；

7）经检查发现为十二指肠后壁及胃小弯溃疡者，因其溃疡常累及较大血管及瘢痕形成影响止血；

8）胆道出血，尤以结石、溃疡所致者；⑨食管裂孔疝所引起的大出血。

2. 食管、胃底静脉曲张出血的治疗　本病往往出血量大、再出血率高、死亡率高，在止血措施上有其特殊性。

（1）三腔管双气囊压迫法：本法对食管下端曲张静脉破裂出血的疗效较为可靠。向胃囊注气200～300mL，压力为5.33～6.67kPa（40～50mmHg），向外牵引，气囊即压迫胃底的曲张静脉，再向食管囊充气100~150mL，压力为4~6.6kPa（30~50mmHg）压迫食管的曲张静脉，止血成功率70%~90%。一般需压迫12~24小时，然后放出囊内空气，以免压迫过久引起局部黏膜缺血坏死。三腔气囊管留置胃内，继续观察24小时，如无再出血，即可拔管。日本近年采用透明气囊管压迫止血，该气囊管透明，导管内径为8mm，可插入纤维支气管镜，通过透明的管壁和气囊观察止血的情况。从而可选用最低有效止血压力，止血成功率高，并发症少。

气囊压迫止血法常见的并发症有3种。①吸入性肺炎：双气囊四腔管专有一管腔用于吸取食管囊以上的分泌物，可减少吸入性肺炎的发生；②双气囊压迫的位置固定不牢，以致气囊向上移位，堵塞咽喉引起窒息死亡。因此，经气囊压迫止血的患者，应加强监护；③食管黏膜受压坏死，甚至食管穿孔。

（2）神经垂体后叶素：静脉注射神经垂体后叶素或垂体加压素可使内脏小动脉收缩或肝内动脉–门静脉分流关闭，门静脉压力降低而止血。用法如下：

1）将此药10~20U加入50%葡萄糖液20mL中静脉缓注。在12~24小时内，每4小时重复1次；

2）此药10~20U加入5%葡萄糖液200mL中静脉滴注，速度为0.2~0.3U／min，止血后改为0.1~0.2U／min，维持8~12小时后停药。对高血压病、冠心病、肺心病、心力衰竭患者及孕妇禁用；

3）肠系膜上动脉内灌注神经垂体后叶素，可使腹腔内脏血管痉挛，进入门静脉的血量减少，门静脉压力降低而止血。多在肠系膜血管造影后进行。首先每分钟灌注0.15U，连续注入20分钟后，改为每分钟灌注0.30U，再连续注入20分钟，以后交替进行。一般在注射后10分钟即见出血减慢，30分钟至4小时完全止血，但仍应继续滴注4~48小时。

目前主张同时使用硝酸甘油，以减少血管升压素引起的不良反应，同时硝酸甘油还有协同降低门静脉压作用。用法为硝酸甘油静脉滴注，根据患者血压来调整剂量。也可舌下含服硝酸甘油0.6mg，每30分钟1次。有冠状动脉粥样硬化性心脏病者禁忌使用血管升压素。

生长抑素（somatostatin）近年用于治疗食管胃底静脉曲张出血。其作用机制尚未安全阐明，研究证明，可明显减少内脏血流量，并见奇静脉血流量明显减少，后者是食管静脉血流量的标志。该类药物止血效果肯定，因不伴全身血流动力学改变，故短期使用几乎没有严重不良反应，但价格昂贵。目前用于临床有14肽天然生长抑素，用法为首剂250μg静脉缓注，继以250μg／h持续静脉滴注。本品半衰期极短，应注意滴注过程中不能中断，若中断超过5分钟，应重新注射首剂。8肽的生长抑素同类物奥曲肽（octreotide）半衰期较长，常用量为首剂100μg静脉缓注，继以25~50μg／h持续静脉滴注。

（3）内镜下注射硬化剂：经气囊压迫及药物治疗无效，外科分流或断流手术有禁忌者，可考虑在急性出血时行内镜下注射硬化剂治疗食管静脉曲张出血。常采用的硬化剂有：5%油酸酒精安、5%鱼肝油酸钠、3%十四烃基硫酸钠、1%或3%聚多卡醇，国内多采用5%鱼肝油酸钠。新近采用α-氰基丙烯酸酯注射治疗食管胃底静脉曲张破裂出血取得良好效果。

（4）经皮经肝食管静脉栓塞治疗：适于内科保守治疗无效，且不宜行外科分流术者。该法操作较难，术后并发症亦较多，故实际应用中受到限制。

（5）控制胃酸及其他止血药：如H_2受体拮抗剂可控制胃酸。其他如维生素K_1、维生素K_3，抗血纤溶芳酸或氨甲环酸、酚磺乙胺等可酌情选用。

（6）外科手术或经颈静脉肝内门体静脉分流术：急症外科手术并发症多、死亡率高，因此应尽量避免。但在大量出血上述方法治疗无效时唯有进行外科手术。有条件的单位亦可用经颈静脉肝内门体静脉分流术治疗，该法尤适用于准备进行肝移植的患者。

四、护理要点

（一）一般护理

各种病因引起的上消化道出血，在护理上有其共性，也各有特殊性。

1. 大出血时患者应绝对卧床休息，取平卧位并将下肢略抬高，以保证脑部供血。呕吐时头偏向一侧，防止窒息或误吸；必要时用负压吸引器清除气道内的分泌物、血液或呕吐物，保持呼吸道通畅，给予吸氧。

2. 立即建立静脉通道。配合医生迅速、准确地实施输血、输液、各种止血治疗及用药等抢救措施，并观察治疗效果及不良反应。输液开始宜快，必要时测定中心静脉压作为调整输液量和速度的依据。避免因输液、输血过多过快而引起急性肺水肿，对老年患者和心肺功能不全者尤应注意。肝病患者忌用吗啡、巴比妥类药物宜输新鲜血，因库存血含氨量高，易诱发肝性脑病。准备好急救用品、药物。

3. 急性大出血伴恶心、呕吐者应禁食。少量出血无呕吐者，可进温凉、清淡流质，这对消化性溃疡患者尤为重要，因进食可减少胃收缩运动并可中和胃酸，促进溃疡愈合。出血停止后改为营养丰富、易消化、无刺激性半流质、软食，少量多餐，逐步过渡到正常饮食。

4. 安静休息有利于止血，关心、安慰患者。抢救工作应迅速而不忙乱，以减轻患者的紧张情绪。经常巡视，大出血时陪伴患者，使其有安全感。呕血或解黑便后及时清除血迹、污物，以减少对患者的不良刺激。解释各项检查、治疗措施，听取并解答患者或家属的提问，以减轻他们的疑虑。

（二）病情观察与护理

要严密观察和判断患者病情变化，动态观察患者血压、脉搏、体温、尿量、指甲、皮肤色泽和肢端温度，呕血与黑便的量、性质、次数和速度，及时发现出血先兆，正确判断出血严重程度和出血是否停止等，并详细记录。

1. 根据临床症状判断失血量 可根据患者呕血量，便血量，临床症状如头晕、昏厥、苍白、出汗及体温、脉搏、呼吸、血压等情况来判断和估计出血量。

（1）无全身症状：失血量为循环血量的10%～15%（估计失血量为400～600mL）；

（2）轻度失血：失血20%～25%（800～1200mL）。出现心悸，头晕，面色苍白，口干，冷汗，脉率在100次／分左右，收缩压在12～13.3kPa，脉差小；

（3）中度失血：失血30%～40%（1200～1600mL），除上述症状外，还可出现烦躁不安、肢冷、休克，心率在100～120次／分；

（4）严重失血：失血40%～50%（1600～2000mL），表情淡漠，意识障碍，昏迷，无尿，重度休克，心率120～140次／分，脉搏可触之不清。

2. 观察出血是否停止的参考 确立诊断后须观察出血量是否停止以证实治疗是否有效。

（1）经数小时观察，无新的呕血与便血，且血压、脉搏平稳者提示出血停止；

（2）一次上消化道出血之后48小时之内未再有新的出血，可能出血已停止；

（3）中心静脉压（CVP）监护时，其值在0.49kPa以上者，考虑出血停止；多数患者自然状态良好者。

3. 具体观察项目及措施

（1）开始每15～30分钟记录一次血压、脉搏、呼吸和神志变化；

（2）记录出入量，严密注意呕血、黑便情况；

（3）建立静脉通路至少两条，做好测定中心静脉压准备；

（4）放置导尿管，观察每小时尿量；

（5）肢体湿度和温度，皮肤与甲床色泽；

（6）周围静脉特别是颈静脉充盈情况。

4. 其他观察

（1）体温变化：出血后可有低度或中度发热，一般无须特别处理，高热时可用物理降温。

（2）由门脉高压引起食管、胃底静脉曲张破裂出血的患者，应观察是否有黄疸、腹腔积液及患者的意识状况，发现异常要及时和医生联系。

（3）注意口腔、皮肤的清洁，清除口腔血迹，以免因血腥味引起恶心、呕吐，同时亦可减少感染的机会。

（4）静脉滴注神经垂体后叶素时，要注意观察药物疗效及不良反应，滴速不宜过快，严防引起心律失常、心搏骤停及其他严重不良反应。

（三）三腔管监护

熟练的操作和插管后的密切观察及细致护理是达到预期止血效果的关键。对插三腔管止血的患者，护理中应注意下列几方面。

1. 放置三腔管24小时后应放气数分钟再注气加压，以免食管胃底黏膜受压过久而致黏膜糜烂，缺血性坏死。

2. 定时测量气囊内压力，以防压力不足或过高。

3. 防止三腔管脱落和气囊破损，发现气囊破裂应拔出三腔管，否则气囊上抬压迫气管易发生呼吸困难或窒息。患者床旁应另备一完好三腔管以便随时应用。

4. 鼻腔应清洁湿润，口唇涂液状石蜡以防干裂，注意呼吸道通畅。

5. 定时抽吸管内液体和血液，抽净为止，可以减少吸收，避免诱发肝性脑病，并能观察有无继续出血。

6. 确认已止血则放气观察24小时，无出血后可拔管，但拔管前应先口服液体石蜡20～30mL，润滑黏膜和管外壁，抽尽囊内气体，最后以缓慢轻巧动作拔出三腔管。

7. 昏迷患者可于囊内气体放出后保留三腔管，从胃管内注入流质和药物。

8. 三腔管压迫期限一般为72小时，若出血不止可适当延长时间。

（四）配合做好内镜检查与治疗的护理

1. 内镜检查与治疗前，做内镜检查与治疗原则上应在出血后5～48小时内进行，重症出血者应在抗休克治疗使收缩压达10.7kPa左右后方可进行检查。急性呕血不止又需紧急内镜检查者，可先止血后检查。检查前应向患者做好解释工作，以减轻患者的心理紧张，便于配合检查。对恶心、呕吐者肌内注射山莨菪碱10mg，精神紧张者可肌内注射地西泮10mg。

2. 检查与治疗后，患者需卧床休息，每30～60分钟测量体温、脉搏、呼吸、血压，随病情稳定后可改为4～6小时测量，并详细做好记录，仔细观察有无继续出血情况，一般患者经治疗后呕血现象消失，便血可在36～48小时内停止。如发现患者血压下降、腹痛、烦躁，又伴有血色素下降、血中BUN升高，提示有继续出血，视病情可行再次止血或外科手术治疗。

（五）症状护理

1. 出血前的先兆症状　头晕、恶心、口渴常是呕血前的先兆。腹内肠鸣不已、腹胀则常是便血的先兆。应注意加强床旁护理，观察呕血和黑便，严格交接病情。

2. 呕血与黑便　严密观察呕血和黑便的量、颜色和性质，以正确判断病情。如呕血400mL以上，提示出血量大，可出现失血性休克；如黑便频数稀薄，提示出血在继续，应配合抢救。出血的性质、颜色可识别出血部位，如呕鲜红色血，为食管胃底静脉破裂出血，应用三腔管压迫止血，同时应准备足够量的血积极抢救。

3. 皮肤色泽及肢端温度　应严密观察皮肤色泽及肢体温度的改变，如面色苍白，常提示有大出血，应迅速处理；口唇或指甲发绀，说明出血后微循环血流不足，应迅速给氧；四肢厥冷表示休克加重，应注意保温。

4. 尿量　应准确记录尿量。少尿或无尿一般提示出血性休克严重，血容量不足，应保证输血、输液的迅速、顺利。同时及时抽血送检，如尿素氮在7.1mmol／L以上，则提示有继续出血，应及时处理。如在17.9mmol／L以上，则提示预后不良。

5. 体温　应每4小时测量1次。出血24小时常有低度或中度发热；严重出血的可有高热。这与出血后血液分解产物的吸收、失血后贫血、体温调节中枢失调有关。高热时可物理降温，无须特殊处理。但应密切观察有无上呼吸道感染等其他原因的发热。

第五章　体液平衡失常

第一节　体液代谢失调

体液是人体的重要组成部分，是维持生命的基本物质。它的主要成分为水和所含的溶质，无机物类溶质有Na^+、K^+、Ca^{2+}、Mg^{2+}、Cl^-、HCO_3^-、HPO_4^{2-}、SO_4^{2-}等电解质；有机物类溶质有蛋白质、脂肪、糖类、激素、酶等。

人体总体液占体重的50%~70%，随年龄、性别和胖瘦而异。由于脂肪组织含水量少，所以人体脂肪含量影响总体液与体重的比例，女性所占比例低，约50%，成年男性约占60%，新生儿可达70%。

机体进行正常的新陈代谢，必须要有一个稳定的内环境，在正常情况下，体液有一定的容量、分布和电解质的离子浓度，并由人体的调节功能加以控制，使细胞内和细胞外的容量、电解质浓度、渗透压等能够维持在一定的范围内，这就是水与电解质的平衡。但是，这种平衡可以受到创伤、严重感染、手术应激等因素的影响，导致机体无能力进行调节或超过了机体可以代偿的程度，便会发生水与电解质的平衡失调。

高渗性缺水

高渗性缺水又称原发性缺水或单纯性缺水。其特点是失水多于失钠，血清钠浓度升高，大于150mmol／L。由于细胞外液高渗，刺激下丘脑口渴中枢，引起患者口渴感而饮水，使体内水分增加，以降低渗透压。同时高渗可引起抗利尿激素分泌增加，以增强肾小管对水的再吸收，尿量减少，使细胞外液的渗透压降低，恢复其容量。如继续缺水，则因循环血量显著减少，引起醛固酮分泌增加，加强对钠和水的重吸收，以维持血容量。严重缺水时，细胞外液的高渗状态，使细胞内液逸至细胞外间隙，结果是细胞内液、细胞外液量都减少。最后，细胞内液缺水程度超过细胞外液缺水程度，脑细胞因缺水而导致脑功能障碍的严重后果。

一、病因和发病机制

（一）进水不足

在特殊情况下如在沙漠、坑道和海上作业时水源缺乏，可因进水不足而发生缺水。此外在吞咽困难、重伤员和昏迷患者不能主动饮水等情况下，也可因水摄入不足而引起缺水。

（二）失水过多

在炎热的气候下从事重体力劳动、行军或作战，大量出汗（汗是低渗性液体，约含钠70mmol／L）而又未补充足够的水分，可以发生高渗性缺水。高热的患者水从肺和皮肤蒸发增多，尿崩症患者每天大量排尿，若补水不足也可发生缺水。此外，鼻饲浓缩的高蛋白饮食或接受静脉高价营养（静脉输注高渗葡萄糖、水解蛋白和氨基酸等）的患者，如入水量不足，也可引起细胞外液高渗，血液内溶质浓度过高，产生溶质性利尿而失水，这时患者尿量不少，缺水容易被忽略。

当水分不足时，每天至少仍然要排出500mL的尿量以排泄废物，仍要从皮肤和肺蒸发850mL左右的水分以散热。这样进水不足而又不断地自然排水，液体出多入少，发生失水。这一型缺水钠离子丧失较少，以水分的丧失为主。

二、病情评估

（一）病史

有摄入水量不足和水分丧失过多病史。

（二）临床表现

根据症状轻重分3度。

1. 轻度 缺水量占体重2%～4%；口渴或尿少。

2. 中度 缺水量占体重4%～6%；极度口渴、汗少、尿少、尿比重升高、唇舌干燥、乏力，常有烦躁。

3. 重度 缺水量占体重7%以上；除上述症状外，出现躁狂、幻觉、谵妄，甚至昏迷。

（三）实验室及其他检查

1. 尿比重高。

2. 血清钠＞150mmol／L；血液浓缩；红细胞计数、血红蛋白、血细胞比容升高。

（四）诊断和鉴别诊断

根据上述临床表现，结合实验室检查可诊断。应与低渗性脱水和等渗性脱水相鉴别。

三、处理

1. 尽早去除病因，使患者不再失液。

2. 以补充水分为主，饮水。不能口服或失水程度严重者，应从静脉输给5%葡萄糖液，估计补液量的方法有两种。

（1）根据临床表现的严重程度来测算，每丧失体重的1%，补液500mL。

（2）根据血钠浓度计算：补液量（mL）=[血钠测得值（mmol／L）−血钠正常值（mmol／L）×体重（kg）×4]。计算所得量分2日补给，当日先给计算量的一半，余下的一半次日补给。

四、护理要点

（一）一般护理

1. 积极去除病因，鼓励患者多饮水。

2. 加强皮肤护理，定时擦洗、清洁皮肤，保持口鼻、唇的清洁与湿润。

3. 输液时，注意检查输液速度与入液量。

（二）病情观察与护理

观察生命体征的变化，每日测定体重，记录24小时出入量，记录脉搏、血压改变以及外周血管充盈情况。注意皮肤弹性、黏膜干燥程度。

（三）健康教育

1. 饭前、饭后和就寝前注意口腔卫生，以预防感染。

2. 多摄取水分，采取高纤维饮食。

3. 建立正常的排便形态，定时如厕。

4. 鼓励多下床活动，避免长期卧床。

低渗性缺水

低渗性缺水（hypotonic dehydration）又称慢性缺水或继发性缺水。水和钠同时缺失，但缺水少于缺钠，细胞外液渗透压降低。血清钠低于135 mmol／L。

一、病因和发病机制

1. 胃肠道持续丢失消化液，如反复呕吐、长期胃肠减压、肠梗阻、腹泻、肠瘘等。

2. 大面积创面的大量渗液，如大面积烧伤、广泛撕脱伤等。

3. 长期使用排钠利尿剂（呋塞米、依他尼酸、氯噻嗪），而未及时补钠。当失钠多于失水时，细胞外液呈低渗，其水分从小便排出。如进一步发展，则细胞外液进入细胞内，导致细胞外液减少，血容量降低，醛固酮和ADH分泌增加，使肾脏减少排钠，Cl^-和水的再吸收增加，导致少尿，以保持血容量。

二、病情评估

（一）病史

各种原因体液丧失，补充不当，只补水或钠补充不足。

（二）临床表现

根据缺钠程度分为3度。

1. 轻度　疲乏、头晕、厌食、手足麻木。约每千克体重缺氯化钠0.5g。

2. 中度　除上述表现外，有恶心、呕吐、站立性晕倒、血压不稳或降低、脉细速、脉压缩小、浅静脉萎缩、视力模糊、皮肤弹性降低、尿少等。约每千克体重缺氯化钠0.50～0.75g。

3. 重度　患者神志不清、木僵休克，甚至昏迷。约每千克体重缺氯化钠0.75～1.25g。

（三）实验室及其他检查

1. 血液浓缩，血尿素氮升高。

2. 血清钠< 135mmol／L（轻度），130mmol／L（中度），120mmol／L（重度）。

3. 尿少、尿钠、氯减少或缺如；比重低于1.010。

（四）诊断和鉴别

诊断根据上述临床表现，结合实验室检查可诊断，应与高渗性和低渗性脱水鉴别。

三、处理

低渗性缺水主要功能代谢变化是血钠降低、血容量不足，因此补充含钠液，以恢复细胞外液容量和渗透压是治疗的基本原则。对于轻、中型病例一般给以等渗电解质即可。对于重型应补充高渗盐水，以迅速提高细胞外渗透压，恢复体液平衡。

四、护理要点

（一）一般护理

1. 保持环境安静，减少噪声及其他刺激源，免除患者受影响而急躁不安。

2. 注意饮食应含高热量、高蛋白成分，减少纯水量或钠的摄取，以免水分过度滞留。

3. 患者过于疲倦者，应协助进食。

（二）病情观察与护理

1. 注意在大量出汗或有显著消化液丢失情况下，应及时记录丢失量，并适当补充电解质，不应单纯补充水分，以免导致失钠多于失水的情况。

2. 长期使用利尿剂及低盐饮食的患者中，应当注意定期检查血电解质，适当补充钠盐，以免造成缺钠及低渗性脱水。

3. 密切观察脉搏、血压及尿量改变，如有疲乏、头晕及直立性眩晕时应注意保护，以免因晕厥、摔倒而导致意外损伤。心率增速、脉压下降、四肢厥冷常提示休克，应及早给予等渗盐水以补充血容量，恢复组织灌流。

等渗性缺水

等渗性缺水（isotonic dehydration）又称急性缺水或混合性缺水，水、钠等比例丢失，血清Na^+在135～150mmol／L。

一、病因和发病机制

（一）病因

任何等渗体液大量丢失所造成的缺水，在短期内均为等渗性缺水。常见于大量呕吐、腹泻、胃肠减压之后；或出现在大量抽放胸、腹腔积液；大面积烧伤早期；肠梗阻、肠瘘以及弥散性腹膜炎等情况下。

（二）发病机制

等渗性缺水主要是细胞外液的丢失，血容量与组织间液均减少，但细胞内液量变化不大。细胞外液容量的减少，促使醛固酮与抗利尿激素的分泌，肾脏对钠与水的吸收增加。患者尿量减少，尿钠含量低。细胞外液量明显减少时，患者软弱无力，脉搏增速，可出现直立性低血压。如体液丢失迅速而未及时纠正，可在数小时内出现血容量明显下降。

二、病情评估

（一）诊断

1. 病史　多见于消化液的急性大量丧失，如呕吐、肠梗阻、肠瘘、弥漫性腹膜炎及大面积烧伤早期的患者。

2. 临床表现　由于丢失的等渗的细胞外液，致血容量明显减少，临床症状发展较快，患者可有尿少、口渴、乏力、皮肤黏膜干燥、弹性差及头昏、血压下降等高渗性脱水与低渗性脱水的混合表现。

3. 实验室及其他检查　血清钠在136～145mmol／L。

4. 诊断和鉴别 诊断依据病史和临床表现常可做出诊断。应与高渗性脱水和低渗性脱水相鉴别。

三、处理

应以等渗盐溶液补充已丧失量。缺水量的计算，可按临床脱水缺钠程度，即根据临床表现、血清钠测量结果，动态观察后不断完善修正补液计划。

四、护理要点

首先是防治原发疾病。对于等渗性脱水的患者，一般可用等渗盐水及平衡盐溶液尽快补充血容量，除了根据临床缺水缺钠的程度补给之外，还需输入当日液体的需求。等渗性脱水患者如单纯补充水分而不补充钠盐，则可转变为低渗性缺水。如临床出现低血压、休克，则应积极地进行抗休克治疗。其护理措施是：

1. 对有频繁呕吐、腹泻或有消化道外瘘的患者，应及时记录体液丢失的情况，以作为液体补充的依据。

2. 随时评估有无低血容量的表现，定时检测脉搏、血压、尿量，注意有无颈静脉充盈不足及防止发生直立性低血压。

3. 经静脉途径快速输注等渗盐水或平衡盐溶液，以补充体液丢失，以避免休克、肾衰竭并发症的出现。

4. 注意液体输注的速度，在心、肾功能不全的患者中，速度需加控制，以免出现循环负荷过重或肺水肿。

低钾血症

血清钾低于3.5 mmol／L，称为低钾血症。低钾血症时，体内钾总量多数减少，但也偶有不减少。

一、病因和发病机制

引起低钾血症的常见原因有：

（一）摄入不足

一般饮食中所含的钾足够机体的需要，所以正常进食不会因摄入不足而产生低钾血症。但长期食欲减退、进食困难（如食道狭窄）及手术后禁食等情况下，可发生钾摄入不足。此时肾脏每天仍然排出20～40mmol的钾，所以引起低钾血症。几天以后，肾脏排钾才逐渐减少。

（二）丧失过多

1. 大量消化液丧失 消化液中以胃液含钾最多，约为血浆的2倍。其他消化液的钾浓度大致和血浆的相等。严重的腹泻、呕吐及胃肠减压可使钾大量丧失。上述情况还常常伴有钾吸收减少，所以容易产生低钾血症。

2. 从尿中失钾　长时间使用利尿剂（氯噻嗪类、依他尼酸、呋塞米等），不仅从尿中排出大量的水和钠，而且还排出大量的钾，若不注意补充钾，常常引起低钾血症。

长时间服用肾上腺皮质激素或肾上腺皮质功能亢进的患者，因激素的保钠排钾作用，使大量钾从尿中丧失，若未适当补充也可发生低血钾。有原发性或继发性醛固酮分泌增多的病理情况，常常伴有低血钾。

3. 钾转移到细胞内

常见于：

（1）注射大量葡萄糖和胰岛素时，糖原合成增加，钾随葡萄糖进入细胞内，引起血钾降低。因此给患者大量输入葡萄糖时，应特别注意补充钾。

（2）家族性周期性麻痹症发作时，细胞外液的钾突然进入细胞内液而引起血钾降低，出现肢体瘫痪。

（3）碱中毒时，细胞外液H^+浓度减少，细胞内的H^+出细胞以资补充，同时伴有细胞外的K^+和Na^+进入细胞以维持电中性。另外，碱中毒时，肾小管分泌H^+减少，分泌K^+即增多，因此引起低血钾。

二、病情评估

（一）病史

有钾摄入不足或钾丢失过多病史。

（二）临床表现

低钾血症的主要临床表现为心肌、骨骼肌、平滑肌收缩无力和腱反射迟钝。血钾低于2.5mmol／L可有软瘫、恶心、呕吐、腹胀甚至肠麻痹症状。患者神志淡漠，但也有表现为烦躁不安者。血钾低于2.0mmol／L时，出现嗜睡、神志不清。血钾越低，心肌应激性越高，可有第一心音低沉、心律不齐、低血压。

（三）实验室及其他检查

血清钾<3.5mmol／L，严重低钾者常伴有代谢性碱中毒致二氧化碳结合力、血pH、SB（标准碳酸氢盐）升高，但尿呈酸性。心电图示T波低平、S-T段降低、Q-T间期延长及出现u波。

（四）诊断和鉴别

诊断根据上述临床表现和实验室及其他检查可诊断。

三、处理

补充钾，如患者能口服，应分次给予，最好在餐后给予。静脉补钾时，应注意如下原则：无尿不补钾（每日尿量应在500mL以上），钾溶液浓度不过高（0.3%左右），滴入不过快，补钾不过量。采用静脉滴注补钾方法是：10%氯化钾15～30mL加入5%～10%葡萄糖液1000mL中静脉滴注。一般每日补钾40～80mmol（相当于氯化钾3～6g），第1天可用80～134mmol（相当于氯化钾6～10g）。如因缺钾发生严重心律失常、呼吸肌麻痹危及生命时，补钾量可增大，速度可加快。补钾溶液浓度可达0.5%～1.0%，静脉滴注速度可达每小时1.0～1.5g氯化钾，但不宜超过1.5g。钾缺乏而合并酸中毒或不伴低氯血症者，可用31.5%谷氨酸钾溶液20mL加入5%葡萄糖液500mL静脉滴注。

注意事项：

（1）切不可将10%氯化钾做静脉内直接注射，以免造成血清钾突然升高导致心搏骤停；

（2）补钾过程中需密切监测心电图和血清钾；

（3）钾进入细胞内较缓慢，完全纠正缺钾最少也要4天，故静脉滴注1～2天后能口服者宜改为口服，或静脉和口服补钾相结合，补钾时宜保守、勿冒进，以免造成致死性高血钾症；

（4）低钾伴有低镁和碱中毒时，常使低钾难以纠正，因此补钾同时应注意补镁和纠正碱中毒；

（5）补钾前还需了解肾功能，肾衰竭时补钾易致高血钾；

（6）在伴有低钙血症的患者，应同时静脉注射葡萄糖酸钙，以免补钾后诱发手足抽搐。

四、护理要点

护理的目标是预防有血钾过低倾向的患者发生血钾过低。评估时不仅应了解是否服用利尿药、皮质激素；有无呕吐、腹泻、胃肠减压以及消化液丢失量；尿量如何，血液酸碱平衡有无异常。在有禁食或大量消化液丢失以及使用利尿剂情况下，还应及时补充钾。口服氯化钾或枸橼酸钾。由于钾盐会刺激胃黏膜引起恶心、呕吐等反应，服钾盐后应嘱患者喝水，或改服缓释钾制剂。新鲜水果如橘汁、西瓜含钾量多，应鼓励摄食。如患者无法口服，则考虑静脉补充。为防止出现高血钾，必须在肾功能正常，有尿时补充。静脉滴注钾的浓度不宜超过40mmol／L，即1L液体中氯化钾含量不超出3.0g。钾浓度较高时静脉注射部位常会有严重疼痛及刺激现象，引发静脉炎，应降低滴速或浓度。绝对禁止以高浓度含钾液静脉注射，以防导致心搏骤停。钾的毒性及引起心搏骤停的危险可从心电图的T波以及QRS波形改变上观察到，故在大剂量补钾时，应施行心电图监测。补充钾量一般每日氯化钾不超出6～8g，严重缺钾时常需数日逐步纠正。

对于使用洋地黄制剂的低血钾患者，应特别注意，因为低钾情况下极易导致洋地黄中毒。

高钾血症

血清钾超过5.5mmol／L，称为高钾血症。

一、病因和发病机制

引起高钾血症的原因常见于下列情况：

1. 严重创伤　特别是大量肌肉组织被挫伤的挤压伤以及大面积烧伤。

2. 严重缺氧、酸中毒　细胞内钾释放至细胞外。

3. 溶血或感染　大量红细胞或组织分解，K^+从细胞内释出，而又有肾功水，K^+未能及时排出。

4. 休克、脱水、感染而致的急性肾功能不全。

5. 短时间内静脉输注的钾盐过多、过快，或应用大剂量某些含钾药物（如青霉素钾盐、羧苄西林）。

虽然高钾血症可以有上述的诱因，但是与肾功能不全有关，如肾功能良好，又有足够的尿量，很少发生严重的高钾血症。

二、病情评估

（一）病史

有钾输入、摄入过多病史。

（二）临床表现

主要表现为心脏传导系统紊乱，如室性期前收缩、心室纤颤、心动过缓，甚至心搏骤停。另外高血钾也可出现四肢无力及软瘫、呼吸肌麻痹。有的患者伴有恶心、呕吐、腹痛。

（三）实验室及其他检查

血清钾>5.5 mmol／L，常伴有二氧化碳结合力降低，血pH<7.35；心电图特征为早期T波高尖，QT间期延长，随后出现QRS波群增宽，P-R间期延长，出现传导阻滞等。

（四）诊断和鉴别诊断根据上述临床表现，结合实验室检查可诊断。

三、处理

早期识别和积极治疗原发病，控制钾摄入。高钾血症对机体的主要威胁是心脏抑制，治疗原则是保护心脏，降低血钾。

1. 积极治疗原发病，去除高血钾原因。如纠正酸中毒、休克，有感染或组织创伤应及时使用抗生素与彻底清创等。

2. 立即停止补钾，积极改善，保护肾功能。

3. 有明显高血钾临床表现及心电图异常者，应紧急处理。

（1）立即用10%葡萄糖酸钙10～20mL加入50%葡萄糖液20～40mL中静脉缓慢注射，可根据情况重复应用，或有效后用2～4g葡萄糖酸钙加入10%葡萄糖液1000mL中静脉滴注维持。氯化钙含钙量为葡萄糖酸钙的4倍，如同时存在严重低血钙者，则选用氯化钙为宜。

（2）静脉滴注50%葡萄糖100mL，内加胰岛素10U，1小时滴完。或在10%葡萄糖液500mL中，按4g葡萄糖加1U的比例加入胰岛素静脉滴注，以促进钾向细胞内转移。

（3）静脉快速滴入5%碳酸氢钠100～200mL，或11.2%乳酸钠60～100mL，以纠正酸中毒促使钾进入细胞内，可根据病情重复应用，以不出现严重碱中毒为原则。

4. 促使钾从体内排除

（1）肾功能良好者，使用排钾性利尿剂如呋塞米及氢氯噻嗪；

（2）阳离子交换树脂：可用聚磺苯乙烯15g每日3次，饭前服，并口服25%山梨醇20mL导泻，不能口服者可改用树脂25～50g加入温水中或25%山梨醇100～200mL中保留灌肠，每日2～3次。树脂在肠道吸附钾而释放出钠，每克树脂能除去1mmol钾。

5. 给予足够的热量及高蛋白饮食，以减少蛋白质分解释放出钾离子。

6. 当用上述方法仍不能控制高血钾时，应及时给予腹膜透析或血液透析，尤其适用于肾功能不全伴高血钾者。

四、护理要点

1. 首先是防止高血钾发生，积极治疗原发病，去除高血钾的病因。如纠正酸中毒、休克，有感染或组织创伤应及时使用抗生素及彻底清创等。停用一切含钾药物和食物，以免血钾浓度进一步增高。

2. 患者应卧床休息，直到症状缓解。重度高血钾极易出现严重心律失常及导致心搏骤停，应密切监测生命体征，记录出入量，如尿量每小时＜30mL或每24小时<500mL，应立即报告医生。

3. 对应用葡萄糖胰岛素治疗的患者，应注意防止出现低血糖或高血糖。

4. 注意患者尿量及肾脏功能，在有肾衰竭，需经口服或灌肠使用离子交换树脂，应向患者做适当的解释。需行腹膜透析或血液透析者应解释这些措施的重要性，消除不安心情，以期患者配合。术前应做好皮肤及器械准备，操作应严格遵循无菌原则，术后需注意观察有无感染征象或出血倾向，及时汇报主管医师。

第二节　酸碱平衡失调

人体的酸碱平衡是通过复杂的生理调节来完成的，使血浆pH维持在7.35～7.45如果某些致病因素使体内酸和碱发生过多或不足，超过了机体的生理调节能力，此时即出现酸碱平衡失调。

当任何一种酸碱失调发生之后，机体都会通过代偿机制以减轻酸碱紊乱，尽量使体液的pH恢复至正常范围。

根据Henderson – Hasselbalch方程，正常动脉血的pH为：

$$pH = pKa + \lg \frac{\left[HCO_3^- \right]}{\alpha \times PaCO_2} = 6.1 + \lg \frac{24}{0.03 \times 40} = 7.40$$

式中pKa是常数，相当于溶质50%离解时的pH；α是CO_2溶解系数。从上述公式可见，pH、HCO_3^-、$PaCO_2$是反映机体酸碱平衡的三大基本要素。其中HCO_3^-反映代谢性因素，HCO_3^-原发性减少或增加，可引起代谢性酸中毒或代谢性碱中毒；$PaCO_2$反映呼吸性因素，$PaCO_2$原发性增加或减少，则引起呼吸性酸中毒或呼吸性碱中毒。

一、正常动脉血液气体分析项目及意义

1. 酸碱度（pH）　正常值7.35～7.45，平均7.40，表示血液中氢离子浓度的指标，直接反应酸碱度。

2. 动脉氧分压（PaO_2）　正常值10.1～13.3kPa（75～100mmHg）。是血液中物理溶解氧分子所产生的压力。

3. 动脉二氧化碳分压（$PaCO_2$）　正常值5.33 kPa（40mmHg）。是血液中物理溶解二氧化碳分子所产生的压力。

4. 实际HCO_3^-（AB）　正常值22～27mmol／L。是指用与空气隔绝的全血标本测得血浆中HCO_3^-的实际含量。

5. 标准HCO_3^-（SB）　是全血在标准条件下（即血妇　气饱和度为100%，温度为37cC，$PaCO_2$为5.33kPa）测得的血浆中HCO_3^-的含量，不要　吸性成分影响，是代谢性成分的指标，正常值和AB的正常值相同。

6. 缓冲碱（BB）　正常值为45～52mmol／L。是血液中所含缓冲碱的总和。全血BB不受呼吸性成分的影响，属于血液代谢性成分的指标。

7. 剩余碱（BE）　可由测得的缓冲碱减去缓冲碱的正常值得出，也可以在标准条件下用酸或碱滴定全血至pH为7.4时所需碱或酸的量（用mmol／L表示）。正常值范围为−3～+3mmol／L。BE不受血液中呼吸性成分的影响，是代谢性成分的指标。

8. 二氧化碳结合力（CO_2CP）　正常值23～31mmol／L。测定血浆中HCO_3^-中的CO_2含量，间接了解血中HCO_3^-的增减情况。

二、代谢性酸中毒

代谢性酸中毒是体内HCO_3^-减少引起的酸碱平衡紊乱。临床上最常见。

（一）病因和发病机制

引起代谢性酸中毒常见原因有以下几个方面：

1. 有机酸产生过多　多由以下情况引起：

（1）乳酸酸中毒：见于肺部疾患、休克、心搏呼吸骤停等，这些疾患都引起缺氧，使葡萄糖有氧氧化不全，无氧酵解增强而使乳酸生成增加。

（2）酮症酸中毒：发生在糖的氧化障碍，脂肪大量动用的情况。例如糖尿病患者因胰岛素相对不足，使葡萄糖氧化不全，脂肪酸代谢到乙酰辅酶A处进入三羧酸循环发生障碍，转而产生酮体增多，超过了外周组织氧化的能力而在血中积聚。此外长时间饥饿时，体内糖的消耗殆尽，转而大量分解脂肪；持续高热时，进食少而能量消耗过多，也会大量动用脂肪，产生过多的酮体，引起酸中毒。

2. 肾排酸减少　多见于急性和慢性肾功能不全，由于肾小球滤过率降低，硫酸、磷酸等不能经肾脏排出而在血中潴留。同时，肾小管因有病变以致上皮细胞分泌H^+和NH_3的能力减退，使$NaHCO_3$重吸收减少。

在肾小管性酸中毒的病例，其远曲小管分泌H^+或近曲小管对$NaHCO_3$的重吸收障碍，使血浆$NaHCO_3$减少而尿中$NaHCO_3$排出增多，可发生代谢性酸中毒。

3. $NaHCO_3$丧失过多　肠液、胆汁和胰液等消化液内含有多量$NaHCO_3$而呈碱性，正常本应重吸收入血，但若因腹泻、肠瘘、引流等原因而使碱性消化液大量丧失，体内$NaHCO_3$减少，则发生代谢性酸中毒。

4. 酸摄入过多　服用酸性药物水杨酸、稀盐酸和氯化铵等过多也可引起酸中毒。

（二）病情评估

1. 病史　有引起代谢性酸中毒的原因存在。

2. 临床表现　有原发病表现，呼吸深快，呼吸有酮味。面潮红，心率加快，周围血管扩张，血压偏低。中枢神经系统改变有疲乏、嗜睡、昏迷。对称性肌张力减退，腱反射减弱。

3. 实验室及其他检查　血pH<7.35，二氧化碳结合力下降，标准碳酸氢盐（SB）下降。尿液呈酸性。

4. 诊断和鉴别　诊断根据上述临床表现，结合实验室检查可诊断。

三、处理

1. 积极病因治疗，这是治疗的根本问题。注意纠正同时伴随或酸中毒纠正后引起的水、电解质平衡失调。

2. 适当补液以纠正脱水，轻度代谢性酸中毒往往可随之纠正。

3. 重度代谢性酸中毒需补充碱性液，一般认为血HCO_3^- >18mmol／L者只需治疗病因，不必补充碱性药。而血浆HCO_3^-<10mmol／L时，应快速补给碱性液。临床上常用碱性药为碳酸氢钠，等渗液的$NaHCO_3$浓度为1.25%，在急需纠正酸中毒时采用5% $NaHCO_3$溶液。

（1）碳酸氢钠：为常用首选药物，作用迅速，疗效确切。

估计补碱法：如果是轻型患者可口服碳酸氢钠1～2g，每日1～3次。重症静脉给药，按5%碳酸氢钠每千克体重给3～5mL，以后根据检查结果按公式计算调整补碱量，也可用每千克体重提高血浆$CO_2CP4.5$ mmol／L（即10Vol%）需5%碳酸氢钠2.2mL来估计补碱量。

计算补碱法：

①根据实测CO_2CP值计算：补碱量（mmol）=（要求纠正的CO_2CP –实测CO_2CP）mmol／L×0.3×千克体重。

注：0.3为细胞外液（20%）加上部分细胞内液（10%）；

$$CO_2CPmmol／L = \frac{Vol\%}{2.24};$$

式中要求纠正的CO_2CP以25 mmol／L计算，慢性肾功不全者可考虑以17mmol／L计算。

②根据实测BE值计算：补碱量（mmol）=[（–2.3）–实测 BE] mmol／L×0.3×千克体重。

②式较①式优越，因②式不受呼吸影响。根据5%碳酸氢钠1.66mL=1mmol，即可换算出所需5%碳酸氢钠的毫升数。公式计算所得的碳酸氢钠量先输入1／2，随后再根据病情决定是否继续补给。

（2）乳酸钠液：疗效肯定，其作用速度较碳酸氢钠液慢。乳酸钠进人体液后，经离解，再化合成氢氧化钠和乳酸，前者与碳酸作用，转化为$NaHCO_3$和H_2O；乳酸在肝内，经氧化，转化为CO_2和H_2O；由于乳酸必须在有氧条件下才能经肝脏转化为CO_2，因此组织缺氧或肝功能不良时，尤其是乳酸性酸中毒时不宜采用。

（3）三羟甲基氨基甲烷（THAM）：是一种唯一不含钠的碱性溶液，其缓冲能力强于碳酸氢钠、乳酸钠。体液中可与CO_2结合，或与H_2CO_3结合生成HCO_3^-，以提高体液pH。由于三羟基氨基甲烷能同时在细胞内外起作用，既能纠正代谢性酸中毒，也能纠正呼吸性酸中毒，并很快从尿中排出，有利尿作用、能排出酸性产物。其不良反应是：

1）因具有强碱性（pH 10），对组织刺激大，静脉滴注时如经血管外溢，可引起组织、皮肤坏死，选用较小血管时，容易引起血栓性静脉炎。

2）大剂量快滴可引起呼吸抑制、低血压、低血糖、低血钙等。

适应证：由于其不良反应，只适用于忌钠的患者，如肾功能衰竭、心力衰竭、肝硬化所致腹腔积液等的酸中毒患者。

（四）护理要点

首先要懂得重点在于治疗原发疾病及增加机体的代偿机能。酸中毒患者常因呕吐、腹泻而造成严重脱水，应注意恢复血容量。需要仔细记录24小时出入液量及患者体重改变，输注等渗盐水或平衡盐液纠正水、电解质紊乱。重症酸中毒常需静脉输注5%碳酸氢钠液或乳酸钠溶液，以纠正碱基丢失。必须注意在使用碱性药物纠正酸中毒后，血中钙离子浓度降低，可出现手足搐搦，应经静脉给予葡萄糖酸钙治疗。钙剂不能与碳酸钠液混合给予，混合后可形成钙盐沉积。

护理上应注意观察呼吸频率与深度的变化。注意神志状况改变，保护患者避免发生潜在损伤。酸中毒常合并有高血钾，可引起心律失常。对此情况应密切监测。在纠正酸中毒过程中，还应注意可能出现的医源性碱中毒情况。

三、代谢性碱中毒

因体内酸丢失或潴留，致血浆中HCO_3^-升高而H^+降低，血pH升高，称为代谢性碱中毒（metabolic alkalosis）。

（一）病因和发病机制

引起代谢性碱中毒的原因有以下几方面：

1. 丧失胃酸过多　剧烈呕吐或胃液引流致H^+和Cl^-丧失，多见于幽门梗阻或高位肠梗阻的患者。

2. 失氯失钾过多　长期使用利尿剂，如呋塞米、依他尼酸、氯噻嗪等，在促进Na^+、K^+排泄的同时，伴Cl^-的丢失，Cl^-的丢失导致HCO_3^-增加。

3. 低钾血症　见于各种原因引起的低钾血症，细胞内钾不足时，H^+进入细胞内，造成细胞内酸中毒和细胞外碱中毒。肾小管细胞中K^+含量减少，$Na^+ - H^+$交换增多，$NaHCO_3$回吸收增多而引起碱中毒。H^+在尿中增多，故尿酸性。

4. 碱性药物的摄入或输入过多　溃疡病长期口服可溶性碱性药物或治疗代谢性酸中毒时补碱过多，长期输血带入过多碱性抗凝剂等，如超过肾脏的调节能力，则产生碱中毒。

5. 肾上腺皮质激素过多　如原发性醛固酮增多症、Cushing综合征等，使肾小管重吸收Na^+增加，H^+、K^+、Cl^-则排出增多，导致代谢性碱中毒。

（二）病情评估

1. 病史　根据病史中各种原因病因，如含有盐酸的胃液丢失过多，摄入碱性药物过量，继发于各种原因引起的钾缺少和低钾血症等。

2. 临床表现　呼吸浅慢，严重者呼吸暂停；神经肌肉应激性增强，出现腱反射亢进及手足搐搦；此外尚有头痛、失眠、嗜睡、谵妄、惊厥、心律失常等；如为低血钾所致，则兼有低钾的临床表现。

3. 实验室及其他检查　血气分析示：血pH>7.45，SB、AB、BB均升高，BE呈正值增大，$PaCO_2$不成比例增高（一般<8kPa即60mmHg）。CO_2CP> 29mmol／L，血清钾、氯常降低，血钠正常或升高。低钾性代碱，尿呈酸性，尿氯常> 20mmol／L。低氯者尿氯<10mmol／L。心电图常示低钾、低钙的心电图表现，典型改变为ST段压低，T波平坦、增宽或倒置，Q-T间期延长。

4. 诊断和鉴别　诊断根据病史、临床表现，结合实验室检查可诊断。

（三）处理

着重于原发疾病的积极治疗。对丧失胃液所致的代谢性碱中毒，可输注含有Cl^-的等渗盐水或葡萄糖盐水，不但能恢复细胞外液量，而且可纠正低氯性碱中毒，使pH恢复正常。同时补给KCl能加速纠正碱中毒。对重症患者（血浆HCO_3^- 45～50mmol／L、pH >7.65），可应用盐酸的稀释溶液迅速排除过多的HCO_3^-。

（四）护理要点

了解治疗原则，积极配合医师治疗原发病，减少碱剂摄入，控制呕吐或胃肠减压导致的体液丢失。纠正代谢碱中毒，对轻症者在补充等渗盐水与氯化钾后多可获矫正；等渗盐水中含较多的Cl^-，故可纠正低氯性碱中毒。重症患者可以给予NH_4Cl，但对肝肾功能不全者忌用。紧急情况下可使用0.1mol／L的盐酸溶液经中心静脉滴入，但必须注意滴速，以免造成溶血等不良反应。治疗过程中应当注意血钾水平，在碱中毒纠正后可出现血钙水平改变，有手足搐搦时，可给予钙剂纠正。

应注意患者的呼吸状况，监测患者血液、尿液中的电解质情况。测量患者体重。根据情况决定输液速度并记录出入液量以评估患者对治疗的反应。向患者解释控制服用碱性药物的意义。采取积极措施，避免发生潜在损伤。

四、呼吸性酸中毒

呼吸性酸中毒（respiratory acidosis）是由于肺泡通气功能不足致使体内产生的CO_2不能充分排出或CO_2吸入过多而引起的高碳酸血症。

（一）病因和发病机制

引起呼吸性酸中毒的原因有以下几方面：

1. 呼吸中枢抑制　如麻醉过深、颅脑损伤、药物或乙醇中毒等。

2. 肺支气管疾病　以肺气肿最常见，术后肺不张及肺炎也可引起，此外还可见于肺水肿、肺纤维化、慢性支气管病变等。

3. 呼吸道梗阻　如大咯血、溺水、白喉、气管异物、昏迷患者呕吐物吸入等引起窒息。

4. 其他 胸部损伤，呼吸肌麻痹及胸膜、胸腔病变等。

（二）病情评估

1. 病史 有引起呼吸性酸中毒的病因存在。

2. 临床表现 急性呼吸性酸中毒患者以呼吸困难和缺氧为主。表现为气促、烦躁不安、发绀、呼吸节律改变、严重者呼吸骤停、血压下降、心律失常和心力衰竭，甚至出现室颤、心脏停搏。慢性呼吸性酸中毒者常感倦怠、乏力、头痛，随后兴奋、失眠、躁动、面部肌束和手指震颤。当$PaCO_2 > 9.9kPa$（75mmHg）时，可出现CO_2麻醉即肺性脑病。

3. 实验室及特殊检查 血气分析示：血pH <7.35，$PaCO_2 > 6.4kPa$（48mmHg），SB及 AB升高，AB> SB。CO_2CP 一般升高（除外代碱），血清钾升高，血清氯降低。尿pH下降。眼底检查：肺性脑病时眼底血管扩张，可有视盘水肿。

4. 诊断和鉴别 诊断根据上述临床表现，结合实验室检查可诊断。

（三）处理

尽快治疗原发病和改善患者的通气功能，去除呼吸道及其他妨碍气体交换的因素，恢复呼吸道畅通，并及时给氧。如气管插管、气管切开，用呼吸机进行人工呼吸等。如因使用呼吸机不当而发生酸中毒，则应调整呼吸机的频率、压力或容量。

（四）护理要点

解除呼吸道梗阻，恢复与维持有效通气是治疗护理的关键。紧急时需通知医师，并作气管切开准备，或行辅助呼吸。对有肺不张的患者，应鼓励多做深呼吸，改善换气。其他改善呼吸状况的治疗，如使用抗生素控制呼吸道感染、体位引流、雾化吸入、支气管扩张剂等，应根据患者原发病的情况采用。呼吸性酸中毒时通过改善通气、换气功能，促使CO_2排出，高浓氧吸入治疗可抑制呼吸中枢，使用时应小心。

呼吸性酸中毒通过改善呼吸功能即可矫正酸中毒，通常情况下不使用碳酸氢钠等碱剂。呼吸性酸中毒可同时存在其他电解质紊乱，应加以监测。

对有气急、胸闷、呼吸困难而烦躁、焦虑的患者，应给精神安慰，并及时给予吸氧等。在改善了通气状况后，焦虑、烦躁常亦明显改善。呼吸困难的患者应给予软枕、靠垫或摇高床头。尽量使患者处于较为舒适的体位。有慢性呼吸道疾病的患者，常有排痰困难。应协助其更换体位，拍背、指导患者做好体位排痰。重症患者。如有定向障碍、昏迷时，应有专人护理，定时翻身，预防压疮及坠床等意外发生。在慢性呼吸衰竭引起的呼吸性酸中毒患者，如果使用呼吸器不当，动脉血CO_2下降过速，可出现手足抽搐等碱中毒的改变，应予以注意。

五、呼吸性碱中毒

呼吸性碱中毒（respiratory alkalosis）主要是由于肺的换气过度增加，体内失去过多CO_2，H_2CO_3减少，而致pH上升所致，又称低碳酸血症。

（一）病因和发病机制

引起呼吸性碱中毒的原因有以下几方面：

1. 呼吸系统疾病　如肺炎、支气管哮喘、肺栓塞、早期间质性肺病、肺瘀血、气胸等肺部疾病可通过反射机制引起通气过度。

2. 过度通气综合征　如癔症、神经质及过度兴奋患者可出现过度通气综合征，表现深而大的呼吸，使CO_2呼出过多。

3. 中枢神经系统病变　颅脑损伤、脑血管疾病、脑炎、脑膜炎等病变也可出现过度通气。

4. 药物中毒　水杨酸等药物中毒时可刺激呼吸中枢，发生过度通气。

5. 使用人工呼吸机不当　使用人工呼吸机或手术麻醉进行辅助呼吸时，呼吸过频，潮气量过大且持续时间长。

6. 其他　如休克、高热、昏迷（败血症、肝昏迷等）、高温作业、高山缺氧、妊娠、肝硬化腹腔积液等。

（二）病情评估

1. 病史　任何原因引起肺换气过度，CO_2排出过多，血中H_2CO_3减少而HCO_3^-相对增加，导致pH升高，均可引起呼吸性碱中毒。

2. 临床表现　眩晕、手足麻木或针刺感、肌肉震颤、肌张力增高、手足抽搐、心跳加快或心律失常等。

3. 实验室及其他检查　血气分析示：pH>7.45，$PaCO_2$<4.7kPa（35mmHg），AB和SB降低，AB< SB。CO_2CP< 22mmol／L（除外代酸），血清钾、氯降低，尿pH >6。心电图示：ST段压低，T波倒置，Q-T间期延长（这些变化和心肌缺血，细胞内低钾有关）。脑电图异常（脑组织缺氧所致）。

4. 诊断和鉴别　诊断根据病史、临床表现，结合实验室检查可诊断。

（三）处理

1. 积极治疗原发病，轻症及癔症性者可随着原发病的改善而纠正。

2. 重症呼吸性碱中毒可用纸袋罩于患者口鼻行重复呼吸，使其吸回呼出的CO_2，或吸入含5% CO_2的氧气（注意避免发生CO_2急剧升高造成高碳酸血症）。危重患者可先用药物减慢呼吸，然后行气管插管进行辅助呼吸，以降低呼吸频率和减少潮气量。

3. 抽搐者可用10%葡萄糖酸钙10～20mL稀释后静脉注射。

4. 可试用乙酰唑胺，以增加尿中HCO_3^-排出。

（四）护理要点

积极去除病因，注意监测生命体征，观察呼吸频率、深度及神经肌肉兴奋的症状和体征。病室应安静，减少对患者的刺激。注意保持水、电解质及酸碱平衡。

第六章　常见急症急救护理

第一节　多发伤急救护理

多发伤是指在同一致伤因素作用下，机体有两个或两个以上解剖部位或脏器同时或相继遭受严重损伤，且其中至少有一处损伤可危及生命或并发创伤性休克。

一、评估要点

（一）病因评估

评估患者是何种原因造成的伤害（常见的有交通伤、挤压伤、坠落伤、地震伤等），根据外力作用的方向，了解脏器有无损伤及损伤程度。

（二）症状体征评估

1. 评估生命体征、肢体活动情况、尿量变化、气道是否通畅、是否有通气不良、有无鼻翼扇动、胸廓运动是否对称、呼吸音是否减弱、有无气胸或血胸等。病情复杂、伤势严重，多表现为生理功能急剧紊乱，如脉搏细弱、血压下降、氧合障碍等。

2. 评估循环情况，有无活动性出血，出血量多少，判断是否休克。

3. 根据不同部位、脏器和损伤程度，早期临床表现各异。颅脑伤表现为不同程度的神志改变和瞳孔变化；胸部伤多表现为呼吸功能障碍、循环功能紊乱、低氧血症和低血压等；腹部伤早期表现为腹内出血、腹膜刺激征、腹膜后大血肿或低血压等；脊柱、脊髓损伤可出现肢体运动障碍或感觉障碍等；长骨干骨折可表现肢体变形或活动障碍等。

4. 并发症　创伤性休克、脂肪栓塞综合征、应激性溃疡出血、急性肾衰竭、创伤后应激障碍、下肢静脉血栓等。

二、急救护理

1. 开放气道，松开衣领，头偏向一侧，迅速清除口鼻咽腔分泌物，保护颈椎的同时，防止舌后坠，解除呼吸道梗阻，确保氧气顺利吸入，必要时给予气管插管、气管切开、机械通气。

2. 迅速建立两路以上有效的静脉通道，确保液体顺利输入，补充有效循环血量，积极进行抗休克治疗；必要时配血，快速输血；留置导尿管，观察尿量。

3. 及早控制出血，有活动性出血者，迅速控制外出血，加压包扎、用止血带止血等；有内出血者，查明内出血原因并予以消除，必要时行急诊手术。

4. 对于胸部开放性创口，应迅速用各种方法将创口暂时封闭；对于张力性气胸，应尽快穿刺，行胸腔闭式引流术，必要时行开胸手术。

5. 有颅脑损伤者，应注意防止脑水肿。可用20%甘露醇、地塞米松或甲泼尼龙等，并局部降温。防止吸入呕吐物。一旦明确颅内血肿，应迅速钻孔减压。

6. 疑有腹腔内出血时，应立即行腹腔穿刺术或B超检查，并尽快输血，防止休克，做好剖腹探查准备。

7. 对伤员的断离肢体，应用无菌包布或干净布包好，外套塑料袋，周围置冰块低温保存，冷藏时防止冰水侵入断离创面或血管腔内。切忌将断离肢体浸泡于任何液体中。断肢随伤员一同送往医院，及早做再植手术。

8. 伤口内异物不要随意取出。创面有外露的骨折断端、肌肉、内脏等，严禁将其回纳至伤口内；有骨折时应临时固定；脑组织脱出时，应先在伤口周围加垫圈保护脑组织，不可加压包扎。

三、健康教育

1. 宣传创伤带来的死亡与残疾的严重后果及其预防的重要意义，引起患者的重视。

2. 严格执行各种工、农业安全生产制度及措施，自觉加强安全防护，防止发生人身伤亡事故。

3. 严格执行交通管理制度，限制车辆高速行驶，减少事故的发生。

4. 指导患者遵医嘱按时用药，配合各种治疗。

5. 加强对患者及其家属的心理指导，增强患者康复的信心。

6. 加强营养，合理膳食，促进伤口愈合及疾病的恢复。

7. 出院后，继续加强预防压疮及肺部并发症的护理措施，勤翻身、叩背，指导患者深呼吸，有效地咳嗽排痰。

8. 指导患者循序渐进地加强肢体的功能锻炼。

第二节　颅脑损伤急救护理

颅脑损伤可分为头皮损伤、颅骨损伤和脑损伤，三者可单独或合并存在。头皮损伤包括头皮裂伤、头皮血肿、头皮撕脱伤等。颅骨损伤包括颅盖骨折及颅底骨折。脑损伤可分为脑震荡、脑挫裂伤、脑水肿、颅内血肿等。对预后起决定作用的是脑损伤的程度及其处理效果。

一、评估要点

（一）病因评估

评估受伤史，了解受伤时间、致伤原因、暴力性质、头部着力点等。

（二）症状体征评估

1. 意识变化　是判断病情变化的重要指标。由轻至重分为嗜睡、意识模糊、昏睡、浅昏迷、深昏迷。通过对话、呼唤、给予痛觉刺激，观察有无咳嗽及吞咽反射，以及睁眼和眼球转动情况来判断意识障碍的程度。判断有无立刻昏迷，有无中间清醒期等。如清醒患者突然躁动，再次出现意识障碍，提示病情恶化，有颅内继发出血可能，应及时处理。

2. 瞳孔的变化　正常瞳孔 2~5mm，等大等圆，对光反应灵敏。若出现瞳孔一过性缩小，另一侧瞳孔进行性散大，对光反射迟钝或消失，同时伴有意识障碍加重，常提示有脑疝。

3. 头痛及呕吐　频繁呕吐、进行性加重的剧烈头痛常为颅内压增高的早期表现，典型的生命体征变化是"二慢二高"（脉搏慢、呼吸慢、血压高、体温高）。此时应警惕颅内血肿和脑疝的发生。

4. 呼吸　有鼾声、叹息及抽泣样提示病危；体温升高提示体温调节中枢障碍；偏瘫及反射消失，提示对侧脑组织受压；四肢瘫痪提示广泛脑组织挫裂伤或脑干损伤。伤后立即出现运动障碍，说明是由原发性脑损伤所致；伤后无运动改变，随着病情变化而出现运动障碍，则提示继发损害。头部着力点有巨大血肿者，应考虑有颅骨骨折。伤后即出现脑膜刺激征及脑脊液漏，是蛛网膜下腔出血的表现；颈项强直或有强迫头位而无下肢运动障碍者，则提示颅后窝损伤。

5. 并发症　肺部感染、压疮、便秘、泌尿系统感染、暴露性角膜炎、废用综合征、外伤性癫痫、消化道出血等。

二、急救护理

1. 正确判断伤情，严密观察意识状态、瞳孔及生命体征变化，并及时记录。

2. 保持呼吸道通畅，防止误吸。清除呼吸道分泌物，开放气道，必要时置口咽通气管或气管插管，并预防感染。颅脑损伤患者多有昏迷、咳嗽及吞咽反射减弱或消失、呼吸道分泌物堵塞，或舌根后坠，导致窒息，应及时吸痰、吸氧，必要时行气管切开术；痰液黏稠难以吸出者，要做好超声雾化吸入，以利于痰液排出，定时翻身、拍背，预防坠积性肺炎。

3. 优先处理危及生命的合并伤。有脑组织从伤口膨出者，外露的脑组织周围用无菌纱布卷保护，再用纱布架空包扎，避免脑组织受压。对插入颅腔的致伤物，不可贸然撼动或拔出，以免引起颅内大出血。需急诊手术者，做好术前准备，如备皮、备血、导尿等。开放性颅脑损伤，应争取6小时内清创缝合，原则上不超过72小时。控制出血，加压包扎伤口，遵医嘱应用止血药物，纠正休克。

4. 建立静脉通道，遵医嘱应用抗生素及破伤风抗毒素，合理应用脱水药和利尿药，可选用20%甘露醇快速滴注，准确记录出入水量，消除脑水肿，预防和处理颅内压增高和脑疝；加强营养，留置胃管或静脉输入营养液。

5. 颅脑损伤患者多需保守治疗，卧床休息，头部抬高15°～30°，避免颈部扭曲，以利于颅内静脉回流，减轻脑水肿，降低颅内压。同时预防压疮，给予气垫床应用，勤翻身，至少每2小时一次，保持皮肤清洁干燥，保持床单平整，勤整理、勤更换。

6. 高热者，首选物理降温，并注意保暖。

7. 加强口腔护理。每天用生理盐水或漱口水清洗口腔2次，张口呼吸的患者，用生理盐水纱布覆盖口唇，避免口腔炎及黏膜溃疡的发生。

8. 预防泌尿系统感染。注意无菌操作及会阴部清洁，每日2次清洁消毒。进行早期膀胱训练，缩短留置导尿管时间，防止尿路感染。

9. 肢体偏瘫者，保持肢体功能位，防止足下垂，给予被动肢体按摩及功能锻炼。

10. 眼睑闭合不全的患者，应注意保护眼睛，遵医嘱涂眼药，防止角膜溃疡。

11. 预防颅内感染：取半坐卧位，头偏向患侧。保持局部清洁，每日消毒外耳道、鼻腔或口腔，告知患者勿挖鼻、抠耳。脑脊液漏者，禁忌堵塞、冲洗鼻腔和耳道，禁忌经鼻腔、耳道滴药，禁忌做腰椎穿刺，严禁从鼻腔吸痰或放置鼻胃管。

三、健康教育

1. 加强营养，限制烟酒及刺激性食物，促进康复。

2. 对有生活自理障碍的患者，做好看护工作，防止意外的发生。

3. 加强安全知识及交通法规的宣传教育，提高患者的安全意识，预防颅脑损伤。

4. 遵医嘱服用抗生素、止血药、止痛药。外伤性癫痫患者，遵医嘱按时服药，症状完全控制后，再坚持服药1～2年，逐步减量后才能停药，不可突然中途停药。不能单独外出、登高、游泳等，防止发生意外。

5. 对脑外伤后遗症患者，做好心理指导。对重度残疾者，做好康复锻炼，如语言、记忆力等方面的训练，提高患者的自理能力及社会适应能力，帮其树立生存的信心。

6. 颅内压增高的患者，应避免剧烈咳嗽、便秘、提拉重物等，防止颅内压骤然增高而引起脑疝。

7. 颅骨骨折达到骨性愈合需要一定时间，线性骨折一般成人需2～5年，小儿需1

年。

8. 控制不良情绪，保持心态平稳，避免情绪激动。

9. 颅骨缺损者应避免局部碰撞，以免损伤脑组织，嘱患者在伤后半年左右做颅骨成形术。

第三节　胸部创伤急救护理

胸外伤多由暴力挤压、冲撞、跌倒、坠落、钝器击打所致。主要包括肋骨骨折、损伤性血胸、损伤性气胸等。

一、评估要点

（一）病因评估

受伤的方式和受力点，可提示胸部损伤的类型、部位及程度。一般根据是否穿破壁层胸膜，造成胸腔与外界沟通而分为闭合性损伤和开放性损伤。闭合性损伤多因车祸、高处坠落、暴力挤压或钝器打击胸部所致，高压水浪、气浪冲击肺部则可致肺爆震伤。开放性损伤多因利器、火器、弹片等穿破胸壁造成。

（二）症状体征评估

1. 评估生命体征　重点观察呼吸情况，如呼吸频率、节律，有无反常呼吸及缺氧现象。评估有无胸痛、呼吸困难、咳嗽、咯血、皮下气肿、开放性气胸、张力性气胸、血气胸等。严重的胸部损伤，可伴有休克、急性创伤性呼吸功能衰竭。评估循环情况及有无心包压塞症状。

2. 并发症　肺部、胸腔感染和呼吸窘迫综合征。

二、急救护理

1. 保持气道通畅　及时清除气道分泌物。如为严重的胸外伤、肺挫伤患者，可根据病情给予气管切开。遵医嘱给予吸氧，必要时应用人工呼吸机辅助呼吸。

2. 建立静脉通路并保持输液通畅　控制出血，迅速补充血容量，纠正休克。积极抗感染治疗，有外伤患者及时注射破伤风抗毒素。

3. 镇静止痛　患者疼痛严重时，可遵医嘱给予口服或肌内注射镇痛药物、行肋间神经阻滞、应用镇痛泵。如有肋骨骨折，应给予胸部多头带包扎固定，方法为由下向上，呈叠瓦式固定，以减少胸壁浮动，抑制反常呼吸，并可减轻疼痛。

4. 纠正营养不良　给予高蛋白、高维生素、高热量饮食，诊断不明确或病情危重者暂禁食。嘱患者保持口腔卫生，戒烟戒酒。

5. 变开放性气胸为闭合性气胸　即用无菌敷料加压包扎开放损伤，阻止外界空气通过伤口进入胸腔而压迫心、肺和大血管，危及生命。有血胸、气胸，应及时行胸膜腔穿刺、胸腔闭式引流、剖胸手术或胸腔镜手术探查，开放性胸壁损伤者要紧急手术治疗。

6. 术后密切监测生命体征　观察患者的神志、面色等情况。监测血压：血压增高可能是疼痛、缺氧、输血或输液过快导致；血压下降可能为血容量不足、心功能不全、心律失常等所致。注意监测心率，若持续增快，应查明原因，对症处理。术后应观察创口有无出血、漏气、皮下气肿及胸痛情况。

7. 体位　置患者于半卧位，合并休克者平卧位；全身麻醉（简称全麻）清醒6小时后半卧位，注意抬高床头30°左右，减轻局部充血和水肿，同时使膈肌下降，增加肺活量，以利于气体交换和引流。

8. 呼吸治疗　术后继续给予患者鼻导管吸氧至生命体征平稳。协助患者拍背咳痰，指导患者做深呼吸训练，可按压患者胸骨上窝处气管，以刺激咳嗽排痰，必要时给予吸痰。遵医嘱给予雾化吸入，每天2次。训练患者吹气球、使用呼吸训练仪。

9. 胸腔闭式引流的护理

（1）利用重力引流，排出胸腔内的气体和液体，重建胸腔负压使肺复张，平衡压力预防纵隔移位。观察引流液的性质、颜色和量。引流瓶低于胸壁引流口平面60~100cm，禁止高于胸部，水柱上下波动的范围为4~6cm，胸管长度应适中，维持引流系统密封，长管插至液面下3~4cm，接头固定。胸管过短，在患者咳嗽或深呼吸时，胸腔积液可能回流导致感染；过长则可能扭曲，增大气道无效腔，不易引流，从而影响肺复张。注意：患者翻身活动时应防止胸管受压、打折、扭曲、脱出。保持胸管通畅，每15~30分钟挤压1次。每日更换无菌生理盐水500mL。

（2）如每小时引流血量超过200mL，并持续2~3小时以上，提示胸腔内有活动性出血，应及时报告医生，积极处理。

（3）拔管指标：一般置管48~72小时后，肺完全复张，胸部X线显示肺膨胀良好，无漏气，听诊呼吸音清晰，24小时引流液量少于50mL、脓液少于10mL，无气体溢出且引流液颜色变浅，患者无呼吸困难或气促。拔管后用凡士林纱布封闭胸壁伤口，并包扎固定，以防气胸。同时注意观察患者有无胸闷、呼吸困难、皮下气肿、渗液等。拔管后，尽早下床活动。

三、健康教育

1. 加强对劳动保护、安全生产、遵守交通规则知识的宣传，避免意外损伤的发生。

2. 文明守法，不打架斗殴。

3. 指导患者做腹式呼吸及有效咳嗽。咳痰时保护伤口、减轻疼痛，伸开双手，五指合拢，越过中线，双手分别置于患者胸部前后，压紧伤口，待患者咳嗽时稍加用力。

4. 指导患者早期循序渐进地活动，可在床上活动四肢、抬臀、锻炼患侧肢体。恢复期仍可伴有疼痛，但不影响患侧肩关节功能锻炼，但气胸痊愈期1个月内不宜参加剧烈运动，如打球、跑步、抬举重物等。

5. 多吃蔬菜、水果，增加粗纤维摄入，保持排便通畅，必要时应用缓泻剂，以防止用力排便而影响通气。忌食辛辣、生冷、油腻食物，以防助湿生痰，多饮水。

6. 定期复诊，肋骨骨折患者在3个月后应复查胸部X线，以了解骨折愈合情况。出现高热、呼吸困难，应随时就诊。

第四节　腹部创伤急救护理

腹部外伤是较为常见的一种外科急症，临床上常根据腹部皮肤的完整性是否被破坏，分为闭合性和开放性两大类。闭合性创伤误诊、漏诊率高。病情严重程度取决于所涉及的腹腔脏器是否有多发性损伤。

一、评估要点

（一）病因评估

刀、剑等锐器刺伤，枪、弹等火器伤，多导致腹部开放性损伤；高处坠落、撞击、压砸、钝性暴力打击等多造成腹部闭合性损伤；剧烈爆炸引起的气浪或水浪的冲击、跌打、吞食异物（金属类）、接触化学性物质如腐蚀性的强酸、强碱或毒物等，也会造成腹部外伤。评估外伤史，根据致伤因素进行分类。

（二）症状体征评估

1. 单纯腹壁损伤的症状和体征　一般较轻，常见为局限性腹壁肿痛和压痛，有时可见皮下瘀斑。

2. 腹痛情况　腹痛呈进行性加重或范围扩大，甚至遍及全腹时，考虑内脏损伤，早期压痛明显处即是受伤脏器所在部位。损伤实质脏器如肝、脾、肾或大血管时，腹痛呈持续性，常导致内脏出向，以致发生失血性休克；损伤空腔脏器如胃、肠、胆囊、膀胱时，其内容物如胃液、肠液、胆汁、尿液等流入腹腔，造成剧烈腹痛，常伴有腹部压痛、反跳痛和肌紧张等腹膜刺激征。但如果患者出现意识障碍、合并多发伤或使用镇痛药物后，腹部症状可不明显。

3. 注意胃肠道变化　有无反射性恶心、呕吐、腹胀、呕血、便血等。

4. 内出血　肝、脾、胰、肾等实质性脏器或大血管损伤时，以腹腔后或腹膜后出血症状为主，表现为面色苍白、脉率加快，甚至发生出血性休克，表现为神情淡漠、面色苍白、脉搏细速、血压下降等。腹腔内脏器损伤，内容物流入其内，可引起腹腔感染，甚至出现感染性休克。

二、急救护理

1. 对开放性腹部损伤，应妥善处理伤口，如伴有腹腔内脏器或组织自腹壁伤口突出时，可用无菌容器覆盖保护，勿强行回纳。对闭合性损伤，应在较短的时间内争取手术探查，以处理破裂的内脏出血、修补损伤的脏器、引流腹腔控制感染。拟行手术者，应及时完成腹部急症手术的术前准备，如备血、备皮、做药物过敏试验、导尿等。

2. 指导患者配合治疗，卧床休息，必要时吸氧，避免不必要地搬动患者，待患者病情稳定后，改为半坐卧位。遵医嘱应用镇痛药物，诊断未明确前禁用吗啡、哌替啶等镇痛药物。留置导尿管并记录24小时出入量。禁忌灌肠。

3. 监测生命体征，动态监测红细胞计数、血红蛋白含量和血细胞比容，密切观察有无急性腹膜炎、休克等并发症。

4. 术后引流管护理，给予妥善固定，保持通畅，观察引流液的性状和量，观察有无出血、肠瘘、胆瘘等情况。如引流量较多或有消化道瘘形成，应考虑延长引流时间，按时换药，适时拔管。

5. 禁饮食、胃肠减压。一般术后需禁食及胃肠减压2～3日，通过静脉输液，维持水、电解质平衡和营养补给，对伤情较重、手术较大者，遵医嘱输入全血、血浆、复方氨基酸、白蛋白或脂肪乳等。待肠蠕动恢复、肛门排气后，拔除胃管。胃肠道功能恢复后，及时提供易消化、营养丰富的流质饮食，并逐渐过渡到高蛋白、高热量、高维生素、易消化的普通饮食，以保证能量供给，利于伤口愈合及机体康复。

6. 遵医嘱应用抗生素，直至腹膜炎症状消失，体温恢复正常后考虑停药。

7. 全麻6小时内，去枕平卧；术后6小时，取半卧位，以利于腹腔引流，减轻腹痛，改善呼吸循环功能。鼓励患者早期下床活动，以减轻腹胀，促进肠蠕动，防止肠粘连。

8. 观察全身状况，保护肝肾功能及机体防御功能，防治并发症。

三、健康教育

1. 加强对劳动保护、安全生产、交通规则知识的宣传，避免意外损伤的发生。

2. 了解和掌握各种急救知识，在发生意外事故时，能进行简单的急救或自救。

3. 发生腹部外伤后，一定要及时去医院进行全面检查，不能因为腹部无伤口、无出血而掉以轻心，延误诊治。

4. 出院后要适当休息，加强锻炼，增加营养，促进康复。

5. 若有腹痛、腹胀、肛门停止排气排便等不适，应及时到医院就诊。

第五节　急腹症急救护理

急腹症（又称急性腹痛）是以突然剧烈腹痛为首要症状的疾病的总称，具有发病急、进展快、病情重、需要早期诊断和紧急处理的临床特点。

一、评估要点

（一）病因评估

腹腔及其邻近器官的病变，全身的代谢紊乱，以及毒素、神经因素等都可导致急腹症，应以腹痛为重点，评估病史。

（二）症状体征评估

1. 腹痛的特征　包括腹痛的病因、诱因、开始部位、性质、转变过程、程度等。急性阑尾炎患者右下腹痛转为全腹痛往往是合并穿孔的征兆；阵发性绞痛是肠梗阻的表现，当转为剧痛、持续性疼痛时提示肠绞窄、肠坏死的可能。

2. 伴随的症状　体温升高、呕吐频繁、腹胀加重、大便转为血性便及尿量锐减等常常是病情恶化的表现之一，应提高警惕，善于识别。

3. 并发症　肺部感染、左心衰竭、右心衰竭、全心衰竭、血栓、脑出血、肠粘连、肠梗阻、手术切口感染等。

4. 辅助检查　白细胞计数提示有无炎症和中毒；红细胞、血红蛋白可用于判断有无腹腔内出血；尿中大量红细胞提示泌尿系统损伤或结石；尿胆红素阳性提示梗阻性黄疸；疑有急性胰腺炎时，血、尿或腹腔穿刺液淀粉酶明显增高；腹腔脓性穿刺液涂片镜检，革兰氏阴性杆菌常提示继发腹膜炎，溶血性链球菌提示原发性腹膜炎，革兰氏阴性双球菌提示淋菌感染；人绒毛膜促性腺激素（human chorionic gonadotropin，HCG）测定对诊断异位妊娠有帮助。

二、急救护理

1. 严密观察病情变化，监测生命体征。

2. 腹痛的处理　诊断不明者慎用吗啡类镇痛药，以免掩盖病情；明确原因后遵医嘱应用镇痛药物。

3. 非手术治疗　禁食、胃肠减压；维持水、电解质及酸碱平衡，纠正营养失调；适当给予镇静药；密切观察患者的症状、腹部体征、实验室检查的结果。

4. 手术治疗　尽可能对原发病灶做根治性处理，清除腹腔积液、积脓，并合理放置引流管。

5. 饮食与体位 病情较轻者给予流质饮食或半流质饮食，并控制进食量。胃肠减压的患者，胃管拔出、肛门排气后开始进食。一般采取半坐卧位，使腹腔渗液积聚在盆腔，便于吸收或引流，且有利于呼吸、循环功能。合并休克者宜采取中凹卧位或平卧位。

6. 做好静脉输液通路及各种引流管的护理，注意引流管是否通畅，观察引流物性质和量的变化。

7. 四禁 禁服泻药、禁止热敷、禁止活动、禁止灌肠，以免增加消化道负担或造成炎症扩散。

8. 对症护理 缺氧者给予氧疗；呼吸困难者早期机械通气辅助呼吸；合并黄疸者，给予维生素K和保肝药物；急性出血坏死性胰腺炎，应及时补钙。

9. 抗感染 遵医嘱应用抗生素，严格执行给药制度，观察疗效及不良反应。

10. 抗休克 及时补充水、电解质、维生素、蛋白质，准确记录24小时出入水量。

三、健康教育

1. 养成良好的卫生和饮食习惯，戒烟戒酒。

2. 均衡膳食，少食多餐，禁食刺激性及变质食物。

3. 积极控制诱因，有溃疡病者，应遵医嘱服药；肠胃功能差者，避免服用阿司匹林、吲哚美辛、皮质类固醇等；胆道疾病和慢性胰腺炎患者，需适当控制油腻饮食；反复发生粘连性肠梗阻者，应当避免暴饮暴食及饱食后剧烈活动；月经不正常者，应及早就医。

4. 手术患者应该早期下床活动，防止肠粘连。

5. 劳逸结合，保持良好心态，定期门诊随访，如有不适，及时就诊。

第六节　水、电解质紊乱急救护理

人体内水的容量和分布以及溶解于水的电解质的浓度都是由人体的调节功能加以控制，使细胞内、外液的容量，电解质浓度，渗透压等都能够经常维持在一定范围内，即水、电解质平衡。当这种平衡由于疾病、创伤、感染等侵袭因素或不正确的治疗措施而遭到破坏时，机体无力进行调节，或这种破坏超过了机体可能代偿的程度，便会发生水、电解质紊乱。

一、评估要点

（一）病因评估

了解水、电解质紊乱的程度，寻找并消除原发病因，防止或减少水和电解质的继续丧失，消除导致体液紊乱的根本原因。

1. 高渗性缺水　水、钠同时缺失，但失水多于失钠，血清钠高于150mmol／L。主要病因是摄入水分不足或失水过多，见于高热大量出汗、大面积烧伤暴露疗法、大面积开放性损伤、创面蒸发等。

2. 低渗性缺水　水、钠同时缺失，失钠多于失水，血清钠低于135mmol／L。主要病因是消化道液体大量或长期丢失，只补水不补钠，或使用利尿药等。

3. 等渗性缺水　水、钠等比例丢失，血清钠在135～150mmol／L。主要病因是消化液迅速大量地丢失，见于急性肠梗阻、急性腹膜炎、大面积烧伤早期大量体液渗出时，是外科等渗性脱水最常见的原因。

4. 水中毒　抗利尿激素（antidiuretic hormone，ADH）分泌过多或肾脏排水功能低下的患者输入过多的水分时，则可引起水在体内潴留，并伴有包括低钠血症在内的一系列症状和体征，即所谓水中毒。主要病因是ADH分泌过多、肾排水功能不足、摄入水分太多。

5. 低钾血症　血清钾浓度低于3.5mmol／L。主要病因是摄入不足、排泄增加，见于长期禁食、频繁呕吐、胃肠道瘘患者等。

6. 高钾血症　血清钾浓度大于5.5mmol／L。主要病因是钾潴留，见于钾摄入过多，肾小管分泌钾的功能缺陷，细胞内钾释出过多，如酸中毒等。

7. 低镁血症　血清镁浓度低于0.75mmol／L。主要病因是摄入不足、吸收障碍等。镁缺乏者常同时伴有其他微量元素缺乏。

8. 高镁血症　血清镁浓度高于1.25mmol／L。主要病因是摄入过多，肾功能不全，肾排镁减少。

9. 低钙血症　廓清蛋白浓度正常时，血钙低于2.25mmol／L。可发生于急性重症胰腺炎、坏死性筋膜炎、消化道瘘和甲状旁腺功能受损的患者。

10. 高钙血症　血清钙浓度高于2.75 mmol／L。主要见于甲状旁腺功能亢进，其次为骨转移性癌。

（二）症状体征评估

密切观察生命体征变化，了解体内水、电解质平衡是否紊乱。

1. 高渗性缺水

（1）轻度脱水：主诉口渴，其他缺水症状、体征均不明显。

（2）中度脱水：口渴更明显，尿少，尿比重高，皮肤弹性差，口唇干燥，眼眶凹陷等，同时伴发运动功能下降，如四肢无力等。

（3）重度缺水：有意识障碍，表现为躁狂、幻觉、谵妄、昏迷等，还可表现为血压下降，甚至休克。

2. 低渗性缺水

（1）轻度缺钠：血清钠130mmol／L左右，患者自觉疲乏、手足麻木、厌食，尿量正常或增多，尿比重降低。口渴不明显。

（2）中度缺钠：血清钠120mmol／L左右，表现为恶心、呕吐、直立性晕厥、心率加快、脉搏细弱，血压开始下降，浅静脉瘪陷。尿量减少，尿中几乎不含 Na^+、Cl^-。

（3）重度缺钠：血清钠110mmol／L左右，常伴有休克，主要表现为严重周围循环衰竭、低血容量性休克、意识障碍、神经肌肉应激性改变。

3. 等渗性缺水　轻中度患者常有口渴、尿少、尿比重高、皮肤弹性差、疲乏、厌食、恶心、呕吐、心率快、脉搏细弱而快、血压上下波动继之下降。重度患者表现为不同类型的意识障碍。

4. 水中毒　主要表现为急性水中毒，常见精神神经症状有凝视、失语、精神错乱、定向失常、嗜睡、烦躁等，并可伴有视神经盘水肿，严重者发生脑疝而致呼吸、心搏骤停。

5. 低钾血症　最早期表现为肌无力，精神萎靡，反应迟钝，定向力减退，严重者可呈嗜睡、木僵状，肌肉呈迟缓性麻痹。也可表现为传导阻滞或心律失常，严重者可出现心室颤动或心脏停搏于收缩期。易发生高血糖、负氮平衡，还可引起代谢性碱中毒。

6. 高钾血症　主要表现为对心脏和神经系统的毒副作用。患者由兴奋转为抑制状态，表现为神志淡漠、感觉异常、四肢软瘫、腹泻、低血压、皮肤苍白、心动过缓、心律不齐等。

7. 低镁血症　对神经肌肉的影响表现为小束肌纤维收缩、震颤；中枢神经系统出现反应亢进，对声、光反应过强；平滑肌兴奋可致呕吐、腹泻；在心脏导致心律失常；还可引起低钙血症和低钾血症。

8. 高镁血症　表现为嗳气、呕吐、便秘、尿潴留、嗜睡、昏迷、房室传导阻滞、心动过缓、肌肉无力甚至弛缓性麻痹。

9. 低钙血症　表现为手足抽搐、肌肉抽动等。

10. 高钙血症　表现为便秘和多尿。

二、急救护理

（一）去除病因

采取有效的预防措施或遵医嘱积极处理原发病，以减少体液继续丢失。

（二）病情观察

1. 一级护理，绝对卧床休息；测量体温、脉搏、呼吸和血压等生命体征。

2. 准确记录24小时出入水量；注意观察尿量，每小时尿量少于30mL时，及时通知医生。

3. 烦躁不安者，适当给予约束或加床挡，防止坠床。

4. 轻度脱水患者可口服生理盐水，重者遵医嘱给予生理盐水或碳酸氢钠静脉补液。补液原则：先盐后糖，先晶后胶，先快后慢，见尿补钾。遵循定时、定量、定性原则。低渗、等渗脱水时避免大量喝开水，以免加重休克。及时采血化验，防止血钠过高。

5. 轻度缺钾患者，多吃含钾丰富的食物（如橘子原汁、鱼、蘑菇、香蕉等）或口服10%氯化钾溶液，重者遵医嘱静脉补钾。补钾时不宜过浓（500mL液体中不超过15g 10%氯化钾溶液）、不宜过快（每小时不超过1g）、不宜过量（24小时不超过6g）、不宜过早（每小时尿量在30mL以上或每日尿量700mL以上方可补钾）。静脉补钾时注意观察病情，发现有高钾血症时立即停止补钾，遵医嘱给予钙剂、碳酸氢钠、胰岛素等应用。

6. 患者四肢抽搐、血钙低于正常时，遵医嘱静脉注射或滴注钙剂，速度宜慢，避免外渗。

7. 遵医嘱严格掌握输液速度，以免输液过多过快而发生肺水肿，或滴速过慢达不到目的。

（三）对症护理

1. 等渗性脱水　寻找并消除原发病因，防止或减少水和钠的继续丧失，并积极补充。

2. 低渗性脱水　积极治疗原发病，静脉滴注高渗盐水或含盐溶液。

3. 高渗性脱水　尽早去除病因，防止体液继续丢失。鼓励患者多饮水，通过静脉补充非电解质溶液。

4. 水中毒　轻者只需限制水摄入，严重者除严禁水摄入外，还需静脉滴注高渗盐水，以缓解细胞肿胀和低渗状态。

5. 低钾血症　寻找和去除引起低钾血症的原因，减少或中止钾的继续丧失，根据缺钾的程度制订补钾计划。

6. 高钾血症　除积极治疗原发疾病和改善肾功能外，还要立即停用含钾药物，避免进食含钾量高的食物；对抗心律失常；降低血清钾浓度。

7. 低镁血症　症状轻者可口服镁剂，严重者可自静脉输注硫酸镁溶液。

8. 高镁血症　立即停用含镁制剂，静脉缓慢注射10%葡萄糖酸钙或10%氯化钙溶液，同时积极纠正酸中毒和缺水，必要时采用透析疗法。

9. 低钙血症　以处理原发疾病和补钙为原则。

10. 高钙血症　以处理原发病及促进肾排泄为原则。

三、健康教育

1. 高温环境作业者和进行高强度体育活动者出汗较多时，应及时补充水分且宜饮用含盐饮料。

2. 有进食困难、呕吐、腹泻和出血等易导致水、电解质紊乱症状者，应及早就诊治疗。

3. 长时间禁食者、长期控制饮食摄入者或近期有呕吐、腹泻、胃肠道引流者，应注意及时补钾，以防发生低钾血症。

4. 肾功能减退者和长期使用留钾利尿药者，应限制含钾食物和药物的摄入，并定期复诊，检测血钾浓度，以防发生高钾血症。

5. 合理补充微量元素，增加户外活动，补充日光浴，合理膳食。

第七节　酸碱平衡失调急救护理

适宜的体液酸碱度是维持人体组织、细胞正常功能的重要保证。人体在代谢过程中不断产生酸性和碱性物质，使体液中H^+溶液发生改变，机体通过体液中的缓冲系统、肺和肾进行调节，以维持pH在7.35～7.45。当体内产生的酸碱物质超过机体的代偿能力，或调节功能发生障碍，平衡状态即被打破，导致酸碱平衡失调。常见的酸碱平衡失调有代谢性酸中毒、代谢性碱中毒、呼吸性酸中毒和呼吸性碱中毒。以上四种类型可单独存在，也可两种以上并存，后者称为混合型酸碱平衡失调。

一、评估要点

（一）病因评估

了解酸碱失调的根本原因，积极处理原发病和消除诱因。

1. 代谢性酸中毒　常见病因有体内有机酸形成过多；肾功能不全，使酸性物质潴留；丧失HCO_3^-，见于腹泻、肠瘘、胆瘘等。代谢性酸中毒是最为常见的酸碱平衡失调。

2. 代谢性碱中毒　常见病因有酸性胃液丧失过多（如严重呕吐、长期胃肠减压等）、碱性物质摄入过多（如长期服用碱性药物）、缺钾、某些利尿药的作用。

3. 呼吸性酸中毒　常见病因有肺部疾病如哮喘、肺气肿、肺不张，或因呼吸中枢受抑制、呼吸肌麻痹等引起呼吸功能不全，不能充分排出体内存在的二氧化碳（CO_2），致使血液中H_2CO_3原发性增多，血液酸度增高。

4. 呼吸性碱中毒　常见病因是因肺泡通气过度，体内生成的CO_2排出过多，以致血的PCO_2降低，引起低碳酸血症，见于癔症、精神过度紧张、发热、使用呼吸机不当等。

（二）症状体征评估

重点评估代谢性酸中毒、代谢性碱中毒、呼吸性酸中毒、呼吸性碱中毒的临床表现。

1. 代谢性酸中毒 轻者常被原发病的症状所掩盖，重者有疲乏、眩晕、嗜睡，可伴有感觉迟钝或烦躁。最突出的表现是呼吸深而快，呼气中有时带有酮味（烂苹果味）。患者面部潮红，心率加快，血压偏低，可出现神志不清或昏迷。患者有对称性肌张力减退，常伴有严重缺水的一些症状。代谢性酸中毒患者易发生心律不齐、急性肾功能不全和休克等。

2. 代谢性碱中毒 轻者无明显症状；较重者抑制呼吸中枢，患者呼吸浅而慢，出现头昏、烦躁、激动、定向力丧失，甚至嗜睡、谵妄或昏迷。由于碱中毒时，血清钙减少，可出现手足抽搐等症状，可伴有低钾血症和缺水的临床表现。

3. 呼吸性酸中毒 患者出现胸闷、呼吸困难、躁动不安等，因缺氧而出现头痛、发绀等；严重时可有血压下降、谵妄、昏迷等。

4. 呼吸性碱中毒 较重者可有神经肌肉兴奋性增高表现，如肌肉震颤、手足麻木、抽搐等；有时可有头昏、晕厥、表情淡漠或意识障碍，呼吸初期加快，随后浅慢或不规则。

二、急救护理

（一）纠正病因

积极纠正及治疗引起酸碱平衡失调的病因，绝对卧床休息。

（二）病情观察

1. 严密观察生命体征，观察有无呼吸浅快、脉搏细速、心率增快、脉压减小<20mmHg、收缩压<90mmHg或较前下降20～30mmHg、随氧饱和度下降等表现。

2. 严密观察患者的意识状态（意识状态反映大脑组织血液灌注情况），瞳孔大小和对光反射，是否有兴奋、烦躁不安或神志淡漠、反应迟钝、昏迷等表现。

3. 密切观察患者皮肤颜色、色泽，有无出汗、苍白、皮肤湿冷、花斑、发绀等表现，了解有无休克等并发症出现。

4. 观察中心静脉压（CVP）的变化。

5. 严密观察每小时尿量，是否<30mL，同时注意尿比重的变化。

6. 注意观察电解质、血常规、血气分析、凝血功能及肝肾功能等检查结果的变化，以了解患者其他重要脏器的功能，了解有无并发症，如低钾血症、高钾血症等。

7. 密切观察用药治疗后的效果及不良反应。

（三）对症护理

1. 代谢性酸中毒 纠正高热、腹泻、缺水、休克，积极改善肾功能，保证足够的热量供应，避免因脂肪分解而产生酮体增多。轻度者血浆 HCO_3^- 在16～18mmol／L时，只要消除病因，代谢性酸中毒就可以自行纠正；中、重度者须补充碱中和体内积聚酸，在用药后2～4小时复查动脉血气及血浆电解质浓度，根据测定结果边观察边调整，逐步纠正酸中毒。

2. 代谢性碱中毒　积极治疗原发病，恢复血容量，纠正Ca^{2+}、K^+不足，严重时补充酸性溶液，注意滴速，以免造成溶血等不良反应。

3. 呼吸性酸中毒　解除气道梗阻，恢复或改善通气功能，鼓励患者深呼吸，合理吸氧，促进排痰，采用体位引流、雾化吸入等辅助措施，必要时行气管插管或气管切开术。合理使用抗生素控制感染。

4. 呼吸性碱中毒　处理痉挛抽搐，密切观察，注意防护，防止受伤。遵医嘱使用钙剂，手足抽搐时用10%葡萄糖酸钙溶液10mL等量稀释后，缓慢静脉注射。

三、健康教育

1. 告知患者应积极预防和治疗导致酸碱代谢失衡的原发疾病及诱因。

2. 注意饮食卫生，防止出现呕吐、腹泻、感染、饥饿等导致代谢性酸碱平衡失调的诱发因素。

3. 告知患者若在原有疾病的基础上出现呼吸改变、精神状态改变等，应及时到医院就诊。

第八节　休克急救护理

休克是指机体受到强烈致病因素侵袭后，有效循环血容量锐减、组织血液灌注不足所引起的以微循环障碍、代谢障碍和细胞受损为特征的病理性症候群，是严重的全身性应激反应。此时，机体处于细胞缺氧和全身重要器官功能障碍的状态。

一、评估要点

（一）病因评估

了解休克的原因，根据不同的病因采取相应的治疗措施，评估有无因此而导致的微循环障碍、代谢改变及内脏器官继发性损害等。

1. 低血容量性休克　常因大量出血或体液积聚在组织间隙导致有效循环血量减少所致。如大血管破裂或脏器（肝、脾）破裂出血，或各种损伤（骨折、挤压综合征）及大手术引起血液及血浆同时丢失。前者为失血性休克，后者为创伤性休克。见于严重创伤、大出血、严重呕吐、严重腹泻、严重烧伤等。

2. 心源性休克　主要由心功能不全引起的，见于急性心肌梗死、严重心肌炎、心包压塞等。

3. 梗阻性休克　见于心脏压塞、张力性气胸、肺栓塞等。

4. 感染性休克　多由严重感染、体内毒性物质吸收等所致。

5. 过敏性休克　系对药物或免疫血清等过敏而引起。

6. 神经源性休克　见于外伤骨折、剧烈疼痛和脊髓麻醉过深等。

（二）症状体征评估

休克早期体征是体内各种代偿功能发挥作用的结果，晚期体征则是器官功能逐渐衰竭的结果。

1. 临床休克分期

（1）第一期（代偿性休克期）：患者神志清醒，但可有烦躁不安、恶心、呕吐，脉搏细速，收缩压正常或偏低，舒张压轻度升高，脉压减小。因外周血管收缩，面部皮肤苍白，口唇和甲床发绀，毛细血管充盈时间延长，肢体湿冷，出冷汗，尿量减少。此时体内各种代偿与防御机制正在积极发挥作用，如及时发现并给予有效治疗，则可使病情好转，否则将进一步恶化，进入失代偿期。

（2）第二期（失代偿性休克期）：代偿机制已不能补偿血流动力学紊乱，患者出现重要器官灌注不足的临床表现，如乏力、表情淡漠、反应迟钝、脉搏细速、呼吸表浅、皮肤湿冷、肢端青紫，收缩压下降至60～80mmHg，脉压减小，表浅静脉萎陷，每小时尿量少于20mL，严重时可陷入昏迷状态，呼吸急促，收缩压低于60mmHg，无尿。此时若不积极救治，将发展为不可逆性休克。

（3）第三期（不可逆性休克期）：过度和持续的组织灌注减少将导致弥散性血管内凝血（DIC）的发生和多器官损害，引起出血倾向和心、脑、肾、肺等重要器官功能障碍的临床表现，甚至进一步发展为多器官功能衰竭而死亡。

2. 不同类型休克的特征性症状

（1）低血容量性休克：外周静脉塌陷，脉压减小，血流动力学改变，中心静脉压和肺毛细血管楔压降低，心排血量减少，外周血管阻力增加。

（2）心源性休克：有血流动力学改变，心排血量减少，中心静脉压和肺毛细血管楔压升高，外周血管阻力增加。

（3）梗阻性休克：肺栓塞时出现剧烈胸痛、呼吸困难、颈静脉怒张、肝脾大及压痛等；心包压塞患者可出现奇脉，听诊心音遥远。

（4）感染性休克：有发热、寒战；早期四肢皮肤温暖，血压正常或偏高，心动过速；晚期四肢皮肤湿冷，血压下降。

（5）过敏性休克：接触某种过敏原后迅速发生呼吸困难、皮肤红肿或发绀、心动过速和低血压等。

（6）神经源性休克：由于剧烈的神经刺激引起m管活性物质释放，血管调节功能异常，外周血管扩张，从而导致有效循环血量减少，组织器官灌注不良及功能受损。

二、急救护理

（一）病情观察

1. 严密观察生命体征的变化，观察有无呼吸浅快、脉搏细速、心率增快、脉压减小< 20mmHg、收缩压<90mmHg或较前下降20～30mmHg、氧饱和度下降等表现。

2. 严密观察患者的意识状态，瞳孔大小和对光反射，是否有兴奋、烦躁不安或神志淡漠、反应迟钝、昏迷等表现。

3. 密切观察患者皮肤颜色、色泽，有无出汗、苍白、皮肤湿冷、花斑、发绀等表现。

4. 观察中心静脉压（CVP）的变化。

5. 严密观察每小时尿量，是否<30mL，同时注意尿比重的变化。

6. 注意观察电解质、血常规、血气分析、凝血功能及肝肾功能等检查结果的变化，以了解患者其他重要脏器的功能。

7. 密切观察用药治疗后的效果及不良反应。

（二）对症护理

1. 体位　去枕平卧，取床头抬高10°～20°、床尾抬高20°～30°的中凹体位，保持患者安静，在患者血压不稳定的情况下不能随意搬动患者。心力衰竭或存在肺水肿者可采用半卧或端坐位。

2. 供氧　保持气道通畅，高流量（6～8L／分钟）供氧，及时清除口、鼻、气道分泌物，避免误吸。对于昏迷并呼吸衰竭患者，配合医生行气管插管或气管切开术，做好人工气道的护理。

3. 建立静脉通路　补液是抗休克的基本治疗手段，应尽快建立静脉通路；外周静脉萎陷穿刺困难者可选择外周大静脉穿刺置管、静脉切开甚至中心静脉置管等；必要时进行血流动力学监测以指导补液治疗。保持静脉通路通畅，并妥善固定，防止休克初期患者躁动而意外拔管。

4. 补充血容量　血容量的补充应以能够维持心脏适当的前、后负荷为度，可根据临床指标（意识、血压、心率、尿量等）和CVP逐步输入晶体溶液，应注意防止输液过多过快而诱发医源性心力衰竭。在休克治疗后期，循环状态逐渐稳定后，常易发生补液过量导致容量负荷过重，出现肺水肿，应及时给予利尿、脱水治疗，创伤及大出血的患者应尽快止血，并遵医嘱尽早输入血制品。注意配伍禁忌、药物浓度及滴速，用药后要及时记录药物疗效。

5. 纠正酸碱平衡失调及电解质紊乱　应及时发现各种酸碱平衡失调及电解质紊乱并尽快纠正。休克时代谢性酸中毒最常见，若改善通气及补足血容量后休克症状缓解不明显时，可给予100～250mL碳酸氢钠溶液静脉滴注。

（三）药物护理

遵医嘱给予多巴胺、去甲肾上腺素、间羟胺、肾上腺素等药物应用。足量输液后赢压仍不稳定，或休克症状无缓解、血压继续下降者，应使用血管活性药物，其目的在于通过正性肌力作用增加心排血量，通过选择性缩血管作用增加重要脏器的血流量。保持血压于（110～130）/（60～80）mmHg较适宜，过高可增加心肌氧耗及心脏负荷，应注意避免。用药过程中注意防止药物外渗。

（四）患者护理

保持病室环境安静，温湿度适宜。加强对患者的保温，休克患者体表温度多有降低，应给予加盖棉被、毛毯等措施保暖，禁用热水袋、电热毯等方法，避免烫伤。体温过高时要采取适当措施降温。

三、健康教育

1. 创造安静、舒适的环境，减轻患者及其家属的紧张、焦虑情绪。

2. 过敏性休克因其机制不同，其临床表现亦不相同，临床症状有轻有重。应尽量避免接触易引起过敏的物质，及早到医院诊治，找出致病原因，对症治疗，以绝后患。

3. 绝对卧床，减少活动，积极防治感染。

第九节　急性弥散性血管内凝血急救护理

弥散性血管内凝血（disseminated intravascular coagulation，DIC）是由多种致病因素激活机体的凝血系统，导致机体弥散性微血栓形成，凝血因子大量消耗并继发纤溶亢进，从而引起全身性出血、微循环障碍乃至多器官功能衰竭的一种临床综合征。

一、评估要点

（一）病因评估

既往有无感染性疾病、恶性肿瘤、手术及创伤、医源性因素、各种原因引起的休克、输血及输液反应、全身各系统疾病等。

（二）症状体征评估

1. 出血倾向　发生率为84%～95%，观察出血症状、出血部位、出血量。出血具有突发性、自发性、多发性、广泛性、持续性，多见于皮肤、黏膜、伤口及穿刺部位，伤口和注射部位渗血可呈大片瘀斑。严重者可有内脏出血，如咯血、呕血、尿血、便血、阴道出血，甚至颅内出血而致死。休克程度与出血量不成比例。

2. 严密观察病情变化及生命体征　观察尿量、尿色变化。记录24小时出入水量，及时发现休克或重要器官功能衰竭。观察有无皮肤黏膜和重要器官栓塞的症状和体征，如肺栓塞表现为突然呼吸困难、咯血；脑栓塞引起头痛、抽搐、昏迷等；肾栓塞可出现腰痛、血尿、少尿或无尿，甚至发生急性肾衰竭；胃肠黏膜出血、坏死可引起消化道出血；皮肤栓塞可出现手指、足趾、鼻、颈、耳部发绀，甚至引起皮肤干性坏死等。持续、多部位的出血或渗血是DIC的特征，出血加重常提示病情进展或恶化，反之可视为病情有效控制。

3. 精神及意识状态　有无嗜睡、表情淡漠、意识模糊、昏迷等。

4. 观察实验室检查结果　如红细胞计数、凝血酶原时间（prothrombin time，PT）、血小板计数、血常规等。

二、急救护理

（一）一般护理

1. 绝对卧床休息，根据病情采取合适体位。保持病室环境安静、清洁，注意保暖，对意识障碍者应采取保护性措施，防止发生意外。

2. 保持气道通畅，给予氧气吸入，改善缺氧症状。

（二）对症护理

1. 出血时，护理人员应密切观察出血倾向，限制侵入性治疗，以免加重出血；静脉穿刺、骨髓检查等侵入性穿刺后，局部按压至出血停止为止；减轻血压袖带或衣服的紧束，选择柔软衣物。

2. 尽快给予静脉输液，建立静脉双通道。

（三）用药护理

熟悉DIC救治过程中各种常用药物的名称、给药方法、主要不良反应及其预防和处理，遵医嘱正确配制和应用有关药物，尤其是抗凝药物，严密观察治疗效果，注意观察患者的出血情况，监测凝血时间等实验室各项指标，随时遵医嘱调整剂量，预防不良反应。

（四）实验室检查

这是DIC救治的重要的环节，因实验室检查的结果可为DIC的临床诊断、病情分析、治疗及预后判断提供极其重要的依据。应正确、及时采集和送检各种标本，关注检查结果，及时报告医生。

（五）饮食护理

根据基础疾病选择饮食，选择高蛋白、高热量、高维生素、易消化的饮食，消化道出血时应酌情给予冷流质饮食或禁食。

三、健康教育

1. 向患者及其家属解释疾病发生的原因、主要临床表现、治疗方法及预后等，以取得配合。

2. 向患者及其家属解释反复进行实验室检查的重要性和必要性，特殊治疗的目的、意义及不良反应。

第十节　高热急救护理

高热是指体温超过39℃。根据致热源的性质和来源不同，常分为感染性和非感染性两大类。感染性高热以细菌引起的最多见，病毒次之。非感染性高热则多见于结缔组织病和肿瘤，其次为中枢性高热、中暑。

一、评估要点

（一）病因评估

1. **季节**　高热性疾病有较强的季节性，如胃肠道感染、乙型脑炎、疟疾夏季多见，而呼吸道感染以冬、春季发病率高。

2. **流行病学史**　是否到过流行疫区，有无接触过传染病患者。

（二）症状体征评估

1. **热型**

（1）稽留热：体温维持在38～40℃或以上，持续数天或数周，每天体温上下波动不超过1℃。见于肺炎、伤寒等。

（2）间歇热：高热与无热交替出现。常见于疟疾、肾盂肾炎和淋巴瘤。

（3）弛张热：体温超过39℃，波动幅度大，体温上下波动在2℃以上。见于败血症、风湿热、心内膜炎等。

（4）不规则热：发热无规律。常见于癌性发热、流行性感冒、支气管肺炎等。

2. **伴随症状和体征**　常见寒战、结膜充血、单纯疱疹、淋巴结肿大、肝脾大、出血、关节肿痛、皮疹、昏迷。

二、急救护理

（一）一般护理

要求患者绝对卧床休息。

（二）病情观察

1. 密切观察生命体征，监测体温，必要时测量肛温。观察降温效果及患者反应，当体温骤降至36℃以下时，停止降温并酌情保暖，注意观察有无大汗、血压下降等现象，避免体温骤降发生虚脱，尤其是对年老体弱及心、肾疾病患者。

2. 观察高热的伴随症状及严重程度，监测呼吸、脉搏和血压。

3. 观察神经系统症状，有无意识障碍、昏迷、惊厥等。

4. 观察有无皮疹及皮疹的形状、颜色、分布、出疹日期、出疹顺序及特点，有无出血点、紫癜。

（三）对症护理

1. 病因治疗　高热急救的关键是积极针对病因进行抢救。如病因不明确，应慎用退热药和抗生素，以免掩盖病情，延误急救时机。

2. 遵医嘱合理选用退热药物　首选对乙酰氨基酚，严格遵循适应证和用法，忌用于有肝脏疾病或肝移植患者，避免肝脏损害；次选阿司匹林，但应注意避免酒后服用，以免加重对胃黏膜的刺激，导致胃出血，另外哮喘患者避免使用，因有加重哮喘和过敏反应的危险；对阿司匹林过敏及有溃疡病、肾功能不全和出血性疾病的患者慎用布洛芬。

3. 物理降温　冰帽、冰袋、冰毯、温水或酒精擦浴。用温热水擦浴时应防止发生寒战。中暑患者用冷水擦浴。

4. 纠正电解质紊乱　高热惊厥或谵妄患者可用镇静药。

5. 检查　血常规、尿常规、红细胞沉降率或C反应蛋白、风湿系列（包括抗核抗体、类风湿因子、双链DNA等）、血培养（使用抗生素前）、病毒系列（血、各种体液标本中病毒特异性IgM和检测病毒抗原等）、胸部X线平片、超声检查（心脏和腹部脏器）、腹部CT。体格检查及相应的辅助检查可明确发热原因。

（四）饮食护理

给予高蛋白、高热量、高维生素易消化的流质或半流质饮食。鼓励患者多饮水，每日不少于3 000mL。不能进食者遵医嘱给予静脉输液或鼻饲。

（五）安全护理

对谵妄、烦躁不安、昏迷的患者应加床挡或约束带，以防坠床。

（六）其他护理

1. 老年患者出现持续高热时，应慎用解热镇痛药，降温的同时补充体液极为重要。

2. 对高热原因待查，疑似传染病者，先行一般隔离，确诊后再按传染病处理。

三、健康教育

1. 注意及时增减衣物，预防上呼吸道感染。

2. 日常要加强体育锻炼，增强机体免疫力。

3. 日常增加水的摄入，多食蔬菜、水果。

第十一节　昏迷急救护理

昏迷是最严重的意识障碍，表现为意识完全丧失，对外界刺激不能做出有意识的反应，随意运动消失，生理反射减弱或消失，出现病理反射，是急诊科常见的急症之一，死亡率高，应及时做出判断和处理。

一、评估要点

（一）病因评估

了解昏迷起病的缓急及发病过程。了解昏迷是否为首发症状，若是病程中出现，则应了解昏迷前有何病症；有无外伤史；有无中毒等原因。病因可分为原发性和继发性，原发性脑损伤常见于脑血管疾病、颅内占位性病变等；继发性脑损伤常见于呼吸系统疾病（肺性脑病）、消化系统疾病（肝性脑病）等。

（二）症状体征评估

重点评估患者的生命体征、瞳孔、血氧饱和度等，密切观察有无并发症等发生，如肺部感染、尿路感染、压疮、口腔感染等。根据格拉斯格昏迷评分法及反应程度，了解昏迷程度。

1. 浅昏迷　患者随意运动丧失，仅对强烈的疼痛刺激有肢体简单的防御性运动和呻吟伴痛苦表情，各种生理反射如吞咽反射、咳嗽反射、瞳孔对光反射、角膜反射等存在，生命体征无明显变化。

2. 中昏迷　对周围事物及各种刺激全无反应，对激烈刺激全无反应，对剧烈刺激偶可出现防御反应，各种生理反射均减弱，生命体征有所变化，大小便潴留或失禁。

3. 深昏迷　全身肌肉松弛，对周围事物及各种刺激全无反应，各种生理反射均消失，呼吸不规则，血压下降，大小便失禁。

二、急救护理

（一）病情观察

1. 严密观察生命体征、瞳孔大小及对光反射。

2. 根据GCS及反应程度，评估昏迷程度，发现变化，立即报告医生。

3. 观察患者水、电解质的平衡情况，记录24小时出入水量，为补液提供依据。

4. 检查患者粪便，观察有无潜血阳性反应。

（二）对症护理

1. 平卧位　头偏向一侧，及时清除气道内分泌物，给予吸氧、吸痰，保持气道通畅，必要时给予气管切开或气管插管，行人工辅助通气。抬高床头30°～40°或取半卧位，以促进脑功能恢复。

2. 保持静脉输液通畅，维持有效循环。

3. 检查　血、尿、粪常规，血糖，电解质，心电图，必要时做其他检查，如血气分析、头颅CT、X线片、B超、脑脊液检查等。

4. 对症治疗　如颅内压高者给予降颅内压药物，必要时行颅内穿刺引流等。预防感染，控制高血压及高热，控制抽搐。纠正水、电解质紊乱，维持体内酸碱平衡，补充营养。

5. 饮食护理　应给予患者高热量、易消化的流质饮食，不能吞咽者给予鼻饲。

6. 加强基础护理　每日进行口腔护理。躁动者应加床挡，适当给予约束带约束，必要时放置牙垫，防止舌后坠、舌咬伤。妥善固定各类管道，避免脱出。保持肢体功能位。

7. 预防烫伤　长期昏迷的患者末梢循环较差，尤其是冬季，手、脚较凉，避免使用热水袋保暖，以免发生烫伤。

8. 预防泌尿系统感染，保持大小便通畅　患者如能自行排尿，要及时更换尿湿的衣服、床单、被褥、隔尿垫；如患者留置导尿管，应注意定时给予会阴部清洗、消毒，导尿管要定期更换。帮助患者翻身时，不可将尿袋抬至高于患者膀胱，以免尿液反流造成泌尿系统感染。

9. 患者眼睑不能闭合时，定时用生理盐水擦洗眼部，用眼药膏或凡士林纱布保护角膜，预防角膜干燥及炎症。

三、健康教育

1. 做好患者家属的心理护理，使其协助配合治疗，指导患者家属对患者进行相应的意识恢复训练，帮助患者肢体被动活动与按摩。

2. 患者意识恢复后，应给予其情感支持，避免其情绪激动，以免造成心肌耗氧量增加。鼓励患者进行适度的体力活动，避免饱餐，防止便秘，

坚持服药，定期复查。改变不良的生活方式，提高生活质量，防止疾病复发。

第十二节　电击伤急救护理

电击伤是指一定强度的电流通过人体所引起的机体组织不同程度的损伤或器官功能障碍，甚至死亡，俗称触电。

一、评估要点

（一）病因评估

了解触电原因，常见于违反用电操作规范及暴风、地震、火灾、雷击时意外触电。判断触电经过，包括时间、地点、电源情况。

（二）症状体征评估

1. 全身症状

（1）轻型：出现头晕、心悸、面色苍白、口唇发绀、惊恐、四肢无力、接触部位肌肉抽搐及疼痛、呼吸和脉搏加快，严重者可出现晕厥、短暂意识丧失，一般都能恢复。

（2）重型：出现持续抽搐、呼吸不规则、各种内脏损伤、严重的心律失常或昏迷等。严重者发生心室颤动或心搏、呼吸骤停，如不及时抢救，可致死亡。

2. 局部症状

（1）低电压所致的烧伤：触电时间短者烧伤面小，直径0.5～2cm，呈椭圆形或圆形，焦黄或灰白色，干燥，边缘整齐，常有进出口，与健康皮肤分界清楚。一般不损伤内脏，截肢率低。

（2）高电压所致的烧伤：常有一处进口和多处出口，创面不大，但可深达肌肉、神经、肛管，甚至骨骼，进口处的创面比出口处严重，肌肉组织常呈夹心性坏死，可引起继发性出血或组织的继发性坏死，严重者可并发肾衰竭。

3. 并发症　短期精神异常、心律失常、肢体瘫痪、继发性出血或血供障碍、局部组织坏死继发感染、高钾血症、酸中毒、急性肾衰竭、周围神经病、永久性失明或耳聋、内脏破裂或穿孔等。

4. 辅助检查　早期可出现肌酸磷酸激酶及其同工酶、乳酸脱氢酶、谷丙转氨酶（glutamic pyruvic transaminase,GPT）的活性增高，尿液红褐色为肌红蛋白尿。心电图检查常表现为心律失常，常见心室纤颤，传导阻滞或房性、室性期前收缩等。

二、急救护理

1. 帮助患者脱离触电环境，关闭电源或拔掉插座，用干燥的木棒、竹竿等绝缘物挑开电线，必要时剪断电线，妥善处理电线断端，拉开触电者，并做好自我保护措施。

2. 严密观察生命体征及病情变化，持续心电监护。若出现呼吸、心搏骤停，给予心肺复苏术及时抢救。心室颤动者，给予电除颤。遵医嘱应用药物，如盐酸肾上腺素1～5mg静脉注射或气管内滴入，如无效，可每5分钟注射一次；利多卡因，心室颤动时首次用量1mg／kg，稀释后缓慢静脉注射，必要时10分钟后再注射0.5mg／kg，总量不超过3mg／kg。

3. 保持气道通畅，及时清除气道分泌物，高流量吸氧，6～8L／分钟。必要时行气管插管，呼吸机辅助呼吸，维持有效通气。

4. 建立静脉通路，积极抗休克治疗，给予5%碳酸氢钠静脉滴注，维持酸碱平衡，纠正水、电解质紊乱。

5. 早期遵医嘱应用利尿药，并注意碱化尿液，积极防治肾衰竭。监测尿量，准确记录。如已发生肾衰竭，可采用血液透析或腹膜透析治疗。

6. 给患者头戴冰帽，降低脑代谢，改善脑缺氧，必要时行高压氧治疗，遵医嘱应用甘露醇、激素等药物，防治脑水肿。

7. 创面用消毒液冲洗后，用无菌敷料覆盖。及时行焦痂及筋膜切开减压术，给予深部组织探查、清创及创面覆盖。由于电击伤创面深，注意防治感染，特别是厌氧菌如破伤风和气性坏疽的感染，必要时给予抗生素、破伤风抗毒素等药物应用。电击伤肢体应制动，防止出血及血栓脱落，并观察患肢有无血液循环障碍及肿胀。对合并骨折、内脏损伤、软组织损伤的患者，给予相应的急救措施。

三、健康教育

1. 大力宣传安全用电知识和触电现场抢救方法。

2. 定期对线路和电气设备进行检查和维修，避免带电操作。

3. 雷雨天气切忌在田野中行走或在大树下躲雨。高压电周围要有明显标识。

4. 救火时先切断电源，不可用湿手触摸电源。

5. 电击伤截肢后的患者常出现幻肢痛，可用弹力绷带包扎残肢，或应用电频疗法、微波治疗，一般一年后患肢痛可消除。

6. 保护伤口、残肢清洁干燥，预防感染。伤口愈合后每日用中性肥皂水清洗残肢，条件允许时可给残肢涂抹护手霜。

7. 早期进行康复功能锻炼。

第十三节　溺水急救护理

溺水是指人淹没于水（包括其他液体）中，气道被水、泥沙、杂草等杂质堵塞，引起换气功能障碍，发生反射性喉头痉挛而缺氧、窒息，造成血流动力学及血液生化改变的状态。严重者如抢救不及时，可导致呼吸、心搏骤停而死亡。根据发生机制，分为干性淹溺和湿性淹溺。根据吸入水分的性质不同，分为海水溺水和淡水溺水。

一、评估要点

（一）病因评估

评估淹溺史，询问陪护人员溺水者溺水的时间、地点及水源性质、溺水者的心理状态及情绪变化等。干性淹溺是指入水后，因受到强烈刺激（惊恐、骤然寒冷等），发生喉头痉挛导致窒息，气道及肺泡很少或无水吸入。湿性淹溺是指入水后，喉部肌肉松弛，大量水被吸入气道及肺泡而发生窒息。

（二）症状体征评估

1. 有无面部发绀及肿胀、眼结膜充血、四肢厥冷、寒战、神志不清，严重者或出现昏迷、急性肺水肿、肾衰竭，呼吸、心搏微弱或停止。注意口、鼻、眼内有无泥沙等异物堵塞，并评估心、肺与腹部情况。检查身体有无硬物碰撞痕迹，有无外伤。

2. 并发症　肺水肿、肺炎、脑水肿、电解质紊乱、休克、肾衰竭或心力衰竭等。

3. 辅助检查

（1）动脉血气分析：低氧血症、高碳酸血症、呼吸性酸中毒合并代谢性酸中毒。淡水溺水者：低钠血症、低氯血症、高钾血症。海水溺水者：高钠血症、高氯血症、高钙血症、高镁血症。

（2）尿常规：血红蛋白阳性。

（3）肺部X线：肺不张、肺水肿的表现，肺野中大小不等的絮状渗出或炎症改变。

二、急救护理

1. 立即清除患者口、鼻、咽腔及胃内的水和泥沙等污物，可用膝顶法、肩顶法、抱腹法。保持气道通畅，吸氧，必要时行气管插管术，或采用机械通气，改善气体交换，纠正缺氧。尽早实施经支气管镜灌洗。

2. 恢复有效循环，对有呼吸、心搏骤停者，立即行心肺复苏术。心室颤动者，给予电除颤。

3. 严密观察病情变化，观察患者的神志、呼吸频率及深度，判断呼吸困难程度。监测尿的颜色及量。

4. 建立静脉通道，严格控制输液速度。淡水溺水者应从小剂量、慢速滴入开始，防止短时间内进入大量液体，加重血液稀释和肺水肿。海水溺水者出现血液浓缩症状时应及时给予5%葡萄糖和血浆等输入，切勿输入生理盐水。纠正淡水溺水引起的溶血与贫血，补充血细胞或全血。

5. 对症处理，急性肺水肿，采取加压给氧，以减少肺泡内毛细血管渗出液的产生，给予40%~50%酒精湿化吸氧，以降低肺泡内泡沫的表面张力，迅速改善缺氧状况。根据情况选用强心、利尿、扩血管药物，纠正血容量。防治脑水肿可使用甘露醇、利尿药。有条件者可行高压氧治疗。

6. 加强基础护理，注意保暖，给予营养支持。患者处于昏迷状态时，应注意为其翻身、拍背，及时清除其口、鼻、咽腔内分泌物，严防分泌物倒流引起或加重吸入性肺炎，并适时应用抗生素。

三、健康教育

1. 加强对游泳水域的管理，加强对游泳卫生常识的宣教。

2. 严格体格检查，潜水作业者应严格按照有关规定，防止过劳、工作时间过长。

3. 加强对溺水抢救知识的宣教，对溺水者及时救护，措施合理，提高抢救成功率。

4. 溺水者，特别是危重患者，常会有身心方面的较大创伤，应指导患者摆脱不安、恐惧、畏水等情绪，促进康复。

5. 对于自杀的患者，应引导其树立正确的人生观。

第十四节　中暑急救护理

中暑是指高温或烈日曝晒等引起体温调节功能紊乱，导致体热平衡失调，水、电解质代谢紊乱或脑组织细胞受损产生的一组急性临床综合征。分为先兆中暑、轻症中暑、重症中暑。重症中暑又分为热痉挛、热衰竭、热射病。

一、评估要点

（一）病因评估

评估患者中暑的环境，合理判断属于何种类型，对症处理。

（二）症状体征评估

1. 先兆中暑　主要表现为大量出汗、口渴、胸闷、心悸、恶心、全身疲乏、四肢无力、注意力不集中、动作不协调、体温正常或略高（37.5℃以下）。如能脱离高温环境，稍稍休息，补充适量水和盐后，短时间内即可恢复。

2. 轻症中暑　体温在38℃以上，表现为面色潮红、皮肤灼热、胸闷等，不能继续劳动。有早期周围循环衰竭的表现，如面色苍白、皮肤湿冷、随压下降、脉搏细速、大量出汗。此时如能及时处理，可在数小时内恢复正常。

3. 重症中暑

（1）热痉挛：多见于健康青壮年。大多发生在强体力劳动大量排汗后，大量饮水而又未补充钠盐时，可引起短暂、间歇、对称性四肢骨骼肌的疼痛性痉挛，尤以腓肠肌多见，亦可波及腹直肌、肠道平滑肌、膈肌。多数可自行缓解，体温正常或低热。

（2）热衰竭：此型最常见，多见于老年人、儿童和慢性病患者。主要表现为起病急、眩晕、头痛、突然晕倒、面色苍白、皮肤冷汗、脉搏细弱、血压稍低、脉压正常、呼吸浅快。失水明显者表现为口渴、虚弱、烦躁，甚至手足抽搐、共济失调。失盐明显者表现为软弱乏力、头痛、恶心、呕吐、腹泻、肌肉痛性痉挛、体温无明显变化。

（3）热射病：是致命性急症，又称中暑高热。以高热、无汗、意识障碍"三联征"为典型表现。多见于老年人及慢性病患者。早期表现为头痛、头昏、全身乏力、多汗，不久体温迅速升高，可达40℃以上，继而颜面灼热潮红，皮肤干燥无汗，呼吸快而弱，脉搏细速，神志逐渐模糊、谵妄、昏迷、惊厥。严重者可出现弥散性血管内凝血（DIC）、肺水肿、脑水肿、心功能不全、肝肾损害等并发症。

4. 并发症　脑水肿、呼吸衰竭、心力衰竭、急性肾衰竭等。

5. 辅助检查

（1）血常规检查：白细胞升高，尤以中性粒细胞为主。

（2）血生化：血尿素氮（blood urea nitrogen，BUN）、血肌酐（creatinine，Cr）升高，高钾、低氯、低钠。

（3）尿常规：尿蛋白、血尿、管型尿。

二、急救护理

1. 立即将患者安置在阴凉通风处休息或静卧。可采用空调、室内置冰块等方法，使环境温度降至20～25℃。

2. 严密观察生命体征，注意观察体温、脉搏、呼吸和血压的变化。迅速降温，如头戴冰帽或头部放置冰袋，腋窝、腹股沟等大血管分布区放置冰袋或化学制冷袋，用冷水、40%～50%酒精全身擦浴。冰水浴：将患者浸浴在4℃冷水中，并不断按摩四肢皮肤，使肛管扩张，促进散热。年老体弱者，降温宜缓慢，不宜冰浴，以防心力衰竭。每10～15分钟测肛温一次，肛温降至38℃左右时应停止降温，并注意防止体温复升。必要时给予药物降温，氯丙嗪是调节体温中枢、协助降温的常用药物，用药后动态观察血压。

3. 保持气道通畅，及时清除气道分泌物，呼吸困难时给予高流量氧气吸入，呼吸衰竭时给予呼吸中枢兴奋剂，呼吸停止时立即行人工呼吸、气管插管或呼吸机辅助呼吸。

4. 鼓励患者多喝水，口服凉盐水或清凉含盐饮料。遵医嘱补充液体，保持水、电解质及酸碱平衡。有周围循环衰竭者应静脉补充生理盐水、葡萄糖溶液和氯化钾。一般患者经治疗后30分钟至数小时即可恢复。静脉输液时控制滴速，不宜过多过快，以防发生心力衰竭。

5. 对于烦躁不安或抽搐频繁者，给予镇静药。做好安全防护，防止患者舌咬伤或其他自伤行为；昏迷、药物降温者，定时翻身，保持床铺干燥、平整，预防压疮。

6. 对有脑水肿征象或尿少者，遵医嘱快速静脉滴注脱水药；休克者用升压药；心力衰竭者用洋地黄；肾衰竭者给予血液透析。

三、健康教育

1. 暑热季节要加强防暑宣传教育。改善年老体弱者、慢性病患者及产褥期妇女的居住环境。

2. 慢性心血管疾病、肝肾疾病患者和年老体弱者不宜从事高温作业。

3. 长期在高温环境中停留者，应适当饮用含钾、镁、钙盐的防暑饮料。

4. 炎热天气应穿宽松透气的浅色衣服，避免穿着紧身衣服。

5. 出现先兆中暑等情况时，应及时离开高温环境，在阴凉通风处休息，并服用清凉饮料或解暑药物。

6. 饮食应清淡、易消化。夏季出汗多者应多饮水，禁食辛辣刺激性食物，戒烟限酒。

7. 中暑恢复数周内，应避免室外剧烈活动和在阳光中曝晒。

第十五节　窒息急救护理

窒息是指因外界氧气不足或其他气体过多，或者呼吸系统发生障碍而导致呼吸困难甚至呼吸停止的现象。

一、评估要点

（一）病因评估

1. 常见窒息类型及其原因

（1）机械性窒息：因机械作用引起的呼吸障碍，如缢、绞、扼颈项部，用物堵塞气道，压迫胸腹部，以及急性喉头水肿或食物吸入气管等。

（2）中毒性窒息：如一氧化碳中毒，大量的一氧化碳由呼吸道吸入肺，进入血液，与血红蛋白结合成碳氧血红蛋白，阻碍了氧与血红蛋白的结合，导致组织缺氧而造成窒息。

（3）病理性窒息：如溺水和肺炎等引起呼吸面积丧失。

（4）新生儿窒息及空气中缺氧的窒息：如关进箱、柜内，空气中的氧逐渐减少等。

（5）其他：脑循环障碍引起的中枢性呼吸停止。

2. 检查、治疗及护理经过。既往检查、治疗及护理经过及效果，目前用药情况，包括药物的种类、剂量和用法及用药后的效果等。

3. 有无过敏史。如接触各种粉尘、发霉的枯草，或进食某些食物时会出现喷嚏、胸闷，剧烈运动后出现胸闷、憋气等。

（二）症状体征评估

包括生命体征，意识状态，营养状况及皮肤、黏膜、甲床的颜色等。窒息一旦发生，病情危急，及时救治是关键。气道被异物阻塞时，患者可表现为突感胸闷、张口瞪目、呼吸急促、烦躁不安、严重发绀，吸气时锁骨上窝、肋间隙和上腹部凹陷，呼吸音减弱或消失。

二、急救护理

1. 将患者头偏向一侧，清除口鼻异物，防止分泌物吸入气管。定时拍背，及时吸痰，保持气道通畅。给予高流量（6~8L／min）吸氧，以缓解长时间的缺氧损害。

2. 备好呼吸机、吸引器、喉镜、气管插管、气管切开包等抢救物品。若心搏停止，应立即进行心肺复苏术。

3. 急救措施

（1）院外急救，对有明显气道梗阻的患者，可暂用粗针、剪刀行环甲膜穿刺或切开术。

（2）对舌后坠及喉梗阻者，可使用口咽通气管、拉舌钳以解除梗阻。

（3）对炎性喉头水肿、肺水肿者，定时给予气道湿化、雾化。

（4）如气管狭窄、下呼吸道梗阻所致的窒息，应立即行气管插管或气管切开术，必要时给予人工呼吸机辅助呼吸。

（5）由于支气管扩张、咯血所致的窒息，拍背或取头低足高俯卧位，卧于床沿，叩击患者背部以清除梗阻的血块。

（6）对颈部手术后引起的窒息，应迅速解除颈部压迫，迅速开放气道。

4. 观察辅助呼吸肌的活动情况，监测血氧饱和度，定时进行血气分析。

5. 监测生命体征，做好抢救记录。

三、健康教育

1. 广泛开展宣传教育工作，教育儿童勿将细小物件放入口内，家长及保育员应管理好儿童的食物及玩具。教育儿童进食时不要嬉戏、打闹。儿童进食时不可诱其发笑，也不能对其进行恐吓或打骂。

2. 如咽喉内有异物，绝不可用手指挖取，也不可用大块食物咽下，应设法吐出。尽早取出异物，帮助患者及其家属正确认识气道异物的危险性及预后。

3. 对有自杀倾向或有各种自杀因素的患者，应及时采取劝导、心理咨询和改变环境等措施，防患于未然。

4. 积极治疗引起窒息的原发病。

第十六节　多器官功能障碍综合征急救护理

多器官功能障碍综合征（multiple organ dysfunction syndrome，MODS）是指急性疾病过程中两个或两个以上的器官或系统同时或序贯发生功能障碍。过去称为多器官衰竭或多系统器官衰竭，其发病基础是全身炎症反应综合征（systemic inflammatory response syndrome，SIRS），也可南非感染性疾病诱发，如果得到及时合理的治疗，仍有逆转的可能。一般肺先受累，次为肾、肝、心血管、中枢神经系统、胃肠、免疫系统和凝血系统功能障碍。多器官功能障碍综合征发病的特点是继发性、顺序性和进行性。

一、评估要点

（一）病因评估

任何引起全身炎症反应的疾病均可能发生MODS，临床上常见的病因如下：

1. 各种外科感染引起的脓毒症。
2. 严重的创伤、烧伤或大手术致失血、缺水。
3. 各种原因的休克，心搏、呼吸骤停复苏后。
4. 各种原因导致肢体、大面积的组织或器官缺血再灌注损伤。
5. 合并脏器坏死或感染的急腹症。
6. 输瓶、输液、药物或机械通气。

（二）症状体征评估

尽管MODS的临床表现很复杂，但在很大程度上取决于器官受累的范围及损伤是一次打击还是多次打击所致。

1. MODS的临床分型

（1）速发型：指原发急性病在发病24小时后即出现两个或更多的系统、器官功能障碍，该类MODS常常提示原发急症特别严重。对于发病24小时内因器官衰竭死亡者，一般只归于复苏失败，而不作为MODS。

（2）迟发型：指首先出现一个系统或器官功能障碍（多为心血管或肾、肺的功能障碍），之后似有一稳定阶段，过一段时间再出现其他或更多系统、器官的功能障碍。

2. MODS的临床表现

MODS临床表现的个体差异很大，一般情况下，MODS病程为14～21日，并经历4个阶段。每个阶段都有其典型的临床特征（见表6-1），且发展速度极快，患者可能死于MODS的任何一个阶段。

表6-1 MODS的临床分期和特征

	第1阶段	第2阶段	第3阶段	第4阶段
一般情况	正常或轻度烦躁	急性病容，烦躁	一般情况差	濒死感
循环系统	容量需要增加	高动力状态，容量依赖	休克，心排血量减少，水肿	血管活性药物维持血压，水肿，Sv0,下降
呼吸系统	轻度呼吸性碱中毒	呼吸急促，呼吸性碱中毒，低氧血症	严重低氧血症，急性呼吸窘迫综合征（ARDS）	高碳酸血症，气压伤
肾	少尿，对利尿药反应差	肌酐清除率下降，轻度氮质血症	氮质血症，有血液透析指征	少尿，血透时循环不稳定
胃肠道	胃肠胀气	不能耐受食物	肠梗阻，应激性溃疡	腹泻，缺血性肠炎
肝	正常或轻度胆汁淤积	高胆红素血症，凝血酶原时间延长	临床黄疸	转氨酶升高，严重黄疸
代谢	高血糖，胰岛素需要量增加	高分解代谢	代谢性酸中毒，高血糖	骨骼肌萎缩，乳酸酸中毒
中枢神经系统	意识模糊	嗜睡	昏迷	昏迷
血液系统	正常或轻度异常	血小板减少，白细胞增多或减少	凝血功能异常	不能纠正的凝血障碍

3. 评估患者是否存在器官功能障碍或衰竭

（1）肺：功能障碍时患者出现低氧血症，需呼吸机支持至少3～5日，进一步发展出现进行性ARDS，需PEEP（呼气末正压通气）>10cmH₂O和 FiO₂（吸入氧浓度）>50%时表示患者出现肺功能衰竭。

（2）肝：功能障碍时血清胆红素≥34～50μmol／L，谷草转氨酶（GOT）、谷丙转氨酶（GPT）等≥正常值2倍。若临床上出现黄疸，胆红素≥272～340 μmol／L，表示患者出现肝功能衰竭。

（3）肾：功能障碍时患者出现少尿，24小时尿量<400mL，或肌酐上升≥177～270μmol／L，进一步发展，需要血液透析时表示患者出现肾功能衰竭。

（4）消化系统：功能障碍时患者腹胀，不能耐受经口进食>5日，进一步发展，出现应激性溃疡需输血或无结石性胆囊炎时表示患者出现消化系统功能衰竭。

（5）血液系统：功能障碍时患者出现PT和APTT升高>25%或血小板<（50～80）×10^9／L，进一步发展，出现DIC时表示患者出现血液系统功能衰竭。

（6）中枢神经系统：功能障碍时患者出现意识混乱、轻度定向力障碍，进一步发展，出现进行性昏迷时表示患者出现中枢神经系统功能衰竭。

（7）循环系统：功能障碍时患者表现为心脏射血分数降低或毛细血管渗漏综合征，出现对正性血管药和正性心肌药无反应时表示患者出现循环系统功能衰竭。

4. 实验室检查及其他检查　观察患者血气分析、血氨、血胆红素及血肌酐的变化；观察有无水、电解质和酸碱平衡紊乱，凝血功能异常，心肌酶学及心电图变化。

5. 心理状态　鉴别患者是因疾病所产生的心理问题还是出现精神障碍的表现。评估患者及其家属对疾病的认识程度。

二、急救护理

1. 密切观察病情变化，对于存在创伤、休克、感染的患者，应掌握病程发展的规律，并有预见性地护理，发现异常，及时通知医生。

（1）循环系统：监测心率及心律，了解脉搏快慢及强弱、毛细血管充盈度及血管弹性，注意有无交替脉、短绌脉、奇脉等表现，密切监测血压、CVP、肺动脉楔压（PAWP）的变化。若患者出现休克、循环衰竭的情况，及早开始液体复苏，合并心力衰竭时，可静脉予以强心、利尿药物应用（详见"休克急救护理"与"急性左心衰竭急救护理"）。

（2）呼吸系统：监测呼吸频率及节律，观察是否伴有发绀、哮鸣音、"三凹"征（即出现胸骨上窝、锁骨上窝、肋间隙内陷）、强迫体位及胸腹式呼吸变化等，监测血氧饱和度和动脉血气及其变化，必要时做好机械通气的准备。

（3）肾功能监测：准确记录尿量，注意观察尿液的颜色、性状，监测血尿素氮（BUN）、肌酐（Cr）的变化，病情需要时可行肾脏替代治疗（详见"急性肾损伤急救护理"）。

（4）神经系统：观察患者的意识状态、神志、瞳孔反应等的变化。

（5）定时监测肝功能，注意保肝，必要时行人工肝治疗。

（6）消化系统功能监测与支持：根据医嘱正确给予营养支持，合理使用肠道动力药物，保持肠道通畅。

（7）监测体温变化，当严重感染合并脓毒性休克时，口温可达40℃以上而皮温可低于35℃，提示病情十分严重，常是危急或临终表现，注意观察末梢温度和皮肤色泽。

（8）监测血常规和凝血功能及电解质、酸碱平衡的变化。

2. 尽量减少侵入性操作，加强病房管理，严格控制院内感染，做好呼吸机相关性肺炎、血管内导管相关性血流感染、尿管相关性尿路感染、手术部位感染等的预防。

3. 控制患者的血糖水平，加强营养支持，维持能量的正平衡。

4. 保护重要脏器的功能，保证脑的供氧，减少氧耗，防止脑水肿，可采用亚低温和高压氧治疗。

5. 用药护理　合理安排用药时间，遵医嘱合理使用抗生素，条件允许的情况下尽早开始胃肠道营养支持。

6. 基础护理　症状缓解后，嘱患者绝对卧床休息，口腔护理2次／天，加强皮肤护理，定时翻身，预防压疮。待病情稳定进入恢复期时，制订康复计划，逐步增加活动量。

7. 心理护理　由于MODS患者一般病情较危重，病程进展快，死亡率高，患者会出现烦躁、紧张和恐惧情绪，应及时安抚患者，耐心解释病情、检查及治疗目的，稳定患者情绪。对于有意识障碍的患者，注意与其家属及时沟通病情变化，做好相关知识的解释工作，增强其对治疗的信心。

三、健康教育

1. 向患者及其家属宣传有关疾病的预防与急救知识，讲解本病的发生、发展过程及治疗、预后，使他们认识到疾病的严重性及预防的重要性。

2. 预防和控制感染对预防MODS有非常重要的作用，对可能感染或已有感染的患者，要配合医生合理使用抗菌药物，必要时行外科手术引流，积极治疗原发病。对于存在创伤、休克、感染的患者，指导患者认识可能发生器官功能障碍的表现，如呼吸急促、胸闷、发绀、少尿、食欲不振、黄疸、血压下降、意识混乱、定向力障碍等，发现异常，及时告知医生。

3. 鼓励患者树立战胜疾病的信心，保持乐观的情绪，积极配合医生的治疗，家属应给予患者以精神支持和生活方面的照顾。

4. 坚持合理的饮食，保证充足的休息。根据患者的病情和对日常活动的耐受性，指导患者合理安排活动与休息，养成良好的生活方式，提高自身免疫力，避免各种诱因。

5. 指导患者遵医嘱按时服药，定期随访。

第七章　重症监测与心肺脑复苏

第一节　概述

重症监护室（intensive care unit，ICU）对于急、危、重症及大手术后的病员进行严密监护和记录为及时有效的治疗提供了科学的保证，明显提高了危重患者抢救成功率及病员今后的生活质量。它是一个临床多学科协同进行工作的场所，故ICU中的医护人员必须职责分明、组织有序、工作紧张、配合默契、技术熟练和操作规范，以确保ICU的工作的高效率和高成功率。

ICU的设立应根据医院规模、病种、技术和设备条件而定。病床在500张以下者可设综合ICU。但ICU的专业化已成为发展趋势，如外科监测治疗室（SICU）、冠心病监测治疗室（CCU）、呼吸监测治疗室（RCU）等。ICU的床位可占医院病床数的3%～6%，而专科医院如心脏外科、脑外科；其ICU床位可适当增加。一个ICU单位以6～8张床为宜，病床之间距离应>1.5m，多采用矩形和开放式，必要时用帷幕隔开。基本监测治疗设备包括：多功能监测仪、心排血量测定仪、肺量计、脉搏血氧饱和度仪、潮气末CO_2测定仪、血气分析仪、呼吸器、氧治疗用具、除颤器、输液泵和各种急救用具等。

ICU主任负责医、教、研和行政工作。每一ICU单位应有主治医师1～2名，负责日常医疗工作。住院医师2～4名，负责收治患者、基本监测的实施和常规治疗。护士长1～2名，负责护理和培训工作，并参与行政管理。护士总数与病床数之比为（3～4）：1，护士除掌握一般护理知识外，还应熟悉心肺复苏、气管内插管、心律失常的识别和紧急处理以及呼吸器的应用等。仪器应有专人管理，呼吸器由呼吸治疗员负责调试和维护。在ICU内，患者主要由ICU医师管理与治疗，但患者的原病情仍应由该专业的主管医师处理，应每天查房，提出治疗意见，并参与特殊治疗的研讨和决策。

ICU主要收治那些经过严密监测和积极治疗后有可能恢复的各类重危患者，包括：

（1）严重创伤、重大手术及器官移植术后需要监测器官功能者；

（2）各种原因引起的循环功能失代偿，需要以药物或特殊设备来支持其功能者；

（3）有可能发生呼吸衰竭，需要严密监测呼吸功能，或需用呼吸器治疗者；

（4）严重水、电解质紊乱及酸碱平衡失调者；

（5）麻醉意外、心搏骤停复苏后治疗者等；

（6）各种中毒患者；

（7）严重的败血症；

（8）急性肝、肾衰竭患者。

ICU中收治患者的条件必须事先有明确的规定，否则易有重病患者未必得到收治而病情不重的病例却占有ICU的床位的矛盾。因此，对重症患者的病情评估比较复杂而重要。治疗评分系统是根据所需采取的诊疗和护理措施进行评分的方法，简称为TISS（therapeutic intervention scoring system）评分法。按此评分标准，积分达4分以上者，适应就治。这种评分法虽较烦琐，但较有利于统计，因此采用者甚多。另一方面，这种评分法也有助于衡量护理工作量时的参考。积分达13分者，每班需要一名有经验的护士护理；积分低于12～13分者，每名护士约可护理4名患者。

第二节　呼吸功能监测和呼吸治疗

一、呼吸功能的监测

对于病情较轻的患者，一般只需进行常规的一般临床监测就已足够，而对于危重患者以及机械通气治疗的患者，给予呼吸功能的监测是必要的。

呼吸功能的监测项目很多。从测定呼吸生理功能的性质分为肺容量、通气功能、换气功能、呼吸动力功能、小气道功能监测、血气分析及特殊检测项目等。不同监测指标对于诊断与治疗的意义各有侧重，实际工作中不可能同时对所有项目进行监测，临床上应根据情况灵活运用。常用呼吸功能监测参数见表7-1。

表7-1　常用呼吸功能监测参数

参　数	正常值	机械通气指征
潮气量（V_T、mL / kg）	5～7	-
呼吸频率（RR，BPM）	12～20	>35
无效腔量 / 潮气量（V_D / V_T）	0.25～0.40	>0.60
二氧化碳分压（$PaCO_2$，mmHg）	35～45	>55
氧分压（PaO_2，mmHg）	80～100	<70（吸O_2）
血氧饱和度（SaO_2，%）	96～100	-
肺内分流量（Q_s / Q_r，%）	3～5	>20
肺活量（VC，mL / kg）	65～75	<15
最大吸气力（MIF，cmH_2O）	75～100	<25

二、氧治疗（oxygen therapy）

循环功能的好坏是输送氧的关键，而氧供（oxygen delivery，CD_2）取决于血液在肺内氧合的程度，血液携带氧的能力，心排出量以及组织细胞利用氧的能力。动脉血氧分压（PaO_2）是决定氧供的重要因素，低氧血症（hypoxemia）是指PaO_2低于正常。氧治疗是通过不同的供氧装置或技术，使患者的吸入氧浓度（FiO_2）高于大气的氧浓度以达到纠正低氧血症和提高氧供的目的。氧治疗可使FiO_2升高，当肺通气功能无障碍时，有利于氧由肺泡向血流方向弥散，升高PaO_2。但当肺泡完全萎陷或肺泡的血液灌流完全停止，氧治疗的效果很差。轻度通气障碍、肺部感染等，对氧治疗较为敏感，疗效较好；对于贫血性缺氧或心排出量降低者，必须治疗病因，而氧治疗是必需的辅助治疗方法。供氧方法有：

1. 高流量系统　患者所吸入的气体都由该装置供给，气体流速高，FiO_2可以稳定控制并能调节。常用的有文图里（Venturi）面罩。为维持FiO_2的稳定，应调节氧与空气的比例，并保持足够的氧流量。

2. 低流量系统　所提供的气流量不能满足患者吸气总量，因而在吸入一定氧的同时还吸入一定量的空气。因此FiO_2不稳定，也不易控制，适用于不需要精确控制FiO_2的患者，常用方法有：鼻导管吸氧、面罩吸氧、带贮气囊面罩吸氧。

氧治疗效果的估计：

（1）监测全身状况：如吸氧后患者由烦躁变为安静，心率变慢，血压上升且能维持平稳，呼吸转为平静，皮肤红润、干燥、变暖、发绀消失，表明效果良好，反之，血压降低，脉压减少，出现心律失常，则表明病情恶化，说明氧治疗未起到作用。

（2）脉搏氧饱和度及动脉血气分析：这是估价氧治疗效果最客观的方法。一般于吸氧后，SpO_2可立见上升，如缺氧非给氧所能改善，则SpO_2可不上升或上升有限。如有条件，可系列检查血气以得到较多的科学数据：如PaO_2反映肺摄氧能力，表示呼吸功能的好坏；$PaCO_2$反映肺通气情况；而pH、HCO_3^-等可反映体内因缺氧所致的代谢有无改变。

（3）SvO_2测定：可深入了解组织利用氧的改善情况。

三、呼吸机的临床应用

呼吸机是使用机械装置产生气流、将氧浓度可调节的气体送入患者肺部和由肺部呼出。它通过控制肺部的气体交换，包括肺泡内气体交换和动脉氧化；增加肺容量，包括吸气末肺容量和功能残气量；减少呼吸功能消耗；来达到缓解和纠正缺氧、二氧化碳潴留和维持体内酸碱平衡的目的。

（一）适应证与禁忌证

1. 适应证

（1）急性呼吸衰竭，自主呼吸消失或微弱需抢救的患者，如电击、窒息、颅脑外伤等。

（2）慢性呼吸衰竭出现严重缺氧和二氧化碳潴留或急性发作发生肺性脑病者。

（3）胸部和心脏外科手术后和严重胸廓创伤。

2. 禁忌证　气胸、纵隔气肿、胸腔积液、肺大疱、大咯血、休克及心肌梗死等。

（二）呼吸机类型

呼吸机的类型较多，根据其吸气、呼气两期相互转换所需的条件不同，加压原理的区别，呼吸机的基本类型有定压型、定容型、定时型，最多用的为定压型和定容型。

1. 定压型　呼吸机产生的气流进入呼吸道使肺泡扩张，当肺泡内压达到预定压力时气流即终止，肺泡和胸廓弹性回缩将肺泡气排出，待呼吸道内压力降到预定呼吸机参数再次供气。特点：气压伤小，同步性能较好。潮气量的大小取决于预定压力值、肺部病变情况、吸气时间，若调节不变，当气道阻力增加时（如气道痉挛或分泌物增多），达到预定压力时间短，则送气时间也短，潮气量将减少，造成通气不足。

2. 定容型　呼吸机将预定量的气体压入呼吸道，又依赖于肺泡、胸廓弹性回缩将肺泡内气体排出体外。特点：通气量较稳定，不因气道阻力变化而使潮气量减少。其呼吸频率、呼／吸时间比均可直接调节。输气压力不能调节，其大小取决于潮气量的大小、气道阻力或肺顺应性。因输送气量固定，气道阻力增加时，气道内压随之增加，易发生气压伤。配有安全阀者当压力过高时可自动排气，可避免发生气压伤。压力的变化反映了肺部病变的情况。

3. 定时型　按预设呼吸时间送气。特点：潮气量较稳定，输气压力随呼吸道阻力变化而变化。

4. 高频通气型　高频喷射（100～200次／分）振荡（200～900次／分）正压（60～100次／分）短促喷气，改善缺氧快，有二氧化碳潴留，长期应用宜谨慎。

（三）常用的通气模式

1. 控制通气（control-mode ventlation，CMV）　呼吸做功完全由呼吸机来承担，不允许患者进行自主呼吸，主要参数由呼吸机控制。

2. 辅助／控制呼吸（assist／control-mode ventilation，A／CMV）通过患者的自主呼吸的力量触发呼吸机产生同步正压通气。当患者的自主呼吸的频率达到或超过预置的呼吸频率时，呼吸机起辅助通气作用；若自主呼吸频率低于预置值时，呼吸机则转为控制通气。

3. 间歇指令通气（intermittent mandatory ventilation，IMV）　在两次正压通气之间

患者可进行自主呼吸，而同步间歇指令通气（synchronized IMV，SIMV）的正压通气是在患者吸气力的触发下发生的，以避免自主呼吸与正压通气对抗现象。

4. 压力支持通气（pressure support ventilation，PSV） 利用患者自主呼吸的力量触发呼吸机送气，并使气道压力迅速上升到预置值，当吸气流速降低到一定程度时，吸气则转为呼气，此种通气模式可明显降低自主呼吸时的呼吸做功。

5. 呼气末正压（positive end-expiratory pressure，PEEP） 这种呼吸的主要特点是通过呼气末正压，使呼气末气道及肺泡内压维持高于大气压的水平，可使小的开放肺泡膨大，萎陷肺泡再膨胀，最终降低肺内分流量，纠正低氧血症。用于治疗急性呼吸窘迫综合征、严重肺不张、肺水肿。呼气末正压一般保持在0.29～0.98kPa（3～10cmH$_2$O）。

（四）呼吸机对机体的影响

正常吸气时，由于是主动吸气，胸膜腔和肺内呈负压，而在应用呼吸机时，吸气相的通气为肺内被动充气，胸内、肺内压力增高，呈正压。这种吸气相的正压状态，是呼吸机对机体正常生理过程产生影响的基本原因。

1. 对心脏循环的影响 胸内正压使胸泵作用丧失，静脉回心血流量减少；肺内压增加使肺血管阻力增加，肺动脉压增高，右心室后负荷增加；右心室腔压力增高，室间隔左移引起左心室舒张末容量降低，心排出量减少。在血容量不足、心功能不全和周围循环衰竭的患者，吸气相的正压易导致血压下降。但心功能正常者，则对体循环影响不大，并且由于通气和换气功能提高、缺氧和二氧化碳潴留状态的解除，心功能还会有所改善。

2. 对呼吸的影响 正压吸气使通气量增加，肺泡内正压，吸入气分布均匀，可减少毛细血管的渗透，减轻肺泡和肺间质水肿，改善气体的弥散功能，有利于气体交换。若压力过高，肺泡扩张的同时，肺血流因受压而减少，则可加重通气／血流比例失调。同时，过度通气可影响肺表面活性物质的生成与活性。

3. 对脑血流的影响 急性缺氧和二氧化碳潴留可引起脑血管强烈的扩张，而呼吸机造成过度通气后，氧分压升高、二氧化碳分压下降可引起脑血管收缩，脑血流减少，从而减轻脑水肿，降低颅内压。

（五）呼吸机的调节

1. 呼吸频率和通气量 通常呼吸频率16～24次／分钟，潮气量500～800mL，阻塞性通气障碍宜用较大潮气量和较慢呼吸频率，限制性通气障碍宜用较小潮气量和较快呼吸频率。

2. 吸／呼时间比 阻塞性通气障碍吸／呼时间比为1∶2或更多，配合慢频率；限制性通气障碍为1∶1.5，配合快频率。心功能不全者为1∶1.5～1∶2，配合较快频率。

3. 吸气压力 吸气压一般为1.47～2.45kPa（15～25cmH$_2$O）。如系肺水肿、呼吸窘迫综合征和广泛肺纤维化等，可提高压力至5.58kPa（60cmH$_2$O）或更高。严重支气管痉挛有时需用2.94～3.92kPa（30～40cmH$_2$O）吸气压。

（六）呼吸机应用的注意事项

机械通气中任何一个细小的环节都关系到整个治疗的失败。故细致的观察、周密的安排、及时地调整是治疗成功的保证。

1. 漏气　存在漏气时，不能保证足够的通气量。检查机器各连接处密闭情况和气管插管气囊充气程度，常可发现有无漏气，气囊充气至送气时口腔内无气流声为止。

2. 自主呼吸与呼吸机协调的观察与处理　呼吸机的主要作用是维持有效通气量，自主呼吸消失或微弱的患者，采用控制呼吸多无困难，呼吸急促，躁动不安或呼吸节律不规则之危重患者，常出现自主呼吸困难与呼吸机协调甚至对抗，导致通气量不足，加重缺氧及二氧化碳潴留。自发呼吸与呼吸机不协调时应及时查找原因。常见原因有：

（1）痰液阻塞或连接管道漏气。

（2）频繁咳嗽、咳痰、疼痛或恶心呕吐。

（3）神志不清、烦躁不安。

（4）呼吸机参数调整不当，通气量不足。如无上述原因，为使二者协调，一方面说明治疗意义争取患者合作，另一方面对躁动不合作者，可用简易呼吸机作适应性诱导或使用镇静剂和肌肉松弛剂。

3. 通气量大小的观察与调整　机械呼吸主要目的在于维持有效通气量，因此，治疗时及时观察调整通气量是决定治疗效果的关键。

（1）通气量大小合适时的表现：

1）呼吸平稳，与呼吸机协调合拍；血压、脉搏趋于平稳；神志清楚者表现为安静，不清楚者逐步转为清醒。

2）胸腹部随呼吸起伏，两肺呼吸音适中。

3）血气分析：急性呼吸衰竭者逐渐恢复正常水平；慢性呼吸衰竭者逐渐达到急性发作前之水平。

4）现代呼吸机可检测呼出潮气量及通气量，并合理调整通气量提供可靠依据。

（2）通气量过大、过小应及时寻找原因并予以相应处理。

通气量不足常见原因：

1）通气量选择过小。

2）没有随病情变化及时调整通气量。

3）呼吸机管路漏气。

4）呼吸道阻塞。

通气量过大原因：

1）通气量选择过大。

2）气道阻塞时或病情需要较大通气量，缓解后未能及时减少通气量。

4. 保持呼吸道通畅　呼吸机的工作原理是借人工或机械装置产生通气。呼吸道通畅才能实现通气效果。注意呼吸道湿化，有效地排除痰液。吸痰前可用5mL生理盐水先稀释痰液再抽，同时配合翻身拍背、体位引流。采用滴入法湿化时，吸痰与湿化最好同时进行。

5. 给氧　单纯肺外原因所致呼吸衰竭（通气障碍）者，氧浓度一般用30%~40%。应根据肺部疾病和给氧后面色、脉搏的改变决定给氧浓度。一般氧浓度不应超过60%，目前认为长期吸入40%~50%氧不致发生氧中毒。

6. 临床效应观察　在呼吸机应用过程中，随时了解通气情况很重要，胸部望诊和听诊可对通气量作出大致估计，如胸部稍有起伏和听到适度呼吸音为适合，患者神态安详，面色良好，也为通气适当的表现，明显的呼吸起伏常是过度通气的征象。此外，还要注意观察体温、脉搏、呼吸、血压、神志、心肺情况、原发病病情及变化，值班人员要及时填写机械呼吸治疗记录单。血气分析更能明确通气效果，应每日1~2次，吸氧中PaO_2在8kPa（60mmHg）以上，$PaCO_2$随治疗时间延长逐渐下降最后达到正常水平。

7. 呼吸机撤离的指标

（1）FiO_2下降至<0.30（30%）。

（2）血气分析正常，自主呼吸强。

（3）若呼吸机SIMV或PSV时可降低呼吸频率，使呼吸肌活动得到锻炼以致增强，当呼吸频率降至6~10次／分时，患者呼吸平衡、通气及氧合指标均为正常时可停用呼吸机。

（4）若无SIMV装置，则从每小时脱离呼吸机5分钟开始，逐渐延长，在自发呼吸达1小时以上没有呼吸困难征象，通气和氧合指标均正常时可停用。

（5）撤离时间一般选择在上午，以便于观察，最初的1~2天夜间仍可以呼吸机辅助，经过至少2天，患者自发呼吸良好时才能完全停机。

（七）呼吸机应用的并发症与处理

呼吸机应用不当可产生一系列并发症，多与气管插管、气管切开、通气量不当，通气压力过高及护理不善有关。

1. 喉及气管损伤　气管插管持续使用超过72小时，充气套囊长时间压迫等可导致喉及气管损伤。应注意尽量缩短气管插管的保留时间，充气套囊应定时放气。

2. 气道阻塞　气管套管位置不当，气管外套囊脱落，坏死黏膜组织、黏痰、呕吐物及异物等掉入气道内可导致气道阻塞。发生阻塞时应及时查明原因并作相应处理，否则必将产生严重后果。

3. 继发感染　继发感染是机械呼吸常见而严重的并发症，常因此而导致抢救的失败。其原因主要是无菌操作不够，呼吸机消毒不严，气管切开创口未能及时消毒换药，气道湿化排痰不利，未能有效使用全身及局部抗生素等。因此，在加强全身抗生素使用同时还应注意昏迷患者的护理；气管切开的护理；眼、口腔的护理；呼吸机的定时消毒；病室及床边用具的定时消毒；尽量减少陪客及探视人员等。

4. 氧中毒　长时间高浓度供氧可导致氧中毒。应注意机械呼吸时供氧浓度，一般应小于60%。已发生者应进行PEEP机械呼吸及相应治疗措施。

5. 气胸及纵隔气肿　原有肺大疱、肺囊肿或心内注射药物的患者，进气压力过大时可以发生气胸及纵隔气肿。应及时行闭式引流术并减少进气量。

6. 碱中毒　由于通气量过大，二氧化碳快速排出，肾脏来不及代偿而导致呼吸性碱中毒。慢性呼吸衰竭呼吸性酸中毒部分代偿的患者，由于二氧化碳快速排出，可造成呼酸合并代碱或呼碱合并代碱的恶果。因此，使用呼吸机时应给予适合的通气量，一般不宜过大。

7. 胃肠道并发症　胃肠道充气、膨胀及胃扩张等较易发生，影响消化吸收功能，产生原因不明。可能与吞咽反射及反射性抑制胃肠蠕动有关，一般几天内可自行缓解。

第三节　血流动力学监测与临床应用

血流动力学的监测是ICU中的重要监测内容，随着对循环生理的认识不断深入和现代监测仪器的发展，临床监测参数越来越多，在危重患者的治疗和抢救中起到了重要作用。

一、监测项目

1. 外周动脉血管内压。

2. 肺动脉球囊漂浮导管监测数据：包括中心静脉压、右房压、右室压、肺动脉压和肺动脉楔压；心排血量测定及不同部位血标本的血气分析等。

3. 利用上述数据，通过计算可获得的一些资料，包括左室做功，血管阻力（肺及全身）及有关氧的转运、氧的供需等资料。

二、血流动力学主要参数

1. 中心静脉压（central venous pressure，CVP）　反映右心室功能，临床上将CVP降低作为血容量不足、CVP升高作为心功能不全或肺血管阻力增高的重要指标，CVP的动态观察常用于鉴别脱水、休克、输液等的监护及心功能判断。CVP正常值0.1～1.0kPa（1～10cmH$_2$O），均值为0.6kPa（6cmH$_2$O），一般认为，CVP低于0.6kPa（6cmH$_2$O）表示血容量不足，高于1.5kPa（15cmH$_2$O），表示心功能不全或（和）肺血管阻力升高。

2. 肺动脉楔压（pulmonary artery wedge pressure，PAWP）　通过Swan Ganz导管观

测肺动脉楔压（PAWP）比中心静脉压（CVP）更能正确反映左心室充盈压。正常值为1.6～2.4kPa（12～18mmHg），同时可观测心每搏输出量（CO）和心脏指数（cardiac index，CI）。心脏指数值通常为3.2±0.2L／（min·m²），休克时若CI低，则按心力衰竭处理；若CI高，则按血液分布紊乱处理。

3. 肺动脉压（pulmonary artery pressure，PAP） 正常值为2.4～4.0／0.8～1.6kPa（18～30／6～12mmHg）。PAP增高为肺动脉高压，见于左心室衰竭、二尖瓣病变、肺源性心脏病，左向右分流先天性心脏病等。

4. 平均动脉压（mean arterial pressure，MAP） 指舒张压＋1／3脉压差，当周围动脉测不到时，可作桡动脉插管，直接测量动脉压。

5. 心排血量（cardiac output，CO） 是指左或右心室每分钟射入主动脉或肺动脉的血容量。测定心排血量对于心功能的判断，计算出血流动力学其他参数，如心脏指数、外周血管总阻力等，以指导临床治疗都具有十分重要的意义。因而监测CO是重症患者监测的重要参数。测定的方法主要有：氧消耗法、染料稀释法和温度稀释法。随着Swan－Ganz漂浮导管的临床应用，温度稀释法在临床应用广泛。该方法使用方便，安全可靠，可重复测定，而且并发症也少。在正常情况下，左、右心室的输出量基本相等，但在分流量增加时可产生较大误差。正常成人的CO为5～6L／min，每搏输出量（SV）为60～90mL。对于判断心功能、诊断心力衰竭和低心排血量综合征都具有重要意义。

6. 每搏排出量（stroke volume，SV） 指一次心搏由一侧心室射出的血量。成年人在安静、平卧时，每搏排出量为60～90mL。SV与心肌收缩力有关，也取决于心脏前负荷、心肌收缩力及后负荷的影响。

7. 心脏指数（CI） 是每分钟每平方米体表面积的心排出量。CI<2.5L／min·m²，提示可能出现心力衰竭；CI<1.8L／min·m²则提示为心源性休克。

8. 体循环阻力指数（system vascular resistance index，SVRI） 体循环阻力（SVR）表示心室射血期作用于心室肌的负荷，是监测左心室后负荷的主要指标。是指每平方米体表面积的SVR。正常值为1760×2600dyne·sec／cm⁵·m²。当血管收缩剂使小动脉收缩或因左心室衰竭、心源性休克、低血容量性休克等原因使心搏血量减少时，SVR／SVRI均增高；相反，血管扩张剂、贫血、中度低氧血症可导致SVR／SVRI降低。

9. 肺循环阻力指数（pulmonary vascular resistance index，PVRI） 是监测右心室后负荷的主要指标。正常值为45～225dyne·sec／cm⁵·m²。正常情况下，肺循环阻力（PVR）只是SVR的1／6。当肺血管病变时，PVR／PVRI增高，从而增加右心室后负荷。

10. 左心室做功指数（left ventricular stroke work index，LVSWI） 指左心室每次心搏所做的功，是左心室收缩功能的反映。正常值为44～68g／min·m²。LVSWI降低提示可能需要加强心肌收缩力，而LVSWI增高则意味着耗氧量增加。

11. 右心室做功指数（right ventricular stroke work index，RVSWI） 指右心室每

次心搏所做的功，是右心室收缩功能的反映，其意义与LVSWI相似。正常值为4～8g／m·m²。

12. 氧输出（deferent oxygen，DO_2） 指单位时间内由左心室输送到全身组织氧的总量；或者是单位时间内动脉系统所送出氧的总量。DO_2的表达式为：DO_2=CI×动脉血氧含量（CaO_2）。CaO_2主要取决于动脉血氧饱和度（SaO_2）和血红蛋白含量（Hb）。DO_2主要受循环系统（CI）、呼吸系统（SaO_2）和血液系统（Hb）的直接影响。正常人在静息状态下的DO_2为520～720mL（min·m²）。

13. 氧耗量（VO_2） 指在微循环水平，血液中所携带的一部分氧被组织细胞摄取，动脉血中的氧含量逐渐减少，动脉血随之逐渐变成静脉血；在此过程中，组织细胞实际消耗氧的量称为氧耗量。正常静息状态下VO_2为100～180mL（min·m²）。正常时，VO_2应与组织的氧需要量相等。一旦VO_2小于需量则提示组织缺氧。

14. 氧摄取率（O_2ext） 是氧输出与氧耗量之比，氧的摄取率大小主要与组织氧需求有关。正常值为22%～30%。常用于分析全身的氧输送和氧耗量关系来估价机体总的组织氧合情况。

三、监测时注意事项

1. 导管使用前要严格检查气囊，注意注气后的形态。套管膜的牢度，防止气囊在血管中破裂，发生空气栓塞。

2. 严格执行无菌技术操作，防止术后继发感染。

3. 导管通过三尖瓣进入右室时应加强心电监测，注意有无心律失常，对原有室性早搏患者可先用利多卡因50mg静脉推注。

4. 在测得肺毛细血管楔嵌压后，导管气囊要迅速排尽气体，使导管在肺动脉处于游离状态，以免气囊压迫肺动脉分支时间过长，产生肺栓塞或血管壁受损引起大出血等并发症。

5. 推送导管时动作轻巧敏捷，注意导管长度、压力曲线、心电图改变，避免导管打结，一旦发生打结，严禁硬拉，可在X线下取出。

6. 监测中严密观察病情变化，定时记录体温、脉搏、呼吸、血压、心率、心律变化。长时间监护者，注意有无静脉栓塞形成，发生栓塞症状应及时拔除导管。

7. 导管可保留7～10天，留置期间，每小时用肝素生理盐水冲洗导管，防止栓塞。避免导管被拉出，注意局部有无渗血、消毒胶纸敷贴情况。

8. 导管用毕取出后气囊排空，禁止用水冲洗气囊，忌用乙醚擦洗导管，管腔反复冲洗清洁，晾干后用双层塑封，环氧乙烷气体消毒备用。

第四节　其他脏器功能的监测

一、肾功能的监测

目前常用的肾功能监测方法多为间断性，难以反映实时的生理状态。但监测肾功能的动态变化不仅能评价肾脏本身的功能状态，而且在评估全身的组织灌注、体液平衡状态及心血管功能等方面都有重要价值。尤其在重危患者中，肾功能的监测更为重要。因为监测肾功能的动态改变可以及时发现肾功能不全的早期征兆，以便采取治疗或预防措施，避免发生急性肾衰竭。

（一）肾小球功能监测

肾小球的主要功能是滤过功能，反映其滤过功能的主要客观指标是肾小球滤过率（glomerular filtration rate，GRF）。

1. 肾小球滤过率测定

（1）菊粉清除率测定：菊粉是由果糖构成的一种多糖体，静脉注射后，不被机体分解、结合、利用和破坏，因其分子量较小，可自由地通过肾小球，既不被肾小管排泌，也不被重吸收，故能准确地反映肾小球滤过率。

方法：①试验时，患者保持空腹和静卧状态；②晨7时饮500mL温开水，放入留置导尿管，使尿液不断流出；③7时30分取10mL尿量和4mL静脉血作为空白试验用，接着静脉输入溶于150mL生理盐水的菊粉5g，溶液需加温至37℃，在15分钟内滴完，然后再以菊粉5g溶于400mL温生理盐水进行维持输液，以每分钟4mL的速度滴注；④8时30分钟将导尿管夹住，8时50分钟取静脉血4mL，随后放空膀胱，测定尿量，用20mL温水冲洗膀胱，并注入20mL空气，使膀胱内的液体排尽，将冲洗液加入尿液标本内，充分混匀后取出10mL尿液进行菊粉含量测定；⑤9时10分第1次重复取血和尿标本，9时30分第二次重复取血和尿标本，其操作同④；⑥将④血与尿标本测定其菊粉的含量，按下列公式进行计算：

$$菊粉清除率 = \frac{尿内菊粉的含量 \times 稀释鱼数 \times 尿量}{血浆菊粉的含量}$$

$$稀释倍数 = \frac{实际尿量 + 冲洗液量}{实际尿量}$$

正常值：2.0～2.3mL/s。

临床意义：急性肾小球肾炎、慢性肾功能不全、心功能不全时清除率显著降低，

161

慢性肾小球肾炎、肾动脉硬化、高血压晚期等均有不同程度的降低；肾盂肾炎可稍有降低。由于操作复杂，又需留置尿管，故目前临床尚不能使用，多用于临床实验研究。

（2）内生肌酐清除率：内生肌酐是指禁肉食3天，血中肌酐均来自肌肉的分解代谢，由于人体的肌容积是相对稳定，故血肌酐含量相当稳定。肌酐由肾小球滤过，不被肾小管重吸收，极少量由肾小管排泌，故可用作肾小球滤过率测定。

正常值：80~120mL／min。

当血肌酐浓度较高时，会有少量肌酐由肾小管排泄，使尿中肌酐量增多，故在氮质血症时，肌酐清除率可较肾小球滤过率大10%左右。

（3）钠的清除率：是指每一单位时间内，肾脏清除了多少mL血浆内的Na^+的能力。计算公式如下：

$$钠的清除率（FENa）= \frac{尿／血钠浓度}{尿／血肌酐浓度} \times 100$$

临床上测定某物质的清除率的意义：①测量肾血流量；②测定肾小球滤过率；③了解肾脏对某物质的处理情况。如某物质清除率大于肾小球滤过率时，表示该物质尚能被肾小管分泌，如小于肾小球滤过率时表示能被肾小管重吸收。

2. 血清尿素氮测定　血中非蛋白质的含氮化合物统称非蛋白氮（non-protein nitrogen，NPN）。其中尿素氮（blood urea nitrogen，BUN）约占一半。作为肾功能的临床监测指标，BUN比NPN准确，但仍受多种因素影响。

正常值：成人为3.2~7.1mmol／L（9~20mg／dl）。

BUN上升后反馈抑制肝脏合成尿素，故肾功能轻度受损或肾衰竭早期，BUN可无变化；当其高于正常时，说明有效肾单位的60%~70%已受损害，因此BUN不能作为肾脏疾病早期功能测定的指标。

BUN增高的程度与病情严重性成正比，故BUN对尿毒症的诊断、病情的判断和预后的估价有重要意义。BUN作为反映GFR的指标有其局限性。原尿中的BUN40%~80%在肾小管中被回吸收，回吸收的量与原尿量成反比。因此，血容量不足，利尿剂滥用，摄入高蛋白，严重分解代谢（甲亢、手术、烧伤、感染、癌瘤等）均可至BUN升高。

3. 血清肌酐测定　机体每20g肌肉每天代谢产生1mg肌酐，日产生量与机体肌肉量成正比，比较稳定，血中肌酐主要由肾小球滤过排出体外，而肾小管基本上不吸收且分泌也较少。

正常值：53~106μmol／L。

无肌肉损伤等条件下，若肾小球滤过停止，血肌酐约升高每天88~178μmol／L。

尿肌酐／血肌酐（Ucr／Pcr）>40，多为肾前性氮质血症；<20为肾后性氮质血症。

（二）肾小管功能测定

1. 尿比重　尿比重是反映尿内溶质和水的比例。24小时内最大范围在

1.003～1.035，一般在1.015～1.025，晨尿常在1.020左右。

尿比重低，表示肾小管重吸收功能损害，不能浓缩尿液所致，正常肾小管可重吸收原尿中的水分99%以上，而急性肾小管坏死时，则只能重吸收80%～50%。

尿比重高，表示入量不足，尿浓缩所致。

2. 血、尿渗透压　血、尿渗透压是反映血尿中溶质的分子和离子浓度，正常人血渗透压在280～310mmol／L；每天尿渗透压在600～1000mmol／L水之间，晨尿常在800mmol／L水以上。

3. 尿、血渗透压比值　24小时尿渗透压／血渗透压比值约2∶1。浓缩功能障碍时则比值降低，如尿渗透压高于血浆时称高渗尿，表示尿浓缩；如低于血浆时称低渗尿，表示尿稀释；如与血浆渗透压相等，表示等渗尿。如清晨第一次尿渗透压小于800mmol／L水，表示浓缩功能不全。

4. 自由水清除率　血尿渗量比值常因少尿的存在而影响结果，目前自由水清除率是最理想的肾浓缩功能测定。

$$自由水清除率（CH_2O）= U\,vol\left(1-\dfrac{尿（mol）}{血（mol）}\right)。$$

正常值为 - 25～100mL／h。

自由水清除率能判断其肾的浓缩功能，特别是对急性肾功能衰竭的早期诊断和病情变化具有重要意义，如急性肾功能衰竭早期CH_2O趋于零值，此指标可出现1～3天后才有临床症状，常可作为判断急性肾功能衰竭的早期指标。CH_2O呈现负值大小可反映肾功能恢复的程度。

二、中枢神经系统功能监测

颅脑外伤、颅内出血或缺血性病变的死亡率高，发病后受到继发的"第二次打击"，如低血糖、颅内高压、低血细胞比容、呼吸衰竭、颅内或全身性感染，则死亡率更高；特别是低氧，完全中断脑供血（如心搏骤停）15秒后即可发生昏迷，5分钟后就可造成不可逆损害。颅脑外伤死亡病例中，半数以上的死因属上述继发原因，故应对中枢神经系统进行全面监测。

（一）意识

意识的变化是脑内病变极敏感的指标，非昏迷意识状态的转化提示病变的好转或恶化。

（二）瞳孔

瞳孔的大小及对光反应异常可由于外周病变（视神经和动眼神经）及中央病变（脑干综合通路）引起，常反映颅内高压或脑疝，瞳孔极度扩大并固定，提示临终前的全脑缺血。

（三）生命体征

一般应0.5～1小时测1次血压、脉搏、呼吸、体温，并详细记录，以便动态观察。颅内血肿的典型生命体征变化是脉搏缓慢而洪大，血压升高，呼吸慢而深（简称为两慢一高），尤其以前二者更为显著。后颅窝血肿呼吸障碍明显，可突然停止呼吸。

脑疝晚期失代偿阶段，出现脉快而弱，血压下降，呼吸异常，体温下降，一般呼吸先停止，不久心跳也很快停止。

闭合性颅脑损伤早期一般不出现休克表现，若出现血压下降，心率加快，要尽快查明有无合并损伤，尤其应除外胸腹腔内脏出血。

伤后很快出现高热，多因视丘下部损伤或脑干损伤所致，为中枢性体温调节障碍。而伤后数日体温逐渐增高，多提示有感染性并发症，最常见的是肺炎。

（四）呕吐

发生于颅脑损伤后1～2小时，由于迷走神经刺激而出现呕吐，多为一过性反应，如频繁呕吐，持续时间长，并伴有头痛者，应考虑有蛛网膜下隙出血，颅内血肿或颅内压增高的可能。

（五）局部症状

脑挫裂伤后常出现肢体乏力，单瘫、偏瘫或运动性失语等大脑半球局部功能障碍。如出现共济失调，去大脑强直等症状，说明损伤位于中脑或小脑，下视丘损伤多表现为尿崩症，中枢性高热和血压的改变，视力、视野、听力障碍表示神经的局部损伤。

（六）昏迷指数测定

昏迷指数（Glasgow coma Score，GCS）是以衡量颅脑损伤后意识状态的记分评价标准，GCS是Glasgow大学为观察头部损伤患者的意识状态而制定的标准，目前已被WHO定为颅脑损伤昏迷状态测定的国际统一方法。实践证明此标准是评定颅脑损伤意识状态的一种准确、简便、快速的方法，对急性脑外伤的病情发展、预后和指导临床治疗等提供了较为可信的数字依据。

1. 测评方法

（1）GCS法：临床采用的国际通用的格拉斯哥昏迷分级，简称昏迷指数法，不仅可以统一观察标准，在外伤患者中还有预测预后的意义。GCS的分值愈低，脑损害程度愈重，预后亦愈差，而意识状态正常后应为满分（表7-2）。

表7-2 GCS昏迷评定标准

	项 目	评 分
Ⅰ睁眼反应	自动睁眼	4
	呼之睁眼	3
	疼痛引起睁眼	2
	不睁眼	1
Ⅱ语言反应	言语正常	5
	言语不当	4
	言语错乱	3
	言语难辨	2
	不能言语	1
Ⅲ运动反应	能按吩咐动作	6
	对刺痛能定位	5
	对刺痛能躲避	4
	刺痛肢体过屈反应	3
	刺痛身体过伸反应	2
	不能运动（无反应）	1

按此评分法，患者总分13～15分时，昏迷时间一般小于30分钟，相当于我国头部外伤定型标准的轻型；总分在9～12分，伤后昏迷0.5～6小时，相当于中型颅脑外伤；总分3～8分，伤后昏迷时间大于6小时者，相当于重型颅脑外伤；其中总分3～5分属特重型。总分3分，相当于脑死亡。

（2）GCS-PB法：在GCS的临床应用过程中，有人提出须结合临床检查结果进行全面分析，同时又强调脑干反射的重要性。为此，Pittsburgh在GCS昏迷评定标准的基础上，补充了另外4个昏迷观察项目，即对光反射、脑干反射、抽搐情况和呼吸状态，合计为7项35级，最高为35分，最低为7分，在颅脑损伤中，35～28分为轻型，27～21分为中型、20～15分为重型、14～7分为特重型脑损伤，此法不仅可判断昏迷程度，亦反映了脑功能受损的水平（表7-3）。

表7-3 Glasgow-Pittsburgh昏迷评定标准

	项 目	评 分
Ⅰ睁眼反应	自动睁眼	4
	呼之睁眼	3
	疼痛引起睁眼	2
	不睁眼	1
Ⅱ语言反应	言语正常	5
	言语不当	4
	言语错乱	3
	言语难辨	2
	不能言语	1
Ⅲ运动反应	能按吩咐动作	6
	对刺痛能定位	5
	对刺痛能躲避	4
	刺痛身体过伸反应	2
	不能运动（无反应）	1
Ⅳ对光反应	正常	5
	迟钝	4
	两侧反应不同	3
	大小不等	2
	无反应	1
Ⅴ脑干反射	全部存在	5
	睫毛反射消失	4
	角膜反射消失	3
	眼脑及眼前庭反射消失	2
	上述反射皆消失	1
Ⅵ抽搐情况	无抽搐	5
	局限性抽搐	4
	阵发性抽搐	3
	连续大发作	2
	松弛状态	1

项 目		评 分
Ⅷ呼吸状态	正常	5
	中枢过度换气	5
	不规则或低换气	3
	呼吸停止	2
		1

2. 意义 GCS法可估价中枢神经系统状况，判断脑功能水平。GCS法简便易行，应用于临床时，对急救、移运、接收新患者都可按此估计，严重者做好抢救准备。CCS法还可用于护理病历书写以及任何护理记录如特别护理记录单，还可用于病区护理交班报告。GCS法对3岁以下幼儿、听力丧失老人、不合作者、情绪不稳定者、语言不通时可能打出低分，因此，要结合病史、体检和其他有用的检查进行综合考虑。

（七）颅内压监测

在侧脑室额叶角内置一导管，与床旁压力换能器相连进行监测，正常<1.3kPa（10mmg），>3.3kPa（25mmHg）时，则应降颅压治疗。颅内压的变化可呈波浪状，常在夜间升高，故应连续监测。

（八）动脉压和脑灌流压监测

脑灌流压是指动脉压与颅内压差，反映脑血流灌注情况。升高动脉压可使脑灌注压增大，但有产生脑出血、脑水肿的危险。在降低动脉压时亦应处理颅内高压，以改善脑灌流压，减少缺血性脑损害。

（九）电生理

1. 脑电图（electroencephalograhpy，EEG） 可了解大脑功能有无异常，缺血、低氧异常放电波，对脑死亡判断有帮助。

2. 脑电地形图 对脑部动态变化能准确定位。

3. 脑诱发电位 主要检测脑干功能，不受麻醉及镇静剂的影响，可了解脑干受损程度和判断脑死亡。

（十）CT和MRI

能清晰显示脑结构、形态变化，而且定位准确而迅速。

三、肝脏功能监测

（一）胆红素代谢

血清总胆红素（total bilirubi，TB）升高见于各种原因所致黄疸；血清1分钟胆红素

（serum bilirubin，SB）升高见于肝细胞或阻塞型黄疸；间接胆红素（indirect bilirubin，IBIL）升高见于溶血性黄疸。

（二）酶学检查

谷丙转氨酶（alanine aminotransferase，ALT）升高见于肝细胞炎症或坏死、阻塞性黄疸、胆道疾病、急性心肌梗死等；谷草转氨酶（aspartate transaminase，AST）升高见于急性心肌梗死、各种原因的肝细胞损害（炎症、坏死、中毒等）。

四、胃肠道出血监测

1. 急测血常规、血细胞比容、血型鉴定，交叉配血，备同型血。
2. 按病情定时观测记录脉搏、呼吸、血压、神志等。
3. 密切观察腹痛、腹胀、腹腔积液及肠鸣音的变化情况。
4. 注意呕血或（和）便血（或黑便）情况及量的记录。
5. 必要时做紧急纤维胃镜检查，以便确定诊断及行内镜下止血治疗。

五、营养支持

各种创伤、感染、器官功能障碍等，使患者都处于应激状态，因修复创伤和恢复器官功能所需能量明显增加，结果引起代谢亢进。但危重患者往往不能正常地摄取营养，如果不给予营养支持，势必引起营养状态的恶化，这对病情的恢复是十分不利的。营养支持的目的是有效供给患者的能量和营养物质，促进患者对能量的利用，而患者有效利用能量更为重要。因为，只有患者能利用和消耗能量，才有可能修复创伤和恢复器官功能。但首先要供给患者足够的营养物质和代谢所必需的氧，这需要根据患者对能量的储存情况、营养不良的程度、所处代谢状态及耐受能力等方面来判断患者对能量的需求，同时根据治疗后的反应（即营养状态的评定）来调整。

第五节　心肺脑复苏

心脏停搏意味着死亡的来临或临床死亡的开始。现代医学认为，因为急性原因所致的临床死亡在一定的条件下是可以逆转的。使心跳、呼吸功能恢复的抢救措施称为心肺复苏（cardiopulmonary resuscitation，CPR）。到20世纪70年代开始认识到脑复苏的重要性，因为只有使脑功能完全恢复才能称为完全复苏，所以当前的复苏工作已经从心肺复苏（CPR）转到心肺脑复苏（cardiopulmonary cerebral resuscitation，CPCR）。

一、病因

（一）急性冠状动脉供血不足或急性心肌梗死

急性心肌梗死早期发生心室颤动或心室停顿。急性心肌缺血未形成梗死者，也可发生心室颤动而致猝死。

（二）急性心肌炎

各种病因的急性心肌炎患者，特别是病毒性者，常发生完全性房室传导阻滞或室性心动过速而致心搏骤停。

（三）呼吸停止

如气管异物、烧伤或烟雾吸入致气道组织水肿，溺水和窒息等所致的气道阻塞，脑卒中、巴比妥类等药物过量及头部外伤等均可致呼吸停止。此时气体交换中断，心肌和全身器官组织严重缺氧，可导致心搏骤停。

（四）严重的电解质与酸碱平衡失调

体内严重缺钾或严重高血钾均可使心搏骤停。血钠和血钙过低可加重高血钾的影响。血钠过高可加重缺钾的表现。严重的高血钙也可致传导阻滞、室性心律失常甚至发生室颤。严重的高血镁也可引起心搏骤停。酸中毒时细胞内钾外移，减弱心肌收缩力，又使血钾增高，也可发生心搏骤停。

（五）药物中毒或过敏

锑剂、氯喹、洋地黄类、奎尼丁等药物的毒性反应可致严重心律失常而引起心搏骤停。

（六）电击、雷击或溺水

电击伤可因强电流通过心脏而引起心搏骤停。强电流通过头部、可引起生命中枢功能障碍，导致呼吸和心搏停止。溺水多因氧气不能进入体内进行正常气体交换而发生窒息。

（七）麻醉和手术中的意外

如呼吸管理不当、全麻剂量过大、硬膜外麻醉药物误入蛛网膜下隙、肌肉松弛剂使用不当、低温麻醉温度过低、心脏手术等，也可能引起心搏骤停。

（八）其他

某些诊断性操作如血管造影、心导管检查，某些疾病如急性胰腺炎、脑血管病变等。

二、分类

根据心脏活动情况及心电图表现，心脏骤停可分为3种类型：

（一）心室颤动

心室颤动又称室颤。心室肌发生极不规则的快速而又不协调的颤动；心电图表现为QRS波群消失，代之以大小不等、形态各异的颤动波，频率为200～400次／分钟。若颤动波波幅高并且频率快，较容易复律；若波幅低并且频率慢，则复律可能性小，多为心脏停顿的先兆。

（二）心搏完全停止

心搏完全停止又称心搏停顿或心室停顿，心脏大多处于舒张状态，心肌张力低，心电图呈等电位。

（三）心电机械分离

心电图仍有低幅的心室复合波，但心脏并无有效的泵血功能，血压及心音均测不到。心电图示宽而畸形、振幅低的QRS-T波，频率每分钟在20～30次。

心脏骤停的3种类型可相互转化，但其后果均是心脏不能有效泵血，故均应立即进行心肺复苏术。

三、病情评估

（一）临床表现

心脏骤停的临床表现和经过取决于基础病因。心源性心脏骤停发展快，可能有前驱症状包括胸闷、胸痛、心悸、无力等，但无预告价值。更多数患者可能无明显前驱症状。非心源性心脏骤停，发作前可能有其原发病的临床表现。

心脏骤停发生时，心源性心脏骤停患者可能有长时间心绞痛、胸闷、气急、头晕或突然抽搐，迅即出现典型心脏停搏表现：面色青紫，无呼吸或仅有下颌式呼吸；颈动脉搏动不能扪及，昏迷，血压不能测出，心音消失。其他原因所致心脏骤停者，发作时患者正处于昏迷状态（缺氧、高碳酸血症）或突然意识丧失，颜面发绀（低血钾或高血钾）。

（二）诊断

对心搏骤停的诊断强调"快"和"准"，如无原有ECG和直接动脉监测者，可以凭以下征象在30秒内确定诊断。临床上心搏骤停的诊断依据为：

1. 神志突然丧失，对大声呼喊等强烈刺激毫无反应。
2. 颈总动脉、股动脉等大动脉搏动消失。
3. 呼吸停止或呈叹息样呼吸。
4. 面孔呈青紫色或苍白色。
5. 瞳孔散大，对光反应消失。

其中1、2条最为重要，只要神志突然丧失、大动脉搏动消失，心搏骤停的诊断即可成立。在全身麻醉和已用肌松药的患者，只以第2条为主。

（三）鉴别诊断

心脏骤停最可靠而出现较早的临床征象是意识突然丧失伴以大动脉（如颈动脉、股动脉）搏动消失。此两个征象存在，心搏骤停的诊断即可成立，并应立即进行初步急救。在不影响心肺复苏的前提下，需进行病因诊断，以便予以相应的处理。首先应鉴别是心脏骤停或呼吸骤停。有明显发绀者，多由于呼吸骤停。如系呼吸道阻塞引起的窒息，患者往往有剧烈的挣扎；如系中枢性者（脑干出血或肿瘤压迫），可以突然呼吸停止而无挣扎。原无发绀性疾患而心脏骤停者，多无明显发绀，常有极度痛苦的呼喊。因心脏本身疾患而心脏骤停者，多见于心肌梗死及急性心肌炎；心外原因多见于败血症及急性胰腺炎。

四、处理

心脏骤停诊断一经确立，应毫不迟疑地立即进行心、肺、脑复苏，目的在于建立人工的、进而自主的有效循环和呼吸。心、肺、脑复苏包括基础生命支持、进一步生命支持和延续生命支持三部分。

（一）基础生命支持

基础生命支持（basic life support，BLS）又称初期复苏处理或现场急救。是复苏中抢救生命的重要阶段，如果现场心肺复苏不及时，抢救措施不当甚至失误，则将导致整个复苏的失败。BLS包括：呼吸停止的判定、呼吸道通畅（A）、人工呼吸（B）、胸外心脏按压（C）和转运等环节，即心肺复苏（CPR）的ABC步骤。

1. 保持呼吸道通畅　呼吸道通畅是复抬颏法或双手托下颌法，使头后仰抬起颏部或托起下颌使下颌骨向前上、张嘴，即可维持呼吸道通畅。如果怀疑有颈椎受损者，则严禁头后仰。如果看见患者误吸异物，或尽管采取了头后仰、下颌骨前推、张嘴等手法，人工通气时仍然有阻力，怀疑有气道异物者，则必须清除气道异物。

在现场抢救中，如果头后仰转向一侧、手指抠等一般措施无效时可采用改进的Heim-Lich法，即胸腹部推压法：助手将患者头抬起，抢救者站在患者背后，一手置上腹部向上用力，另一手置胸骨向后用力，两手同时猛烈连续推压3～5次，迫使肺部排出足够的空气，形成人工咳嗽，使气道内的异物排出。对于婴儿、较小小儿以及孕妇，不宜采用本法，可采用击背法或胸部椎压法。抢救者一手与一膝部与支撑病儿颏部与颈部，使病儿面部朝下，另一手手掌用适当力量迅速连续地拍击患儿背部两肩胛骨之间的区域。

2. 口对口、口对鼻或口对气道插管人工呼吸

（1）开放气道后，缓慢吹气，时间达2秒以上，并见胸部抬高，可默读1001、1002接近2秒。

（2）无氧源的球囊–面罩人工通气：潮气量应在10mL／kg（700~1000mL／次）或成人气囊压陷2／3的体积，时间达2秒以上。

（3）携氧气囊人工通气：吸氧浓度>40%，氧气流量8~12L／min到30L／min；潮气量为6~7mL／kg（400~600mL／次）或成人气囊压陷1／2的体积，时间1~2秒。

注意：在心脏骤停刚发生时，最好不要立即进行气管插管（因要中断按压心脏，延误时间），而应先进行心脏按压及口对口呼吸。口对口呼吸效果不佳或是复苏时间过长以及有胃反流等才是气管插管的适应证。

3. 人工心脏按压　胸外心脏按压可刺激心脏收缩，恢复冠状动脉循环，以复苏心搏，提高血压，维持有效血液循环，恢复中枢神经系统及内脏的基本功能。其作用机制：胸廓具有一定弹性，胸骨可因受压而下陷。按压胸骨时，对位于胸骨和脊柱之间的心脏产生直接压力，引起心室内压力的增加瓣膜的关闭，促使血液流向肺动脉和主动脉；放松时，心室内压降低，血流回流，另外，按压胸骨使胸廓缩小，胸膜腔内压增高，促使动脉血由胸腔内向周围流动；放松时，胸膜腔内压力下降，静脉血回流至心脏。如此反复，建立有效的人工循环。

（1）胸外心脏按压的标准方法：胸外按压迫使血液流经肺脏，配合人工通气使氧合血供应大脑和重要脏器，直至自主循环恢复。因此，有节律的连续有效的胸外按压是至关重要的。按压的正确位置本身会影响到复苏的效果，通常手应放在胸骨下半部，简便的确定方法是两乳头中间，按压的幅度为4~5cm，可触及颈或股动脉搏动为有效。

（2）胸外心脏按压并发症：胸外心脏按压法操作不正确，效果大为降低。按压的动作要迅速有力，有一定的冲击力，每次松压时需停顿瞬间，使心室较好充盈。但按压切忌用猛力，以避免造成以下并发症：

1）肋骨、胸骨骨折，肋软骨脱离，造成不稳定胸壁；

2）肺损伤和出血、气胸、血胸、皮下气肿；

3）内脏损伤，如肝、脾、肾或胰损伤，后腹膜血肿；

4）心血管损伤，发生心脏压塞、心脏起搏器或人工瓣膜损坏或脱离、心律不齐、心室纤颤；

5）栓塞症（血、脂肪、骨髓或气栓子）；

6）胃内容返流，造成吸入或窒息。

有以下情况的患者不宜采用胸外心脏按压术，如大失血患者、老年人桶状胸、胸廓畸形、心包填塞症、肝脾过大、妊娠后期、胸部穿通伤等。

在多数情况下，胸外心脏按压为首选措施，但目前通用的胸外心脏按压法所产生的血流，远不能满足脑和心肌的需要，因此提出开胸心脏按压的应用指征应予放宽。因此，当胸外挤压5分钟后仍无反应，或因胸廓畸形、张力气胸、纵隔心脏移位、心脏室壁瘤、左房黏液瘤、重度二尖瓣狭窄、心脏撕裂或穿破、心包积液时应果断开胸进行胸内心脏直接挤压。

心脏按压和口对口人工呼吸是心脏骤停抢救中最紧急的措施。两者必须同时进行，人工呼吸和心脏按压的比例为1:5，如只有一人操作，则做15次心脏按压后接着做2次人工呼吸。

此外，在人工胸外挤压前，予以迅速心前区叩击，可能通过机械—电转换产生一低能电流，而中止异位心律的近返通路，使室性心动过速或心室颤动转为较稳定的节律。但也有可能使室性心动过速转为更严重的心室扑动或颤动。它对心室停顿无效，而且不具有胸外挤压推动血流的作用。因此现不作为心脏复苏抢救的常规。而属Ⅱb级心脏复苏措施，即对心脏骤停无脉者而一时又无电除颤器可供应立即除颤时可考虑采用。决不要为作心前区叩击而推迟电除颤。

（二）进一步生命支持（advenced life support，ALS）

主要为在BLS基础上应用辅助设备及特殊技术，建立和维持有效的通气和血液循环，识别及治疗心律失常，建立有效的静脉通路，改善并保持心肺功能及治疗原发疾病。

1. 气管内插管　应尽早进行，插入通气管后，可立即连接非同步定容呼吸机或麻醉机。每分钟通气12~15次即可。一般通气时，暂停胸外按压1~2次。

2. 环甲膜穿刺　遇有插管困难而严重窒息的患者，可以16号粗针头刺入环甲膜，接上"T"型管输氧，可立即缓解严重缺氧情况，为下一步气管插管或气管造口术赢得时间，为完全复苏奠定基础。

3. 气管造口术　是为了保持较长期的呼吸道通畅。主要用于心肺复苏后仍然长期昏迷的患者。

4. 心肺复苏药物的应用　使用药物的目的在于提高心脏按压效果，增加心肌与脑的灌注，促使心脏尽早复跳；提高室颤阈，为电除颤创造条件；纠正酸中毒和电解质失衡；治疗心律失常。

（1）给药途径：

1）静脉给药：首选现有的静脉通路，但应尽可能选用颈外静脉或中心静脉。无中心静脉而必须选用外周静脉时，应尽量选用肘部静脉而不用肢体远端尤其是下肢静脉。

2）气管内给药：在无静脉通路的情况下，可通过气管内给药。效果与静脉给药几乎相同。可将静脉剂量的1~2倍稀释于10~20mL生理盐水中，注入气管导管。如果能通过无菌细管将药物直接经气管导管插入深达气管支气管枝，则药物通过肺泡吸收更快。适于气管内给药的药物包括：肾上腺素、利多卡因、阿托品、安定、纳洛酮等不会引起组织损伤的药物；但是碳酸氢钠、去甲肾上腺素及钙剂可能引起气道黏膜和肺泡损伤，不宜通过气管内给药。

3）心内注射：心内注射需中断胸外心脏按压，并可能引起气胸与顽固性心律失常，损伤冠状动脉与心肌，发生心包压塞，所以目前不主张首先采用。一旦应用，不主张经胸骨旁路，可考虑剑突旁路。后者损伤冠状动脉前降支的机会较少。操作方法为：

自剑突左侧向头侧、向后、向外进针，回抽有回血后即可注入药物。在开胸心脏复苏时，可在直视下用细针头将药物注入左心室腔。心内注射的肾上腺素或抗心律失常药物剂量约为静脉剂量的一半。碳酸氢钠不允许心内注射。

（2）常用药物

1）肾上腺素：肾上腺素已广泛用于心肺复苏（CPR），对各类心律失常所致的心搏骤停是有效的，是心肺复苏的一线选择用药，标准应用剂量1mg，每隔3~5分钟可逐渐增加剂量（1mg、3mg、5mg）也可直接使用5mg，是否使用大剂量目前尚无定论。

2）血管升压素：可增加冠脉灌注压，重要器官的血流，室颤的幅度和频率及大脑供氧，可在标准的心脏按压，人工通气，除颤和注射肾上腺素无效时提高ROSC，也是心肺 CPR 的一线选择药物。与肾上腺素合用效果优于单用肾上腺素或者单用血管升压素，剂量使用为40U。

3）去甲肾上腺素：其适应证为严重低血压（收缩压< 70mmHg）和周围血管低阻力。因其增加心肌耗氧量，故应慎用于缺血性心脏病患者。剂量8~30μg／min因碱性药物能使其失活，故禁止在同一管道应用碱性液休。

4）多巴胺：其适应证为复苏过程中的心动过缓和ROSC后的低血压状态，常与其他药物（多巴酚丁胺）合用，治疗复苏后的休克状态，纠正和维持体循环灌注和氧的供给。剂量：5~20μg／kg·min。

5）利多卡因：利多卡因虽能使原发性室颤的发生率降低1／3，严重心律失常的发生率降低一半，但其总病死率却未降低，故利多卡因并非首选药物。治疗室性心运过速速时，静脉应用普鲁卡因胺和索他洛尔效果更好。利多卡因的适应证为血流动力学稳定的单形或心功能正常的多形室速。

6）胺碘酮：胺腆硐可作用于钠、钾和钙离子通道，对A受体和B受体也有阻滞作用，可用于房性和室性心律失常。①对快速房性心律失常伴严重右室功能不全患者，洋地黄无效时，可用胺碘酮控制心室率。②对于心搏骤停者，如持续心室颤动或室性心动过速，在除颤和应用肾上腺素无效后，建议使用胺碘酮。③血流动力学稳定的室速，多形性室速和不明原因的复杂性室上速。④可作为顽固性阵发性室上速、心房颤动电转复的辅助治疗及心房颤动的转复药物。⑤可控制预激房性伴房路传导的快速心律失常的心室率。对充血性心力衰竭的患者作为首选抗心律失常药物。院前静脉应用胺碘酮治疗心室颤动或无脉性室速可改善患者生存率，并能预防心律失常复发，但胺碘酮有轻度降血压作用。故不支持在低压下使用。

7）阿托品：无论有无心脏电活动，阿托品可以增加心搏骤停患者ROSC和患者存活率。剂量1mg静脉注射，3~5分钟内可重复使用，总剂量3mg。

8）溴苄胺：有明显的提高室颤阈值作用，在非同步除颤前，先静脉注射溴苄胺，具有较高的转复率，并防止心室颤动复发。用法：溴苄胺5~10mg／kg体重，静脉注射，不必稀释。注入后，即进行电击除颤。如不成功可重复。每15~30分钟给10mg／

kg，总量不超过30mg／kg。

9）甲氧明：近年研究证明甲氧明在心脏复苏中效果良好，因其属单纯兴奋α-受体的药物，可明显提高主动脉舒张压，改善冠状动脉灌注，提高复苏成功率，故近年主张首选。

10）5%碳酸氢钠：传统观念认为因心搏骤停后导致代谢性乳酸中毒，而使pH降低，心室颤动阈值降低影响除颤。故最近10年来的心肺脑复苏的实验研究证明：心搏骤停时的酸中毒，主要是呼吸性酸中毒而非代谢性酸中毒，故反复应用大量的5%碳酸氢钠有严重的潜在性危害，其机制是能抑制心肌收缩力，增加脑血管阻力，大脑阻抑，影响意识恢复，且大剂量应用可致高钠血症，血液黏度升高，血栓形成。1985年由美国心脏病学会、红十字会、心脏病学院和国立心、肺、血液研究院主持召开的美国全国第三届CPR、心脏急救（ECC）会议，制定了CPR-ECC的标准和指南规定指出，碳酸氢钠在成人进一步生命支持初期不主张应用。因为它不改善患者后果，只在除颤、心脏按压、支持通气和药物治疗后，才考虑应用。用法：一般可静脉注射或快速静脉滴注，首剂为0.5～1mmol／kg（5%碳酸氢钠100mL= 60mmol）；以后最好根据血气分析及pH决定用量，如无条件，可每10分钟重复首次剂量的1／2，连用2～3次。一般总量不超过300mL，同时保证充分通气，以免加重心脏和大脑功能损害。

11）纳洛酮：可拮抗β内啡肽所介导的效应，增加心肌收缩力，升高动脉血压，改善组织血液灌注，有利于骤停后的心脏复苏。纳洛酮可迅速通过血脑屏障，解除中枢抑制，有利于肺功能的恢复。常规剂量为0.01mg／kg静脉注射，可反复应用。

12）异丙基肾上腺素：每次1mg静脉注射，于扭转型室性心动过速时将1mg加入5％葡萄糖液中，以每分钟2μg的速度静脉滴注。

13）氯化钙：本品可使心肌收缩力加强，使心脏的收缩期延长，并使心肌的激惹性提高。但目前观点认为，当机体缺血、缺氧时Ca^{2+}通道开放，大量Ca^{2+}离子流入细胞内，细胞内线粒体与内质网的Ca^{2+}释放，使细胞内Ca^{2+}浓度增加200倍，形成Ca^{2+}"过载"，导致蛋白质和脂肪酸破坏，激活蛋白酶和磷酸酶A_2，破坏细胞膜，并释放出有破坏游离酸进入细胞内，使线粒体功能丧失和细胞损伤，导致脑细胞不可逆性损害，心肌纤维受损，致复苏成功率降低。美国全国第三届心肺复苏、心脏急救会议制定的标准指出：在心肺复苏时不宜用钙剂，用了反可增加死亡率。因此，除非有高血钾、低血钙或钙通道阻滞中毒存在外，一般均不宜用钙剂。

14）呼吸兴奋剂：使用呼吸兴奋剂的目的在于加强或完善自主呼吸功能。常用的有二甲弗林、尼可刹米、戊四氮、洛贝林等。新近认为，在呼吸复苏早期，由于脑组织内氧合血液的灌注尚未完全建立，细胞仍处于缺氧状态，此时不宜使用呼吸兴奋剂，用了反可刺激细胞的新陈代谢而加重细胞损害，致其功能恢复困难，甚至导致细胞死亡，常在复苏成功20～30分钟，脑组织才逐渐脱离缺氧状态，60分钟后脑组织有氧代谢恢复。因此，呼吸兴奋剂的应用（包括中枢神经兴奋剂），在复苏成功1小时后才考虑应用，最好的适应证有自主呼吸恢复，有呼吸过浅、过慢、不规则等呼吸功能不全者应用。

15）其他用药：有指征时酌情应用升压药、强心剂、抗酸剂及抗心律失常药。

5. 直流电非同步除颤或无创体外心脏除颤起搏器的应用　在进行徒手心肺复苏术的同时，应争取立即安置除颤器或除颤起搏器，接好除颤起搏多功能电极，如示波屏上显示为室颤，则按下降颤键，如系停搏就按起搏键。

电除颤成功率有报告可达98%，实施越早成功率越高。但盲目除颤的概念，近几年来已渐淡漠，因患者若为心室停搏或电-机械分离所致的心搏骤停，盲目除颤反可损伤心肌，不利于心脏复跳。此外，对电击除颤无效的室颤患者，还可试用超速起搏除颤。

注意事项：①除颤前应详细检查器械和设备，做好一切抢救准备。②电极板放的位置要准确，并应与患者皮肤密切接触，保证导电良好。③电击时，任何人不得接触患者及病床，以免触电。④对于细颤型心室颤动者。应先进行心脏按压、氧疗及药物等处理后，使之变为粗颤，再进行电击，以提高成功率。⑤电击部位皮肤可有轻度红斑、疼痛，也可出现肌肉痛，约3～5天后可自行缓解。⑥开胸除颤时，电极直接放在心脏前后壁。除颤能量一般为5～10瓦秒。

电除颤的意义与进展：早期电除颤的意义：早期电除颤配合CPR增加成人心室纤颤患者的自主循环恢复（ROSC）和出院存活率，除颤应在5分钟内完成。研究表明双相电除颤的成功率明显优于单相电除颤。电除颤的次数与电击能量：随着双相波电除颤的广泛应用，除颤成功率的提高。2000年国际心肺复苏与心血管急救指南提出的停止心脏按压，连续3次电除颤已没有必要，且3次除颤需要花1分钟的时间。2005年国际心肺复苏与心血管急救会议专家们强烈建议改为1次电击，但最佳电击能量和如何重复电击仍有待研究。

（三）持续生命支持

持续生命支持（prolonged life support，PLS）的重点是脑保护、脑复苏及复苏后疾病的防治。

1. 脑复苏　脑组织平均重量仅为体重的2%，但脑总血流量占心排出量的15%，脑的耗氧量相当静息时全身耗氧量的20%～25%。脑组织对缺氧最敏感，而且越高级的部位，对缺氧的耐受性愈差，脑缺氧10秒，就可丧失意识，缺氧15秒可以出现数分钟的昏迷，缺氧3分钟可昏迷24小时以上，完全缺氧8分钟，大脑皮层的损害即不可逆转。因此心肺复苏术一开始应注意对脑的保护以促使脑复苏。

脑复苏的基本措施：脑损伤程度的轻重是复苏后续治疗难易和患者结局的主要决定因素，而脑损伤的轻重又主要取决于脑缺血、缺氧的时间，其总时间包括心搏停止前缺氧时间，心搏骤停时间，复苏的时间，心跳恢复后的后续缺氧期。脑损伤的恢复由以下表现判断：①延髓功能恢复——幅度和频率正常的自主呼吸。②脑干功能恢复——瞳孔缩小和对光反射恢复。③皮质以下中枢和脊髓功能恢复——血压升高，四肢和躯干肌肉抽搐及体温上升。脑死亡的标准：自主呼吸停止6小时以上；深昏迷：双侧瞳孔放大、固定且对光反射消失；脑干反射消失；全身肌肉软瘫无抽搐，脑血流停止，脑电活动消失。

（1）脑复苏的一般治疗措施：复苏后应维持酸碱平衡和电解质的稳定，调控血管张力和血压，足够的能量并适当补充氨基酸、脂肪乳等。早期，足量短期应用肾上腺皮质激素可稳定细胞膜，清除自由基，减轻脑水肿，有利于脑复苏。剂量：氢化可的松5mg／kg，每6小时追加1mg，或地塞米松1mg／kg，每6小时追加0.02mg，一般不超过4天。

（2）控制脑水肿，降低颅内压：缺氧性脑水肿常在心搏骤停后数小时内发生，在复苏后2～3天达高峰，降低颅内压是脑功能恢复的一个重要措施。只要肾功能良好，脱水剂要早期应用，并持续5～7天，常用药物有：

1）205甘露醇0.5～1g／kg静脉点滴，4～8小时一次，一天总量＜750mL。

2）呋塞米0.5～1mg／kg静脉推注，剂量可递增至100～200mg静脉推注。

3）50%高渗糖60～100mL，5～10分钟内静脉推注，每4～6小时重复。

4）尿素0.5～1g／mL +10%葡萄糖静脉点滴，60～100滴／分钟，每日1～2次。

5）50%的甘油盐水1.5～2mg／kg，6～8小时一次。

6）依他尼酸0.5mg／kg静脉注射，6～8小时重复，每日总量100～150mg。

（3）低温疗法：低温状态可降低氧耗量和代谢率，及早恢复能量代谢，抑制内源性损伤因子的释放，降低神经细胞的兴奋性，减少神经冲动传递，保护中枢神经系统，减轻脑损害引起的反应性高热，从而促进脑功能恢复。方法有：

1）全身降温术：体表降温如冰水浴、冰敷、冷气、冷水褥等；血流降温如体外循环血灌注，静脉滴注4℃生理盐水等。

2）局部体表降温术：头部冰槽、冰帽等；肢体降温如冰水袖，裤套等。

3）体表面流综合降温术等：低温疗法要求及早降温，降温速度要快，低温适应，维持平稳，时间要足，缓慢复温。

（4）高压氧治疗：高压氧可增加血氧含量、提高血氧分压，改善脑组织的供氧状态，控制脑水肿的恶性循环，加快苏醒，改善组织代谢。

（5）改善脑血液循环和控制抽搐、寒战：可应用低分子右旋糖酐、706羧甲淀粉等降低血液黏度，可用山莨菪碱、东莨菪碱、钙拮抗剂等改善脑组织微循环。可用巴比妥类、丙嗪类、安定等控制患者的抽搐与寒战。

（6）改善脑细胞营养药和催醒药：适当应用ATP、细胞色素C、维生素B族、胞磷胆碱等药物改善脑细胞的营养，应用纳洛酮、甲氯芬酯等促使昏迷患者的苏醒。心肺腹苏作为患者最后的急救措施，其"成功"与"失败"对于患者家属和参与急救的医护人员心理都有巨大的影响。2000年国际心肺复苏指南在伦理学方面就要求急救人员学会如何安慰家属，并要求专人在场与家属保持接触，这样对于患者家属的心理上有着积极的意义。另一方面急救人员从事着高风险，高压力的职业，这个专业的特点使急救人员处于长期慢性的心理异常状态，特别对于年轻人的死亡和外伤等不幸事件造成的心理创伤会持续很长时间，再次遇到类似情况往往会造成慢性焦虑，反应消极等心理障碍。因此急救人员应学会怎样调节自身和患者家属的心理。

2. 维持血压及循环功能　心搏骤停复苏后，循环功能往往不够稳定，常出现低血压或心律失常。低血压如系血容量不够，则应补充血容量；心功能不良者应酌情使用强心药物如毛花苷C；需用升压药物，则以选用间羟胺或多巴胺为好；如发生严重心律失常，应先纠正缺氧、酸中毒及电解质紊乱，然后再根据心律失常的性质进行治疗。

多巴胺20~40mg加入5%葡萄糖液100mL，静脉滴注，滴速以维持合适血压及尿量每分钟在2~10μg/kg，可增加心排血量；>每分钟10μg/kg，则使血管收缩；>每分钟20μg/kg，降低肾及肠系膜血流。

如升压不满意，可加氢化可的松100~200mg或地塞米松5~10mg，补充血容量，纠正酸血症，多数血压能上升，待血压平稳后逐渐减量。

如升压药不断增加，而血压仍不能维持，脉压小，末梢发绀，颈静脉怒张，CVP升高（或肺毛细血管楔嵌压升高，左心房压升高），心力衰竭早期可加用血管扩张药物：

（1）硝酸甘油20mg加入5%葡萄糖液100mL，静脉滴注，滴速为5~20μg/min。

（2）硝普钠5mg加入5%葡萄糖液100mL，静脉滴注，滴速为5~200μg/min。用药超过3天，有氰化物中毒的可能。

（3）酚妥拉明2~5mg加入5%葡萄糖液100mL，静脉滴注，滴速为20~100μg/min。

3. 维持呼吸功能　患者均应作机械通气，根据监测患者血氧饱和度、动脉血气和呼吸末CO_2等结果，考虑选用间歇正压通气、呼气末正压通气等。机械通气超过48~72小时，可考虑气管切开。机械通气时应避免纯氧吸入。当患者有自主呼吸，而又考虑应继续机械通气或辅助呼吸，且有人机对抗时，可应用适量镇静药或少量肌松药。无论机械通气或自主呼吸，均应维持动脉血二氧化碳分压在25~30mmHg，这样可降低颅内压，减轻脑水肿。过度通气所致的呼吸性碱中毒可代偿代谢性酸中毒，脑组织中pH升高，有助于脑循环自动调节功能的恢复。维持FiO_2为50%时动脉氧分压不低于100mmHg。当患者自主呼吸恢复，又符合停机指征时，可选择同步间歇指令通气（SIMV），以逐步停用呼吸机。

4. 维持水、电解质和酸碱平衡　应该根据代谢性指标、水的出入量、生化指标以及动脉血气分析结果调节输液的质与量，以维持水、电解质和酸碱平衡。已明确高血糖对脑有害，因此输液以平衡液为主，只有当低血糖时才给葡萄糖。对电解质亦应根据化验检查结果进行针对性治疗。酸中毒一般为混合型，除应用碱性药物外，应妥善管理呼吸。

5. 防治肾功能衰竭　每一复苏患者应留置导尿管，监测每小时尿量，定时检查血、尿素氮和肌酐浓度，血、尿电解质浓度，鉴别尿少系因肾前性、肾后性或肾性肾功能衰竭所致，并依次给予相应的治疗。更重要的是心跳恢复后，必须及时稳定循环、呼吸功能，纠正缺氧和酸中毒，从而预防衰竭的发生。

6. 继发感染的防治　心搏骤停复苏后，容易继发感染，尤其气管切开、气管插管、静脉切开后更应注意防治。

7. 重症监护　加强治疗，多脏器功能支持，全身管理，监护中心静脉压、动脉压、留置导尿管、心电图等，保持生命体征稳定，保持血清和胶体渗透。

五、护理要点

患者复苏成功后病情尚未稳定，需继续严密监测和护理，稍有疏忽或处理不当，即有呼吸心跳再度停止而死亡的危险。护理中应注意：

1. 紧急抢救护理配合　协助医师进行"ABC"步骤心肺复苏，立即穿刺开放两条静脉通路，遵医嘱给予各种药物。建立抢救特护记录，严格记录出入量、生命体征，加强医护联系。

2. 密切观察体征　如有无呼吸急促、烦躁不安、皮肤潮红、多汗和二氧化碳潴留而致酸中毒的症状，并及时采取防治措施。

3. 维持循环系统的稳定　复苏后心律不稳定，应给予心电监护。同时注意观察脉搏、心率、血压、末梢循环（通过观察皮肤、口唇颜色，四肢温度、湿度，指、趾甲的颜色及静脉的充盈情况等）及尿量。

4. 保持呼吸道通畅，加强呼吸道管理　注意呼吸道湿化和清除呼吸道分泌物。对应用人工呼吸机患者应注意：呼吸机参数（潮气量、吸呼比及呼吸频率等）的及时调整；吸入气的湿化；观察有无导管阻塞、衔接松脱、皮下气肿、通气不足或通气过度等现象。

5. 加强基础护理　预防压疮及肺部感染和泌尿系感染，保证足够的热量，昏迷患者可给予鼻饲高热量、高蛋白饮食。定期监测水、电解质平衡。

6. 防止继发感染　注意保持室内空气新鲜，患者及室内清洁卫生；注意严格无菌操作，器械物品须经过严格消毒灭菌；如患者病情容许，勤拍背，及时擦干皮肤、更换床单，防止压疮及继发感染发生；注意口腔护理。

7. 防治复苏后心脏再度停搏　心跳呼吸恢复后，应警惕复苏后的心脏再度停搏。例如在心脏复苏中，尚未恢复窦性节律即停止按压；降温过低（27℃以下）引起心律失常；脱水剂停用过早；脑水肿未能控制而发生脑疝；呼吸道堵塞和通气不足；人工呼吸器使用不当或机械故障；应用抗心律失常药物或冬眠药物用量过大过速而抑制心血管功能；输血补液过多过速或血容量补充不足；肺部感染；呼吸功有衰竭等，均能使复跳的心脏再度停搏，故对心搏骤停的患者在复苏过程中，需密切观察病情，医护配合，全面分析病况，以取得心肺复苏成功。

第八章　器官衰竭病人的护理

第一节　急性心力衰竭

急性心力衰竭是指由于某种原因使心肌收缩力降低或心室前后负荷突然增加，而导致心排出量急剧下降所致组织器官灌注不足和急性瘀血的临床综合征。其中以急性左心衰竭最常见，表现为急性肺水肿，严重者发生心源性休克及心搏骤停等。急性右心衰竭比较少见，多由大块肺栓塞引起，也可见于右室心肌梗死。

一、病因

（一）急性左心衰竭

1. 急性弥漫性心肌损害　如急性心肌炎、急性广泛性心肌梗死或心肌缺血等，可致心肌收缩无力。

2. 急性容量负荷过重　如急性瓣膜穿孔、高血压、梗阻性肥厚型心肌病、静脉输液过多、过快等。

3. 急性机械性阻塞　如严重的二尖瓣或主动脉瓣狭窄、左室流出道梗阻致使心脏压力负荷过重，排血受阻，而导致急性心力衰竭。

（二）急性右心衰竭

主要见于大面积右心室梗死、急性大块肺栓塞、大量快速输液输血等。右心衰竭时体循环静脉回流受阻，左心室充盈压不足，使左心室排血量下降，导致低血压或休克。

二、护理评估

（一）主要症状

1. 50%～90%的心衰有诱发因素，最常见的有感染、心律失常、体力过劳、情绪激动、输液过多过快、电解质紊乱、酸碱平衡失调、妊娠、贫血、药物应用不当等。

2. 急性左心衰竭主要表现为急性肺水肿，典型表现为突发呼吸困难、端坐呼吸、咳嗽、咳粉红色泡沫样痰、烦躁、大汗、面色苍白、口唇发绀和皮肤湿冷。

3. 急性右心衰竭主要表现为低血压、休克、脉搏细速、尿少（每小时少于20毫升）、颈静脉怒张、烦躁、出冷汗和口唇发绀。

（二）主要体征

1. 急性左心衰竭　两肺可闻及哮鸣音与湿啰音，心率增快，心尖部听诊到奔马律，第一心音低钝，第二心音亢进，伴心源性休克时可出现相关的体征。

2. 急性右心衰竭　有低血压和休克的体征，肝大并有压痛，肝颈静脉回流征阳性，右心室扩大，胸骨左缘第4、5肋间听诊可闻及收缩期杂音。

（三）实验室检查

1. 胸部X射线　可见心影扩大、肺动脉段突出，肺野可见云雾状阴影，靠近肺门处更显著，往往呈蝴蝶状，这是左心衰竭肺水肿时特有的X射线征象。

2. 血流动力学测定　可发现肺动脉楔压（pulmonary arterial wedge pressure，PAWP）升高，常高于30mmHg（3.99kPa），肺动脉平均压升高，左心室舒张末压（left ventricular end-diastolic pressure，LVEDP）升高，心排指数（CI）降低。

3. 血气分析　pH和$PaCO_2$可作为反映肺泡呼吸和代谢的适应性呼吸性酸碱平衡指标，肺泡-动脉血氧张力的压差是肺泡瘀血改善或恶化的早期灵敏指标。

4. 心电图　根据病因不同而异，急性心肌梗死时可见心梗图形，通常会有ST-T改变和V导联P波终末向量负值增大。

三、急救措施

1. 体位　立即将病人置于端坐位或半卧位，两腿下垂，减少静脉回心血量。

2. 纠正缺氧　一般用鼻导管或面罩给氧，流量为5～6L／min，供氧浓度约为40％～60％。氧气湿化瓶内可放入30％～50％的酒精或加甲基硅油消泡剂，降低肺泡表面张力，以改善通气。如病人反应迟钝，血气分析结果显示$PaCO_2>$70mmHg（9.31kPa），$PaO_2<$60mmHg（7.98kPa），即应给予气管插管呼吸机辅助呼吸，可以使用PEEP，以增加肺的功能残气量，减轻肺泡萎陷并可抑制静脉回流。

3. 建立静脉通道，准备做进一步处理。

4. 药物治疗。

（1）吗啡：5～10毫克皮下或静脉注射，可减轻烦躁不安和呼吸困难，并可扩张周围静脉，减少回心血量。已有呼吸抑制者或慢性肺病者应避免使用，低血压者应避免静脉用药。

（2）快速利尿：可选用呋塞米20～40毫克静脉注射。必要时4～6小时再重复给药一次，可大量快速利尿，减少血容量。

（3）血管扩张剂：可减轻心室前负荷及降低后负荷以改善心功能，减低氧耗，增加心搏量和心排出量，常用的药物有硝普钠、硝酸甘油、酚妥拉明及亚宁定。

（4）强心剂：近期未用过洋地黄药物者，可将毛花苷C（西地兰）0.2～0.4毫克缓慢静脉注射。

（5）氨茶碱：氨茶碱0.25克放入生理盐水溶液250毫升中静滴，以减轻支气管痉挛，并有强心利尿作用。

（6）肾上腺皮质激素：激素可降低周围血管阻力，减少回心血量和解除支气管痉挛，可用地塞米松10～20毫克静脉注射。

5. 积极治疗原发病。

四、护理措施

1. 生命体征监测　给予病人心电监测，注意观察体温、脉搏、呼吸、血压的变化。及时发现心力衰竭的早期征兆，夜间阵发性呼吸困难是左心衰竭的早期症状，应予以警惕。当病人出现血压下降、脉率增快时，应警惕心源性休克的发生。

2. 观察神志变化　由于心排血量减少，脑供血不足、缺氧及二氧化碳增高，可导致头晕、烦躁、迟钝、嗜睡、晕厥等症状，应及时观察，特别是使用吗啡时应注意观察神志及有无呼吸抑制情况。

3. 做好护理记录，准确记录24小时出入量，尤其是每小时尿量。

4. 保持呼吸道通畅，及时清除呼吸道分泌物。

5. 保持床单清洁，及时为病人更换潮湿衣物。

6. 药物应用观察

（1）应用强心剂时，注意有无中毒症状如恶心、呕吐、厌食等胃肠道症状；心律失常；头痛、失眠、眩晕等神经系统症状及黄视、绿视。应监测电解质变化及酸碱平衡，纠正低钾、低钙及酸中毒。

（2）应用血管扩张剂时，应从小剂量、低速度开始，根据血压变化调整滴速，并严密观察用药前后血压、心率的变化，若血压明显下降，心率显著增快并伴有出汗、胸闷、气急等症状时应及时报告医生，立即停药，将双下肢抬高。静脉滴注时还应注意观察注射局部有无血管炎及外渗引起的组织坏死。

（3）应用利尿剂时注意观察尿量的变化，若用药后24小时尿量大于2500毫升为利尿过快，病人可出现心率加快、血压下降等。全身软弱无力、腱反射减弱、腹胀、恶心呕吐等症状可能为低钾、低钠的征象。

7. 判断治疗有效的指标　自觉气急、心悸等症状改善，情绪安定，发绀减轻，尿量增加，水肿消退，心率减慢，血压稳定。

8. 避免诱发因素　做好心理护理，解除病人的焦虑，避免过分激动和疲劳；做好生活护理，防治呼吸道感染；控制输液量及速度，防止静脉输液过多过快。

第二节　急性呼吸衰竭

急性呼吸衰竭是指由各种原因引起的肺通气和（或）换气功能严重不全，以致不能进行有效的气体交换，导致缺氧和（或）二氧化碳潴留，从而引起一系列生理功能紊乱及代谢不全的临床综合征。

一、病因

1. 脑部疾患　急性脑炎、颅脑外伤、脑出血、脑肿瘤、脑水肿等。

2. 脊髓疾患　脊髓灰质炎、多发性神经炎、脊髓肿瘤、颈椎外伤等。

3. 神经肌肉疾患　重症肌无力、周围神经炎、呼吸肌疲劳、破伤风、有机磷中毒等。

4. 胸部疾患　血气胸、大量胸腔积液、胸部外伤、胸腔和食管肿瘤手术后、急性胃扩张、膈运动不全等。

5. 气道阻塞　气道肿瘤、异物、分泌物及咽喉、会厌、气管炎症和水肿。

6. 肺疾患　ARDS、肺水肿、急性阻塞性肺疾患、哮喘持续状态、严重细支气管和肺部炎症、特发性肺纤维化等。

7. 心血管疾患　各类心脏病所致心力衰竭、肺栓塞、严重心律失常等。

8. 其他　电击、溺水、一氧化碳中毒、严重贫血、尿毒症、代谢性酸中毒、癔症等。

二、病理生理

通气与血流灌注比例失调为此类呼吸衰竭的主要病理基础。根据供氧后$PaCO_2$的反应，将此类呼吸衰竭分为两类。

1. 吸氧后低氧血症可改善的呼吸衰竭。引起这种变化的病理生理基础是通气／血流比例失调，肺内存在较广泛的低氧合血流区域。例如：慢性阻塞性肺疾患、肺不张、肺梗死、肺水肿或气胸等。

2. 吸氧后仍难纠正的低氧血症。此类呼吸衰竭的病理生理基础是肺内存在巨大的左右分流（正常值低于5%），例如ARDS，ARDS的主要病理特点是肺间质和肺泡水肿。

（1）肺泡水肿阻碍了肺泡通气，即使灌注相对充足，而这些流经无通气肺泡的血流未经氧合就进入肺循环，分流为其低氧血症的首要因素。

（2）由于ARDS病人其肺泡表面活性物质受损或缺乏，因而导致广泛的肺泡塌陷，从而加重低氧血症的程度。

（3）ARDS病人的肺间质水肿和透明膜形成造成弥散功能减退，为低氧血症进一步恶化的原因。

三、护理评估

1. 分类

（1）换气功能不全（Ⅰ型呼吸衰竭）：以低氧血症为主。

（2）通气功能不全（Ⅱ型呼吸衰竭）：以高碳酸血症为主。

2. 主要症状　呼吸衰竭表现为低氧血症、高碳酸血症或二者兼有，可使机体各器官和组织受到不同程度的影响。主要表现为呼吸困难、呼吸频率加快、鼻翼扇动、辅助呼吸肌活动增强、呼吸费力，有时出现呼吸节律紊乱，表现为陈－施呼吸、叹息样呼吸，重症病人可出现意识不全、烦躁、定向力不全、谵妄、昏迷、抽搐、全身皮肤黏膜发绀、大汗淋漓，可有腹痛、恶心、呕吐等症状。

3. 主要体征　早期心率加快，血压升高；严重时可有心率减慢、心律失常及血压下降。严重高血钾时出现房室传导阻滞、心律失常，甚至心脏骤停。

4. 实验室检查

（1）血气分析：$PaO_2<60mmHg$（7.98kPa）时即可诊断为呼吸衰竭。

（2）电解质测定：注意血钾水平。

（3）胸部X射线：如胸片上表现为弥漫性肺浸润，主要见于ARDS、间质性肺炎、肺水肿等；如表现为局限性肺浸润阴影，可见于重症肺炎、肺不张等。

四、急救措施

1. 氧疗　Ⅰ型呼吸衰竭者给予中、高流量吸氧，流量为4～6L／min，Ⅱ型呼吸衰竭者应给予低流量吸氧，氧流量为1～2L／min。

2. 清除呼吸道分泌物　根据病情稀释痰液，气道湿化，刺激咳嗽，辅助排痰，也可给予肺部物理治疗，如有支气管痉挛者，可给予支气管扩张剂如氨茶碱等。

3. 机械通气　吸氧浓度高于40%、血气分析示$PaO_2<60mmHg$（7.98kPa）时，应尽早给予气管插管，人工呼吸机辅助呼吸。

4. 控制感染　肺和支气管感染是引起呼吸衰竭的主要原因，因此迅速而有效地控制感染是抢救呼吸衰竭的最重要措施，一般根据既往用药情况与药物敏感试验选用抗生素。

5. 呼吸兴奋剂　呼吸衰竭经常规治疗无效，PaO_2过低，$PaCO_2$过高，或出现肺性脑病表现或呼吸节律、频率异常时，可考虑使用呼吸兴奋剂。常用尼克刹米，可直接兴奋呼吸中枢，使呼吸加深加快，改善通气。

6. 监测通气和血氧饱和度的变化　动态监测血气，指导临床呼吸机各种参数的调整和酸碱紊乱的处理，持续血氧饱和度监测敏感、方便，以便指导临床。

7. 并发症的防治　保持水电解质和酸碱平衡，及时纠正酸碱平衡失调和电解质紊乱，纠正休克和防治弥散性血管内凝血（disseminated intravascular coagulation，DIC）。同时防止心衰与脑疝的发生，及时治疗肺性脑病。

五、护理措施

1. 一般护理

（1）将病人放在坐位或半坐卧位，以利于呼吸和保证病人舒适。

（2）做好心理护理，安慰病人，消除紧张情绪。

（3）清醒病人给予高蛋白、高热量、高维生素、易消化饮食。

（4）做好口腔、皮肤护理，防止细菌感染。

2. 建立静脉通道，用于药物治疗。

3. 病情观察

（1）注意观察病人的神志、呼吸频率与节律、有无发绀，监测氧饱和度及动脉血气值的变化。

（2）监测血压、脉搏、心律及体温的变化，观察原发病的临床表现。

（3）观察神经系统的表现，如神志、头疼、瞳孔的变化，及时发现脑水肿及颅内压增高。

（4）监测和记录液体出入量。

（5）观察氧疗的效果。

（6）注意控制静脉用药的滴速，及时监测血钾等电解质的变化。

4. 清除痰液，保持呼吸道通畅。鼓励病人深呼吸，有效的咳嗽和咳痰，必要时给予吸痰。协助病人翻身、叩背，必要时给予肺部物理疗法。

5. 机械通气病人的护理

（1）保持呼吸机正常运转。

（2）保持呼吸机管路接口紧密。

（3）监测呼吸机各参数，并了解通气量是否合适。

（4）及时发现并防治机械通气治疗的并发症。

6. 用药的观察与护理

（1）呼吸兴奋剂：使用呼吸兴奋剂时要保持呼吸道通畅，液体给药不宜过快，用药后注意观察呼吸频率、节律及神志变化，若出现恶心、呕吐、烦躁、面部抽搐等药物反应，应及时与医生联系，出现严重肌肉抽搐等反应，应立即停药。

（2）肾上腺皮质激素：应加强口腔护理，防止口腔真菌感染。

第三节　急性肾衰竭

急性肾衰竭是指各种原因引起的肾功能急骤、进行性减退而出现的临床综合征，主要表现为肾小球滤过明显降低所致的进行性氮质血症，以及肾小管重吸收和排泄功能低下所致的水、电解质和酸碱失衡。

一、病因

（一）肾前性衰竭

肾前性衰竭是指肾脏血液灌注不足，导致肾小球滤过率下降，一旦补足血容量，肾功能立即恢复，肾脏无结构损坏，但如果治疗不及时，可发展为缺血性急性肾小管坏死，即使改善肾脏灌注，也不能逆转。常见病因有：

1. 急性血容量不足　主要为细胞外液丢失如呕吐、腹泻、烧伤、过度利尿、大出血等。

2. 心排血量减少　常见于充血性心力衰竭、急性心肌梗死、严重快速性心律失常、心包填塞、手术后低心排血量综合征、急性肺栓塞。

3. 周围血管扩张　见于感染性休克、过敏性休克、麻醉或使用降压药。

4. 肾血管阻力增加　见于应用血管收缩药、前列腺素抑制剂等。

（二）肾实质性衰竭

肾实质性衰竭是指由原发性或继发性肾内血管、肾小球、间质及肾小管病变引起的肾衰。主要原因有：

1. 急性肾小管病变　常见于急性肾缺血、急性肾毒性损害（常见有药物、化学毒素、生物毒素、造影剂及内源性毒素如异型输血、挤压伤、创伤引起的血红蛋白、肌红蛋白沉积肾小管）。

2. 急性肾小球病变　各种病因引起的急性肾小球肾炎、急进性肾炎、恶性小动脉性肾硬化症及肾皮质坏死。

3. 肾血管病变　恶性或急进性高血压、肾动脉栓塞或血栓形成。

4. 急性间质性肾炎　常见的原因有药物性、感染性及代谢性引起。

（三）肾后性衰竭

肾后性衰竭是指因排尿器官（输尿管、膀胱和尿道）梗阻引起的少（无）尿。主要病因有：

1. 尿路梗阻　尿道损伤及炎症水肿、狭窄、膀胱肿瘤、前列腺肿大。
2. 双侧输尿管梗阻　结石、血块阻塞、腹膜后纤维化。

二、护理评估

（一）病史

急性肾衰竭的临床表现有时隐匿，有时进展迅速，常见的临床表现可因发病原因不同而异，仔细询问病史，辨别致病因素，评价容量状态具有重要意义。

（二）临床表现

可分为少尿期、多尿期和恢复期三个阶段。

1. 少尿期 尿量骤减或逐渐减少。主要表现有：

（1）高氮质血症：当受损肾单位的总和未达到80％以上时，可不出现高氮质血症。根据血清尿素氮递增的速度将肾衰竭分为轻、中、重三度。轻度每天递增<15毫克，中度每天递增在15～30毫克，重度每天递增>30毫克。

（2）高钾血症：血清钾>5.5mmol／L，称高钾血症。

（3）酸中毒、低钠血症。

（4）神经系统表现：嗜睡、头痛、烦躁及昏迷，可能与脑水肿有关。

（5）消化系统症状：恶心、呕吐、厌食等，部分病人出现急性胃黏膜损伤而引起消化道出血。

（6）贫血：急性肾衰竭中晚期常伴有贫血。

2. 多尿期 每天尿量可达4000毫升甚至更多，多尿期早期（3～7天以内），尽管尿量 增多但肾小管功能并未迅速恢复，血尿素氮水平可继续上升。

3. 恢复期 尿量正常，尿毒症征候群消失，随意饮食下尿素氮、肌酐值在正常范围。

（三）辅助检查

1. 实验室检查

（1）尿比重与尿渗透压：正常尿比重为1.015～1.025之间，当肾小管功能受损时，重吸收能力下降，尿比重降低。正常尿渗透压为40～120mOsm／（kg·H_2O），比尿比重更能反映肾脏浓缩和稀释功能。

（2）血尿素氮、肌酐：两者均为体内代谢产物，在肾功能下降50％左右时，才开始出现血浓度升高，因此不是反映肾脏早期受损的敏感指标。

2. 影像学检查

（1）B超：对危重肾脏病人的肾脏、尿路系统器质性改变的诊断和监护具有独特价值。常用于观察肾脏大小、有无占位、肾盂积水、尿路结石、肾周围脓肿或血肿、肾动脉狭窄等。

（2）尿路平片与静脉肾盂造影：可以显示肾脏大小、位置、有无结石、占位、尿路梗阻及尿路畸形等，静脉肾盂造影还可用于判断肾脏功能状态。

（3）CT和MRI：两者均有分辨率高和无创性的优点，可以显示微小病灶，对肾功能不良者亦可使用。

3. 肾穿刺活检 是获取肾脏标本的重要手段之一。大约有20％的急性肾衰需要活检明确病因诊断。

三、急救措施

（一）病因治疗

积极治疗原发病是抢救成功的关键，对肾前性肾衰者，可给予扩容、补充血容量、控制心衰以改善肾血流和肾功能。解除尿路梗阻有利于肾后性肾衰的缓解。

（二）尿期的治疗

1. 饮食　给予无盐低蛋白饮食，禁食含钾高的水果。

2. 限制入量　原则上量出为入，每天需液体量−显性失水量（包括尿、大便、呕吐物、创口渗出液）+500毫升（为不显性失水减去代谢内生水）。定期检查血红蛋白、血细胞比容、血钠等，及有无血液浓缩现象，每天测体重，监测中心静脉压，以了解血容量的情况，同时密切观察颈静脉是否怒张、下肢有无水肿等情况。

3. 纠正电解质平衡失调

（1）高血钾：是少尿期致死的主要原因。高钾导致心律失常时，应立即给予10%的葡萄糖酸钙20～30毫升缓慢静脉注射，存在传导阻滞时应用阿托品。其次是促使钾向细胞内转移，如用5%碳酸氢钠100～200毫升静脉滴注，或5%～10%葡萄糖加胰岛素静脉滴注，还可应用排钾利尿剂如呋塞米、氢氯噻嗪等。血液透析或腹膜透析的效果较好。

（2）高血镁：10%葡萄糖酸钙10毫升静脉注射，必要时1～2小时后重复，透析为治疗高血镁的主要方法。

（3）纠正代谢性酸中毒：常用的碱性药物有5%碳酸氢钠、11.2%乳酸钠。

4. 利尿剂的应用　可用大剂量的呋塞米以利尿，200～1000mg／d，分4～6次，稀释于50%葡萄糖中静脉滴注。

5. 预防和控制感染　加强呼吸道和口腔护理，选用合适的抗生素，即对肾脏无毒性、不主要经肾排出和在透析时不被透析出。

6. 血液透析治疗　是急性肾衰竭的重要治疗方法。

（三）多尿期的治疗

1. 饮食　仍需控制蛋白质的摄入量。

2. 出入量平衡　初期不宜大量补水，因少尿期常有水潴留，多尿后期可发生脱水，应适当补充，补液量应比出液量少500～1000毫升，以保持水平衡。

3. 电解质的监测　多尿期可发生高血钠及高血氯，应定期检查血钾、钠、氯，发现异常及时调整。

（四）恢复期

此期的治疗原则是避免使用对肾脏有害的药物，不宜妊娠、手术，注意营养。

（五）急性肾衰竭紧急透析的指征

（1）血钾≥7mmol／L。

（2）二氧化碳结合力≤15mmol／L。

（3）pH≤7.25。

（4）血尿素氮大于54mmol／L。

（5）血肌酐大于884mmol／L。

（6）急性肺水肿。

四、护理措施

1. 卧床休息　应绝对卧床休息，以减轻肾脏负担，昏迷病人应定时翻身，每2小时一次。

2. 饮食护理　对能进食的病人，鼓励进食低蛋白、高热量饮食。限制饮食中钾及钠的含量，以避免高钾血症及水潴留。危重病人禁食，给予胃肠内营养或静脉高营养。

3. 心理护理　安慰病人，减轻其恐惧及焦虑情绪。

4. 病情观察。

（1）尿的观察：密切观察尿量及尿比重的变化。

（2）准确记录出入量。

（3）每日测定电解质及肌酐。

（4）注意观察氮质血症及酸中毒的表现：如恶心、腹泻及呼吸深大等。

（5）严密监测心电图的变化，注意有无高血钾的表现。

5. 血液透析的护理

（1）透析前向病人说明透析的目的、过程和可能出现的情况，以避免病人紧张、焦虑。嘱病人排尿，并测量体重及生命体征。

（2）透析过程中应注意观察病人有无低血压、热原反应、头痛，有无凝血现象；透析装置各部件运转是否正常等。

（3）透析后2～4小时内避免各种注射、穿刺、侵入性检查，并注意观察有无出血倾向、低血压、心力衰竭及局部有无渗血等。

第四节　急性肝衰竭

肝衰竭是由多种因素引起肝细胞严重损害，导致其合成、解毒和生物转化等功能发生严重障碍，出现以黄疸、凝血功能障碍、肝性脑病和腹腔积液等为主要表现的一种临床综合征。其中以急性起病，2周以内出现肝衰竭临床表现病人，称之为急性肝衰竭。

一、概述

（一）病因

引起肝衰竭的病因有多种。在我国，肝衰竭的主要原因是病毒性肝炎（以乙型肝炎为主），其次是药物及有毒物质（包括药物、酒精及化学品等）。在欧美国家，药物是引起急性、亚急性肝衰竭的常见原因；酒精性肝损害是引起慢性肝衰竭的主要原因。在儿童病人，遗传代谢性肝损害是引起肝衰竭的主要病因。

（二）分类

根据肝衰竭病理组织学的特征和病情发展的速度，可将肝衰竭分为急性肝衰竭、亚急性肝衰竭和慢性肝衰竭。其中急性和亚急性肝衰竭是由于肝脏功能急剧减退导致以明显黄疸、凝血功能障碍和肝性脑病为主要表现的综合征；慢性肝衰竭是由于肝细胞损害慢性进行性加重所致，以腹腔积液或其他门脉高压、凝血功能障碍和肝性脑病为主要表现的肝功能失代偿状态。

在慢性肝病基础上发生的急性肝衰竭，国外将其称为慢加急性肝衰竭，国内称之为慢性重型肝炎。对于慢加急性肝衰竭的归属问题，目前国内外学者尚有不同意见，有些学者认为属于急性（亚急性）肝衰竭，也有学者认为应该归于慢性肝衰竭，还有认为应单独分为一类。

急性肝衰竭：急性起病，2周以内出现肝衰竭的临床表现。

亚急性肝衰竭：起病较急，15天~24周出现肝衰竭的临床表现。

慢性肝衰竭：在慢性肝病、肝硬化基础上，肝功能进行性减退。

二、肝衰竭的分期

根据病人临床表现的严重程度，可将肝衰竭分为早期、中期和晚期。

（一）早期

1. 极度乏力，并有明显厌食、频繁呕吐和顽固性腹胀等严重消化道症状。
2. 黄疸进行性加深（血清总胆红素>171μmol／L或每天上升≥17μmol／L）。
3. 有出血倾向，30%≤凝血酶原活动度（prothrombin time activity，PTA）<40%。
4. 未出现肝性脑病及明显腹腔积液。

（二）中期

在肝衰竭早期表现基础上，病情进一步发展，出现以下两条之一者：
1. 出现Ⅱ级或以上肝性脑病，和（或）明显腹腔积液。
2. 出血倾向明显，且20%≤PTA<30%。

（三）晚期

在肝衰竭中期表现基础上，病情进一步加重，出现以下三条之一者：

1. 有难治性并发症，例如肝肾综合征、上消化道大出血、严重感染和难以纠正的水电解质紊乱等。

2. 出现Ⅲ级或以上肝性脑病。

3. 有严重出血倾向，PTA<20%。

三、肝衰竭的诊断

（一）临床诊断

肝衰竭的临床诊断需要依据病史、临床症状和辅助检查等综合分析而确定。

1. 急性肝衰竭　急性起病，在两周内出现以下表现者：

（1）极度乏力，并有明显厌食、腹胀，频繁恶心、呕吐等严重消化道症状和（或）腹腔积液。

（2）短期内黄疸进行性加深（血清总胆红素>171μmol/L或每天上升≥17μmol/L）。

（3）出血倾向明显，PTA<40%，且排除其他原因。

（4）有不同程度的肝性脑病。

（5）肝脏进行性缩小。

2. 亚急性肝衰竭　急性起病在15天～24周出现以上急性肝衰竭的主要临床表现。

3. 慢性肝衰竭　是指在慢性肝病、肝硬化基础上，肝功能进行性减退。其主要诊断要点：

（1）有腹腔积液或其他门脉高压表现。

（2）肝性脑病（C型）。

（3）血清总胆红素增高，清蛋白<30g/L。

（4）有凝血功能障碍，PTA≤40%。

（二）辅助诊断

1. 总胆红素升高。

2. 清蛋白或前清蛋白明显下降。

3. 谷草转氨酶/谷丙转氨酶（alanine aminotransferase/Alanine aminotransferase，AST/ALT）比值>1。

4. 血清胆碱酯酶活力显著降低。

5. PTA<40%。

6. 支链氨基酸/芳香氨基酸比值显著下降。

7. 血氨水平明显升高。

8. 血内毒素水平升高。

9. 影像学检查提示肝脏体积进行性缩小。

10. 血胆固醇水平明显降低。

（三）组织病理学诊断

组织病理学检查在肝衰竭的诊断、分类及预后判定上具有重要价值，但由于肝衰竭病人的凝血功能严重降低，实施肝穿刺具有一定的风险，在临床工作中应该慎重对待。肝衰竭的病理变化随病因不同而有所差异。由肝炎病毒引起者主要表现为肝组织弥漫性炎症坏死；药物引起者主要为肝脏中央带坏死。免疫抑制状态下发生肝衰竭的病理变化主要为汇管区周围纤维化，肝内胆汁淤积和肝细胞气球样变，大块或亚大块坏死性病变少见。

1. 急性肝衰竭的主要病理特征　肝细胞呈一次性坏死，坏死面积≥肝实质的2／3；或亚大块坏死、或桥接坏死，伴存活肝细胞严重变性，窦壁网架不塌陷或少量非完全性塌陷。

2. 亚急性肝衰竭的主要病理特征　肝组织呈新旧不等的亚大块坏死或桥接坏死；较陈旧的坏死区网状纤维塌陷，或有胶原纤维沉积；残留肝细胞呈程度不等的再生，再生肝细胞团的周边部可见小胆管样增生和胆汁淤积。

3. 慢性肝衰竭的主要病理特征　主要为弥漫性肝脏纤维化以及异常结节形成，可伴有分布不均的肝细胞坏死。

四、急救治疗

目前，针对急性肝衰竭的内科治疗尚缺乏特效的药物和手段，应强调早期诊断、早期治疗，针对不同病因采取相应的综合治疗措施，并积极防治各种并发症。

（一）一般支持治疗

1. 绝对卧床休息，减少体力消耗，减轻肝脏负担。

2. 加强病情监护。

3. 高糖、低脂、适当蛋白饮食，进食不足者，每天静脉补给足够的液体和维生素，保证每天1500千卡以上总热量。

4. 适当补充清蛋白或新鲜血浆，纠正低蛋白血症，并补充凝血因子。

5. 注意纠正水电解质及酸碱平衡紊乱，特别要注意纠正低钠、低氯、低钾血症和碱中毒。

6. 注意消毒隔离，预防医院感染发生。

（二）针对病因和发病机制的治疗

1. 病因治疗　针对不同病因采取不同措施，例如药物性肝衰竭应停用致肝损害药物；对乙肝病毒的脱氧核糖核酸（hepatitis B virus DNA，HBV-DNA）阳性的肝衰竭病人，可早期酌情使用拉米夫定100mg／d。

2. 免疫调节治疗

（1）肾上腺糖皮质激素：目前对于肾上腺糖皮质激素在肝衰竭治疗中的应用尚存争议。对于急性肝衰竭早期，病情发展迅速的病人，可酌情使用肾上腺糖皮质激素治疗。

（2）胸腺素制剂：为调节肝衰竭病人机体的免疫功能，可使用胸腺素α1等免疫调节剂。

3. 控制肝细胞坏死，促进肝细胞再生，可选用促肝细胞生长素和前列腺素E1等药物。

4. 其他治疗　应用肠道微生态调节剂，使用乳果糖或拉克替醇，酌情选用改善微循环药物，抗氧化剂如还原型谷胱甘肽和N-乙酰半胱氨酸等治疗。

（三）并发症的防治

1. 肝性脑病

（1）去除诱因，如严重感染、出血及电解质紊乱等。

（2）限制饮食中的蛋白摄入。

（3）应用乳果糖或拉克替醇，口服或高位灌肠，可酸化肠道，促进氨的排出，同时抑制肠道蛋白分解菌群，减少肠源性毒素吸收。

（4）视病人的血电解质和酸碱情况酌情选择精氨酸、鸟氨酸-门冬氨酸等降氨药物。

（5）酌情使用支链氨基酸或支链氨基酸+精氨酸混合制剂等纠正氨基酸失衡。

（6）人工肝支持治疗。

2. 脑水肿

（1）高渗性脱水剂，如20％甘露醇或甘油果糖，肝肾综合征病人慎用。

（2）襻利尿剂，一般选用呋塞米，可与渗透性脱水剂交替使用。

3. 肝肾综合征

（1）大剂量襻利尿剂冲击，可用呋塞米持续泵入。

（2）限制液体入量，控制在尿量500～700mL／24h以上。

（3）肾灌注压不足者可应用清蛋白扩容加特利加压素等药物。

（4）液体负荷试验：对于疑有肾前性少尿的病人，应行快速补液试验，即在30分钟内输入500～1000毫升晶体液或300～500毫升胶体，同时根据病人反应性（血压升高和尿量增加）和耐受性（血管内容量负荷过多）来决定是否再次给予快速补液试验。

4. 感染

（1）肝衰竭病人容易并发感染的常见原因是机体免疫功能低下和肠道微生态失衡等。

（2）肝衰竭病人常见感染包括原发性腹膜炎、肺部感染和败血症等。

（3）感染的常见病原体为大肠杆菌、其他革兰阴性杆菌、葡萄球菌、肺炎球菌、厌氧菌等细菌以及白色念珠菌等真菌。

（4）一旦出现感染，应首先根据经验用药，选用强效抗生素或联合用药，同时加服微生态调节剂，及时进行病原体检测及药敏试验，并根据药敏结果调整用药。

5. 出血

（1）门脉高压性出血：①降低门脉压力，首选生长抑素类药物，也可使用垂体后叶素，或联合应用硝酸酯类药物。②用三腔管压迫止血。③可行内镜硬化剂或套扎治疗止血。④内科保守治疗无效时采用急诊外科手术。

（2）弥漫性血管内凝血：①给予新鲜血浆、凝血酶原复合物、纤维蛋白原等补充凝血因子，血小板显著减少者可输血小板。②可选用低分子肝素或普通肝素。③可应用氨甲环酸等抗纤溶药物。

五、护理措施

（一）病情观察

1. 观察病人的神志及言行表现　因肝性脑病为肝衰竭后期的主要表现及致死原因，因此要特别注意观察病人的神志是否清楚，性格和行为有无异常，如无故大哭大笑，衣服上下倒穿，表情淡漠，突然沉默寡言或喋喋不休等，常为肝性脑病的先兆；如病人由躁动不安转入昏睡状态，对周围环境反应迟钝，强刺激才能唤醒，常提示为肝性脑病的先兆；如病人表情淡漠、面色苍白、大汗淋漓等，常为大出血或休克的先兆，应及时报告医生处理。

2. 观察病人的呼吸有无异常　呼吸异常常出现在肝性脑病、出血或继发感染时，因此，应密切注意观察病人呼吸情况，注意观察病人的呼吸频率、节律及呼吸的气味等，如闻及病人呼出的气味有肝臭味时，常为肝性脑病的先兆，应立即通知医生及时救治。

3. 观察病人体温的变化　肝衰竭病人因肝细胞的坏死常会出现持续低热，如病人的体温逐渐并持续升高，常常提示有继发感染的可能，用物理降温或药物退热者，应每半小时测体温一次并做记录，为治疗提供依据。

4. 观察血压、脉搏的变化　如病人的血压明显下降、脉搏加快、细速，常提示有大出血或休克的可能，如脉搏缓慢、洪大有力，同时伴有血压升高。呼吸深慢时，常为颅内高压的先兆，对于肝衰竭病人，做肝穿刺或腹腔穿刺放腹腔积液时和处理后，需专人观察，定时测量血压并做记录。

5. 准确记录每日出入液量　注意观察尿量的变化及尿的颜色和性质，如病人的尿量突然减少或无尿，常为合并肾功能不全的征象或大出血和休克的先兆，应及时报告医生处理。

（二）一般护理

1. 饮食护理　应以适量蛋白质、糖和丰富的维生素为基本原则。避免食用粗糙、坚硬、油炸和辛辣食物，以免损伤食管黏膜诱发出血。因肝脏功能多严重损伤，清除氨的能力下降，故蛋白质饮食要适当控制，特别是含芳香氨基酸多的鸡肉、猪肉等，以防诱发肝性脑病，出现肝性脑病时，应严禁蛋白质饮食，同时控制钠盐和水的摄入量。

2. 心理护理　由于病人多病情危重，抢救治疗难度大，常会使病人产生悲观、恐惧、绝望等不良情绪，护理人员除做到勤巡视、细观察外，还应重视并满足病人的心理需求，可选择适当的语言进行安慰，多向病人说明治疗的进展情况以及相应的护理程序，使病人明白必须主动配合才能得到最佳疗效，才能战胜疾病，尽可能消除其恐惧、悲观、绝望等消极情绪，帮助病人树立战胜疾病的信心。

3. 其他护理　保持床铺整洁干净，加强病人的皮肤护理，经常按摩受压部位，防止压疮的发生；保持病人的呼吸道通畅、勤翻身、叩背、吸痰，以防止呼吸道感染及坠积性肺炎的发生；做好口腔护理，对神志清楚者可督促其进食后漱口，早晚刷牙，对病重生活不能自理者，可按病情需要适当增加口腔护理的次数，昏迷病人禁止漱口，可用开口器协助擦洗护理。

（三）并发症护理

1. 肝性脑病　肝性脑病是严重肝病引起的、以代谢紊乱为基础、中枢神经系统功能失调为表现的临床综合征，高蛋白饮食是诱因之一，因此，发病初期数天内应禁食蛋白质，避免氨基酸在肠道内分解产生氨而加重肝性脑病。病情好转或清醒后，每隔 2~3 天增加 10 克蛋白质，逐渐增加至 30~60g／d，以植物蛋白为主，因其含支链氨基酸较多，甲硫氨酸、芳香氨基酸较少，且含有非吸收性纤维而被肠菌酵解产酸，有助于氨的排除和通便。

以碳水化合物为主的食物，如蜂蜜、葡萄糖，既可以减少组织蛋白质分解产氨，又可促进氨与谷氨酸结合形成谷氨酰胺而降低血氨。昏迷者可用鼻胃管供食，鼻饲液最好用 25% 的蔗糖或葡萄糖液，或静脉滴注 10% 葡萄糖溶液，长期输液者可深静脉或锁骨下插管滴注 25% 葡萄糖溶液和维持营养。避免快速输注大量葡萄糖液，防止产生低钾血症、心力衰竭和脑水肿。脂肪每日供给 50 克左右，不宜过高，以免延缓胃的排空，增加肝脏的负担。

无腹腔积液者每天摄入钠量 3~5 克，显著腹腔积液者，钠量应限制在 0.25g／d，入水量一般为前一天的尿量 +1000 毫升，防止血钠过低、血液稀释。低钾血症时，要补充氯化钾和含钾多的食物，如浓果汁、香蕉、香菇、黑木耳等；高血钾时，避免食用含钾多的食物。

饮食应选用柔软的食物纤维，以利通便，因便秘可促进细菌分解产氨，使血氨浓度增高，因此保持大便通畅可减少肠道毒素的吸收。伴有肝硬化食管胃底静脉曲张的病人，避免刺激性、坚硬、粗糙食物，不宜食用多纤维、油炸、油腻食物，应摄入丰富的维生素，但不宜用维生素 B_6，因其可使多巴在周围神经处转为多巴胺，影响多巴进入脑组织，减少中枢神经系统的正常传导递质。

肝性脑病时，病人可取仰卧位，头偏向一侧，以保持呼吸道通畅；给予持续低流量吸氧，以改善机体的缺氧情况，防止脑缺氧；鼻饲饮食，以保持机体足够的营养代谢。有躁动时应专人护理，以防止坠床，仔细观察并记录病人的意识状态、瞳孔大小、对光反应、角膜反射及压眶反应等。

一般肝性脑病病人常伴有尿失禁或尿潴留，应留置尿管，定时间歇放尿，一般为4小时一次，记录尿量，观察尿的颜色、性质等，定期送尿检查；保持外阴的清洁，注意肛周及会阴皮肤的保护。

2. 上消化道大出血的护理　病人因为肝严重损伤致凝血因子合成障碍，病人常有明显的出血倾向，上消化道大出血是导致重症肝炎病人死亡的重要原因之一。对少量出血无呕吐，或仅有黑便，或无明显活动性出血者，可选用温凉、清淡无刺激性流食。

对食管、胃底静脉曲张破裂出血、急性大出血伴恶心呕吐者应禁食，不恰当的进食水有加重或引发再次出血的可能。出血停止后1~2天改为半流质饮食，渐渐改为软食。开始少量多餐，以后改为正常饮食。给营养丰富易消化的食物，限制钠和蛋白质摄入，避免诱发和加重腹腔积液与肝性脑病。不食生拌菜及粗纤维多酸蔬菜，不食酸辣、刺激性食物和饮料、硬食等，应细嚼慢咽，避免损伤食管黏膜而再次出血。

绝对卧床休息，应保持去枕平卧位，头偏向一侧，以免误吸。持续低流量吸氧，机体缺氧会严重地损伤本已衰退的肝脏功能，为抢救带来困难。

详细记录出血量及性质，密切观察病人的一般情况，如脉搏、血压、神志、甲床、四肢温度等，以判断出血情况，如病人出现面色苍白、心慌、大汗、烦躁，脉细速等，为再次大出血的先兆，应立即通知医生，并做好抢救准备。

注意观察大便的颜色、次数及量以判断有无继续出血的迹象。为了清除肠道内积血，减少病人肠内血氨吸收，可用弱酸溶液灌肠，严禁用碱性溶液灌肠。

做好病人的心理护理，突然出现的大量的呕血、便血常会极大地刺激病人，使之产生恐惧、忧郁、绝望甚至濒临死亡等消极情绪，应做好解释安慰工作，尽可能地消除病人的消极情绪，帮助其树立战胜疾病的信心。

第五节　多器官功能不全综合征

多器官功能不全综合征（multiple organ dysfunction syndrome，MODS）是急诊危重病人发病和死亡的一个主要原因，既不是一个独立疾病，又不是单一脏器演变过程，乃是涉及多个器官的病理变化。这主要是由于人体遭严重侵袭（创伤、休克、感染和炎症等）后组织系统发生串联效应，在疾病早期可存在多系统器官功能不全，晚期则相继进入衰竭状态。了解MODS的病理生理，对开展预见性护理十分重要。

一、概　述

（一）概念

MODS为同时或相继发生两个或两个以上急性器官功能不全临床综合征，在概念上强调：

1. 原发致病因素是急性的，继发受损器官可在远隔原发伤部位，不能将慢性疾病器官退化失代偿时归属于MODS。

2. 致病因素与发生MODS必须间隔一定时间（>24小时），常呈序贯性器官受累。

3. 机体原有器官功能基本健康，功能损害是可逆性的，一旦发病机制阻断，及时救治后器官功能可望恢复。

MODS病死率可高达60％，四个以上器官受损几乎100％死亡，故是当前危重病医学中一个复杂棘手难题。

（二）病因

1. 感染　为主要病因，尤其脓毒血症、腹腔脓肿、急性坏死性胰腺炎、肠道功能紊乱、肠道感染和肺部感染等较为常见。

2. 组织损伤　严重创伤、大手术、大面积深部烧伤及病理产科。

3. 休克　创伤出血性休克和感染性休克，凡导致组织灌注不良，缺血缺氧均可引起MODS。

4. 心脏呼吸骤停复苏时造成各脏器缺血、缺氧，复苏后又可引起"再灌注"损伤。

5. 诊疗失误

（1）高浓度氧持续吸入，可使肺泡表面活性物质破坏，肺血管内皮细胞损伤。

（2）在应用血液透析和床旁超滤吸附中造成不均衡综合征，引起血小板减少和出血。

（3）在抗休克过程中使用大剂量去甲肾上腺素等血管收缩药，继而造成组织灌注不良，缺血缺氧。

（4）手术后输液，输液过多引起心肺负荷过大，微循环中细小凝集块出现，凝血因子消耗，微循环不全等均可引起MODS。

二、发病机制

（一）微循环不全

炎症刺激物使补体系统激活，后者再激活中性粒细胞和巨噬细胞，造成内皮细胞损伤，血小板激活，以及细胞微血管的白细胞黏附造成广泛微血栓形成和微循环阻塞，组织缺氧能量代谢不全，溶酶体酶活性升高，造成细胞坏死，再度释放新的炎症刺激物，形成恶性循环。

（二）"缺血再灌注"损伤

当心脏骤停、复苏和休克发生时器官缺血，血流动力学改善后，但对器官产生"缺血再灌注"，细胞线粒体内呼吸链受损氧自由基泄漏，中性粒细胞激活后发生呼吸爆发，产生大量氧自由基；此外"再灌注"时次黄嘌呤经黄嘌呤氧化酶作用分解为尿酸，在此过程中生成大量氧自由基和毒性氧代谢物，造成细胞膜或细胞内膜脂质过氧化引起细胞损伤。当细胞蛋白质受自由基攻击表观膜流体性丧失，继而细胞器或整个细胞破坏，引起Ca^{2+}内流，细胞进一步损伤。

（三）炎性反应

致病微生物及其毒素直接损伤细胞外，主要通过炎性介质如肿瘤坏死因子（tumour necrosis factor，TNF）、白介素（interleukin，IL-1，4，6，8）、血小板激活因子（platelet activating factor，PAF）、花生四烯酸、白三烯、磷脂酶A_2（phospholipase A_2，PLA_2）、血栓素A_2、β内啡肽和血管通透性因子等作用下，机体发生血管内皮细胞炎性反应、通透性增加、凝血与纤溶、心肌抑制、血管张力失控，导致全身内环境紊乱，称"全身炎症反应综合征（SIRS）"，常是MODS的前期表现。

（四）胃肠道损伤

胃肠道是细菌和内毒素储存器，是全身性菌血症和毒血症发源地。现已证实：

1. 机械通气相关性肺炎，其病原菌多来自胃肠道。
2. 胃肠道黏膜对低氧和缺血再灌注损伤最为敏感。
3. 小肠上皮的破坏会使细菌移居和毒素逸入到血流。
4. 重症感染病人肠道双歧杆菌、拟杆菌、乳酸杆菌和厌氧菌数量下降，当创伤、禁食、营养不良、制酸药和广谱抗生素应用更易造成黏膜屏障功能破坏。

正常小肠蠕动是防止肠道革兰阴性杆菌过度繁殖的重要条件，胃肠黏膜易受炎性介质的攻击而损害。

（五）基因诱导假说

缺血再灌注和SIRS能促进应激基因的表达，通过热休克反应、氧化应激反应、紫外线反应等促进创伤、休克、感染、炎症等应激反应，细胞功能受损导致MODS发生。细胞凋亡是由细胞内固有程序所执行的细胞"自杀"过程，表现细胞肿胀、破裂、内容物溢出并造成相邻组织炎症反应。细胞凋亡相关基因如胸腺细胞ICE基因在伤后1小时开始表达，6小时最高，与细胞凋亡增强一致。在MODS发病过程中既有缺血再灌注、内毒素等攻击细胞受损形成"他杀"而死，亦有细胞内部基因调控"自杀"而亡。

（六）"两次打击"假说

认为早期创伤、休克等致伤因素视为第一次打击，此时非常突出特点是炎性细胞被激活处于一种"激发状态"，如果感染等构成第二次打击，即使强度不大，亦可激发炎性细胞释放超量炎性介质和细胞因子，形成"瀑布样反应"，出现组织细胞损伤和器官功能不全。此假说初步阐明MODS从原发打击到器官衰竭的病理过程，基本符合临床演变规律。

（七）凝血系统紊乱在多器官功能不全综合征发病中的作用

弥散性血管内凝血是一种以全身血管内凝血系统激活及血液循环中广泛纤维蛋白沉积为特征的综合征。研究显示，炎症和凝血系统激活的交叉是临床DIC的标志，可能是MODS的真正原因。事实上，用敏感的实验室检查可以检测到所有革兰阴性杆菌感染病人都有凝血系统的广泛激活，但临床上只有30%～50%出现持续性血小板减少、凝血因子消耗，检测到可溶的纤维蛋白和纤维蛋白降解产物等显示DIC存在的指标。因此，可以假说是：炎症反应中凝血级联的激活是宿主对感染反应的重要组成部分，凝血系统紊乱在引起多器官功能不全或危重病人死亡中有一定作用。

三、诊断标准

MODS的演变常为序贯性变化，多以某一器官开始，尔后其他器官发生病变，呈多米诺效应。

在1980年弗赖伊提出MOF诊断标准：

1. 肺：机械通气支持5天或5天以上，维持FiO_2>40%。
2. 肝：血清总胆红素>3μmol／L，AST、ALT>正常值2倍。
3. 肾：血肌酐>176.8μmol／L，不论其尿量多少。
4. 胃肠道：上消化道出血100毫升以上。

此标准简单易操作但不能反映MODS时各器官变化的多样性和动态变化。后来柯林斯又提出较为全面MODS诊断标准，认为心血管系统、呼吸系统、肾脏、血液、神经和肝脏存在一项以上异常者，即考虑诊断MODS。

准确地评价MODS病人的病情严重程度，以便适时地预测结局，指导治疗，对于有效地降低和控制MODS相关的高病死率和医疗费用，具有极为重要的意义。戈里斯还曾提出评价MODS的严重程度的计分法以器官功能正常为0分，中等不全为1分，严重不全为2分，其总分最低为0分，最高为14分。随着病情演变，有学者又将MODS的病程分为4期，以指导治疗和预后判断。

四、治疗

以祛除病因，控制感染，消除触发因子，有效地抗休克，改善微循环，重视营养支持，维持机体内环境平衡，增强免疫力，防止并发症，实行严密监测，注意脏器间相关概念实行综合防治。

1. 改善心脏功能

（1）MODS常发生心功能不全，血压下降，微循环瘀血，动静脉短路开放血流分布异常，组织氧利用不全，故应对心功能及其前、后负荷和有效血容量进行严密监测。

（2）确定输液量与输液速度，注意晶体与胶体、糖液与盐水、等渗与高渗液的比例。

（3）清蛋白、新鲜血浆应用，不仅补充血容量有利于增加心搏量，而且维持血压胶体渗透压，防止肺间质和肺泡水肿，可增加免疫功能。

（4）全血的使用宜控制血球压积在40%以下为好。

（5）使用血管扩张剂有利于减轻心脏前、后负荷，增大脉压差，促使微血管管壁黏附白细胞脱落，疏通微循环。

2. 加强呼吸支持

（1）肺是敏感器官，ALI、ARDS时肺泡表面活性物质破坏肺内分流量增大，肺血管阻力增加，肺动脉高压，肺顺应性下降，导致PaO_2降低、随着病程迁延、炎性细胞浸润和纤维化形成，治疗更棘手。

（2）呼吸机辅助呼吸应尽早使用，PEEP是较理想模式，但需注意对心脏、血管、淋巴系统的影响，压力宜渐升缓降。一般不宜超过15cmH$_2$O（1.5kPa）。潮气量宜小，防止气压伤和肺部细菌和其他病原体向血液扩散。

（3）吸氧浓度不宜超过60%，否则可发生氧中毒和肺损害。

（4）为了保证供氧维持一定PaO_2水平，而$PaCO_2$可以偏高，即所谓"允许性高碳酸血症"。

（5）加强气道湿化和肺泡灌洗，清除呼吸道分泌物，防治肺部感染，保护支气管纤毛运动。

3. 肾衰竭的防治

（1）注意扩容和血压维持，避免或减少用血管收缩药，保证和改善肾血流灌注，多巴胺和硝普钠等扩张肾血管药物，可能具有保护肾脏功能的作用。

（2）床旁血液透析和持续动静脉超滤及血浆置换进行内毒素清除，可能具有一定效果。

（3）呋塞米等利尿药对防治急性肾衰有一定疗效，但注意过大剂量反而有损于肾实质。

4. 胃肠功能的保护

（1）传统采用西咪替丁、雷尼替丁等H$_2$受体拮抗剂防治消化道出血，可降低胃酸，反而促使肠道细菌繁殖，黏膜屏障破坏，毒素吸收，细菌移居引起肠源性肺损伤和肠源性脓毒血症，从而加剧MODS发展，所以在使用该类药物治疗时，要注意时机和用量。

（2）MODS病人肠道中双歧杆菌、拟杆菌、乳杆菌明显低于正常人，专性厌氧菌与黏膜上皮细胞紧密结合形成一层"生物膜"，有占位性保护作用。大量应用抗生素，可破坏这层生物膜，导致肠道菌群失调，故应用微生态制剂可能是有益的。

5. 凝血系统紊乱的治疗

（1）理论上，肝素诱导的ATⅢ活性增加可以抑制凝血级联的所有的丝氨酸蛋白酶凝血因子，防止凝血系统激活进展为DIC或DIC的进一步发展，但全身感染病人的ATⅢ明显下降，限制了这种治疗方法的效果。普通肝素还可能会加重与DIC有关的出血倾向，进一步降低ATⅢ的水平；几乎没有证据显示普通肝素能改善感染病人的器官的功能。

（2）尽管输注低分子量肝素对全身感染病人有一定好处，但支持其应用的客观临床资料还很少。

（3）也有学者认为有出血倾向应尽早使用肝素，因MODS各器官损害呈序贯性而DIC出现高凝期和纤溶期可叠加或混合并存，故肝素不仅用于高凝期，而且亦可在纤溶期使用，但剂量宜小，给药方法采用输液泵控制静脉持续滴注，避免血中肝素浓度波动。

6. 营养与代谢管理

（1）MODS机体常处于全身炎性反应高代谢状态，热能消耗极度增加，采用营养支持目的是补充蛋白质及能量过度消耗；增加机体免疫和抗感染能力；保护器官功能和创伤组织修复需要。

（2）热卡分配：非蛋白热卡30kcal／（kg·d），葡萄糖与脂肪比为2～3∶1。支链氨基酸比例增加，如需加大葡萄糖必须相应补充胰岛素，故救治中需增加胰岛素和氨基酸量。

（3）新近发现此类病人体内生长激素和促甲状腺素均减少，适当补充可有较好效果。

（4）中长链脂肪乳剂可减轻肺栓塞和肝损害，且能提供热能防治代谢衰竭；还要重视各类维生素和微量元素补充。

（5）深静脉营养很重要，但不能完全代替胃肠营养，现已认识创伤早期胃肠道麻痹主要在胃及结肠，而小肠仍存在吸收功能，故进行肠内营养有利于改善小肠供血，保护肠黏膜屏障。肠黏膜营养不仅依赖血供，50％小肠营养和80％结肠黏膜营养来自肠腔内营养物质。

（6）MODS肠内营养如采用持续胃内滴注，可使胃酸分泌减少，pH升高，致细菌繁殖，故有学者认为应以间断法为宜；空肠喂养可避免胃pH升高。

（7）代谢紊乱除缺乏营养支持有关，主要与休克、低氧和氧耗／氧供失衡关系密切，故要重视酸碱平衡和水电解质紊乱和低氧血症的纠正。

7. 免疫与感染控制

（1）MODS病人细胞、体液免疫、补体和吞噬系统受损易产生急性免疫功能不全，增加感染概率。

（2）控制院内感染和增加营养。

（3）应选用抗革兰阴性杆菌为主广谱抗菌药，并注意真菌防治。

（4）血清蛋白和丙种球蛋白使用，可能有利于增强免疫机制。

五、护理措施

（一）评估

诊断依据有诱发因素、全身炎症反应综合征（脓毒血症或免疫功能不全的表现）、多器官功能不全。其中诱发因素可通过体检和病史询问较易获得，而早期准确的判断全身炎症反应综合征和多器官功能不全是及时诊断MODS的关键。

（二）护理

1. 了解发生病因　应了解严重多发伤、复合伤、休克、感染等是常见发病因素，掌握病程发展的规律性并有预见性地给予护理。

2. 严密观察病情

（1）生命体征监测：严密监测病人的生命体征，包括体温、脉搏、呼吸及神志。MODS早期常无特殊表现，待症状出现时病情常难以逆转，因此，早期评价各脏器功能识别MOF有重要意义。监测呼吸时要注意是吸气性还是呼气性呼吸困难，有无"三凹征"；脉搏细数或缓慢提示可能存在心力衰竭；血压过低提示可能合并休克；意识及瞳孔变化多提示中枢神经系统病变。

（2）内环境监测：注意胶体或晶体渗透压平衡，水、电解质平衡，凝血与抗凝血系统平衡，氧合、通气指标，血酸碱度，肠道菌群平衡等。观察尿量、尿的颜色及比重，有无血尿。注意观察皮肤颜色、湿度、弹性，有无出血点、瘀斑等，观察有无缺氧、脱水、过敏及DIC等现象。加强皮肤护理，防止压疮发生。准确记录出入量，及时发现应激性溃疡所致的上消化道出血。

3. 保证营养与热量的摄入　病人多处于代谢和分解亢进状态，热量需要提高，应给予病人充分的营养支持，维持正氮平衡，长期静脉营养时应注意导管的护理，防止导管败血症的发生。合理调配饮食，增加病人的抵抗力。

4. 防止感染　病人免疫功能低下，抵抗力差，极易发生感染，尤其是肺部感染。为此最好安排病人住单人房间，严格执行床边隔离和无菌操作，防止交叉感染。室内空气要经常流通，定时消毒，医护人员注意洗手，杜绝各种可能的污染机会。加强各种导管的护理，定时更换，确保引流通畅。手术及外伤病人注意伤口敷料有无渗血、渗液；做好皮肤、口腔护理。定时翻身叩背，防止压疮发生。长期卧床者注意下肢活动，避免下肢深静脉血栓形成；对糖尿病者注意监测血糖，防止高血糖或低血糖的发生。

5. 用药的观察

（1）血管活性药物：常用多巴胺，其不良反应有胸痛、呼吸困难、心律失常等，长期应用时可能会出现手足疼痛或手足发冷，外周血管长期收缩可能导致局部坏死或坏疽，应注意观察及时发现。

（2）皮质激素类：常见的不良反应有厌食、头痛、嗜睡等，长期使用或用量较大时可以导致胃溃疡、血糖升高、骨质疏松、肌肉萎缩以及诱发感染等，因此应注意观察。

（3）蛋白酶抑制剂：常用乌司他丁，主要的不良反应为恶心、呕吐、腹泻、肝功能损害，注射部位出现疼痛、皮肤发红、瘙痒及皮疹等，偶见过敏时应立即停药并给予适当处理。

6. 脏器功能支持

（1）对心功能不全者要注意输液速度，最好用输液泵，同时注意观察血压、心率、心律变化；注射洋地黄制剂或抗心律失常药应在心电监护下进行。

（2）保持呼吸道通畅，加强气道湿化和吸痰，翻身叩背有利于痰液引流。

（3）避免使用肾损害药物，注意监测尿量、尿常规和血肌酐变化，对肾衰竭少尿期病人注意防止低钾或脱水。

（4）及时纠正休克，防止血压过高；使用甘露醇、呋塞米等利尿剂时将病人置于头高脚低位，以减轻脑水肿；昏迷者使用亚低温进行脑复苏时，应将体温控制在32℃左右，并随时监测，复温时要逐渐升温。

（5）监测肝功能变化，肝性脑病病人禁用肥皂水灌肠。

（6）留置胃管者注意观察胃液量、颜色、pH变化，注意肠道排泄物性状，保证每日排便，必要时清洁灌肠。

第九章 危重症患者的疼痛管理与镇静

疼痛造成患者痛苦，并可能留下精神创伤，且会导致躯体应激反应，出现生理、心理和行为异常，如血压增高、焦虑、躁动，甚至攻击行为，使治疗与护理措施难以进行。对危重症患者的疼痛管理和镇静能将患者维持在一个相对舒适和安全的状态，并通过调节患者的代谢和以交感神经兴奋为主的神经内分泌活动，使其适应患病时期的循环灌注和氧合状态，减轻器官功能负担，促进器官功能恢复，尽可能减轻患者的精神创伤。

第一节 危重症患者的疼痛管理

◎导入案例与思考

患者，女，72岁，"外伤后双侧股骨颈骨折，进行双侧全髋关节置换术后"入ICU。术后保持外展、外旋、轻度屈曲位。患者全麻清醒后诉双下肢及臀部疼痛。查体：血压（blood pressure，BP）135/80mmHg（17.96/10.64kPa），脉搏（pulse，P）100次/分钟，呼吸频率（respiratory frequency，R）17次/分钟，SO₂95%。双侧引流管通畅，引出少许淡血性液。

（1）患者目前的护理问题是什么？

（2）护士对此患者的评估要点包括哪些？

（3）护士应如何进行疼痛护理？

一、疼痛概述

疼痛是组织损伤或潜在损伤导致的不愉快感觉和情感体验。疼痛给患者带来痛苦，并引发一系列躯体并发症。

1. 内分泌/代谢　机体释放抗利尿激素、促肾上腺皮质激素、皮质醇、儿茶酚胺激素、胰高血糖素增加。

2. 心血管系统　交感神经兴奋，使血管阻力、心肌耗氧量增加；血小板黏附功能增强，纤溶活性降低，血液处于高凝状态。

3. 呼吸系统　呼吸浅快，肺通气功能下降。

4. 消化系统　胃肠道的蠕动和排空减缓；机体处于高代谢状态，易发生负氮平衡。

5. 骨骼肌肉系统　肌肉痉挛，张力高，关节活动度下降。

6. 泌尿系统　抗利尿激素和醛固酮的异常释放，使尿量减少、水钠潴留。

7. 免疫系统　抑制炎症和免疫反应，易发生感染，甚至脓毒症。

疼痛管理是对疼痛进行评估和诊断，使用药物和非药物方法预防、减轻和消除疼痛的全方位的治疗与护理。

二、危重症患者疼痛的评估

危重症患者的疼痛多源自躯体疾病。因此，首先应对患者的健康史及病情进行评估，分析疼痛的原因。其次，护士应细心观察，耐心倾听患者主诉，使用疼痛评估工具判断患者是否存在疼痛并确定疼痛程度。在实施了镇痛的治疗和护理措施后，对疼痛进行持续监测，以此作为判断镇痛效果和调整镇痛措施的依据。

由于疼痛是主观感受并有显著个体差异，而且危重症患者通常无法对疼痛进行主动的表达和描述，因此，常使用量表判断疼痛和评估治疗效果。常用的量表包括行为疼痛评估量表（behavioral pain scale，BPS）和危重监护疼痛观察工具（critical care pain observation too1，CPOT）。语言评分法、数字评分法、二视觉模拟评分法和面部表情法等普通的疼痛评估工具也适用于危重症患者。不应单独使用生命体征对危重症患者进行疼痛评估。

三、危重症患者疼痛的护理

药物干预是用于危重症患者疼痛管理的最主要方法，也常配合使用物理、认知行为疼痛管理等非药物镇痛方法。

（一）药物镇痛的护理

1. 熟悉镇痛药物的药理作用

常见镇痛药物包括：

（1）非甾体抗炎药：作用于外周疼痛感受器，主要通过抑制受伤局部前列腺素的产生而发挥镇痛作用，长期使用无成瘾性。常用药物包括阿司匹林、布洛芬等。

（2）阿片类镇痛药：通过与阿片受体相结合以改变患者对疼痛的感知，长期使用会产生耐受性和成瘾性。常用药物包括：吗啡、可待因、哌替啶等。

（3）非阿片类镇痛药：曲马朵是一种中枢镇痛药，发挥弱阿片和非阿片两种镇痛机制，成瘾性弱于吗啡，呼吸抑制的作用比吗啡轻。对乙酰氨基酚通过抑制前列腺素的合成与释放，提高痛阈而起到镇痛作用。

（4）局麻类镇痛药：通常与阿片类药物联用，用于术后硬膜外镇痛，通过抑制神经细胞去极化而发挥作用。主要药物包括利多卡因、丁哌卡因等。

2. 遵医嘱正确用药　护士应严格根据医嘱，正确给药。疼痛管理的用药主要分为预防和治疗两部分。在手术后或执行侵入性操作前，医生预防性地给予镇痛药物。对于已经存在的疼痛，药物的作用是减轻或消除疼痛。护士应了解各种镇痛药的代谢周期，严格把握给药的时间间隔。

危重患者的生理病理状态特殊，应根据患者病情选择恰当的给药方式：

（1）常规给药方式：包括口服、肌内注射、静脉输注和经皮给药等。若使用口服途径，需考虑危重症患者的胃肠道功能是否减弱而影响药物吸收。若使用肌内注射途径，因危重症患者多有心输出量和组织灌注的改变，可影响药物的吸收。

（2）皮下持续注射：将镇痛药以微量注射泵为动力持续推注到患者皮下（通常为腹部）的方法。这种方法避免了皮下注射时药物浓度大、持续时间短的缺点。危重症患者的血管条件较差，皮下持续注射法避免开放静脉，并能持续稳定发挥镇痛效果。

（3）硬膜外注射：一般术前或麻醉前为患者置入硬膜外导管，将阿片类或局麻药物以间断单剂推注、持续输注或由患者自控推注等方法，注入硬膜外。硬膜外注射法能避免深度镇静患者，对患者呼吸循环等生理功能影响小，减少阿片药物的使用量，并能获得更持久的镇痛。硬膜外镇痛的并发症包括恶心、呕吐、皮肤瘙痒、尿潴留和血压下降等。因为置管位置特殊，要求护士严格遵守无菌原则，确保导管无移位、敷料完整，密切观察穿刺部位有无炎症以及背部是否有肿胀。

此外，也可根据患者病情选择使用患者自控镇痛（patient controlled analgesia，PCA），指当疼痛出现时，由患者自行按压机器按钮而向体内注射一定量的镇痛药以达到镇痛效果的方法。临床上可分为静脉PCA、皮下PCA和硬膜外PCA。PCA适用于清醒合作并有能力控制镇痛泵按钮的患者，目前已有各种设计以尽量减少患者按镇痛泵按钮的难度。

3. 密切观察药物效果　使用药物后，护士应观察药物的起效时间，可借助本机构规定的疼痛评估量表，评估镇痛效果。如果镇痛效果不理想，应及时报告医生，对药物进行调整。

4. 严密监测药物副反应　对于使用了非甾体抗炎药的患者，护士应注意患者是否出现胃肠道出血，并需监测肝肾功能。使用了阿片类镇痛药后，应严密监测患者是否出现呼吸抑制、血压下降、过度镇静、胃肠蠕动减弱、尿潴留和恶心呕吐等副反应。使用了局麻类镇痛药后，应注意监测有无嗜睡、呼吸抑制、低血压、心动过缓和心律失常等。一旦患者出现副反应，应立刻报告医生进行处理。

（二）非药物镇痛的护理

对于危重症患者配合使用非药物的镇痛方法能降低镇痛药物的使用量，减少并发症的发生。

1. 经皮电刺激神经疗法（transcutaneous electrical nerve stimulation，TENS） 该疗法是将特定的低频脉冲电流通过皮肤输入人体以治疗疼痛的方法。

2. 注意力分散法 通过使用音乐、对话、看电视等方法，转移患者对疼痛的关注程度以达到镇痛效果。

3. 想象法 引导患者通过想象一些美好的情境而达到镇痛的效果。

4. 放松法 放松法能使患者耗氧量下降，舒缓呼吸，降低心率血压和肌肉的张力。

5. 深呼吸和逐步放松法 可引导患者先进行深呼吸，随后配合肌肉放松练习。

6. 抚触、按摩法 抚触或按摩可刺激A-α和A-β传入神经，达到类似TENS的效果；抚触、按摩带来的刺激亦可分散患者对疼痛的注意力而减轻疼痛感。

第二节 危重症患者的镇静

由于处于强烈的应激状态，危重症患者常躁动不安，有可能引发意外事件，并增加机体耗氧。因此镇静是对危重症患者重要的治疗措施之一。

一、镇静概述

镇静指应用药物、精神和心理的照护与抚慰等措施，减轻焦虑、躁动和谵妄，使危重症患者处于安静状态，催眠并诱导顺行性遗忘的治疗方法。镇静的原则包括：

1. 去除焦虑躁动原因，并首先使用非药物方法进行安抚。
2. 实施有效的镇痛后再考虑镇静。
3. 持续监测镇静程度，做到"无监测，勿镇静"。
4. 根据患者情况，实施每日间断镇静或轻度镇静等策略。

二、危重症患者镇静的评估

（一）镇静适应证的评估

首先应根据患者病情，确定是否需要镇静。镇静的适应证包括：疼痛、焦虑、躁动、睡眠障碍和谵妄。

（二）镇静的主观评估

镇静开始后，应有规律地持续对患者的镇静程度进行评估。镇静评估是评价镇静效果和调整镇静方案的依据。镇静的主观评价方法主要包括：

1. 镇静评分标准 总分1~6分，1分表示镇静程度最浅，6分表示镇静程度最深。
2. Riker镇静和躁动评分（sedation agitation scale，SAS） 根据患者不能唤醒、非

常镇静、镇静、安静合作、躁动、非常躁动和危险躁动等7种不同行为进行评分，总分1~7分。1分表示镇静程度最深，7分表示最严重的躁动。

3. 肌肉活动评分法（motor activity assessment scale，MAAS） 由SAS演化而来，增加了一些目的性运动评价条目，包括无反应、仅对恶性刺激有反应、触摸或叫姓名有反应、安静合作、烦躁但能配合、非常躁动和危险躁动等7个层级，总分0~6分。0分表示镇静程度最深，6分表示最严重的躁动。

4. Richmond躁动-镇静量表（Richmond Agitation Sedation Scale，RASS）。

（三）镇静的客观评估

对接受了神经肌肉阻滞药的患者不宜使用镇静的主观评价方法，可使用脑功能的客观评估指标，如脑电双频指数（bispectral index，BIS）、听觉诱发电位（auditory evoked potentials，AEPS）、患者状态指数（patient state index，PSI）等。

◇B OX 16-1 脑电双频指数用于镇静监测。

BIS的临床应用开始于麻醉学专业，作为监测患者麻醉状态下意识水平的指标，目前其应用延伸至ICU，尤其适合于使用肌松剂患者镇静状态的监测。BIS在一定程度上弥补了主观评估的缺陷，能对患者的镇静程度进行客观、实时的监测，避免额外给患者带来刺激。

三、危重症患者镇静的护理

危重症患者镇静的护理包括：镇静前、镇静中和镇静药撤离的护理。

（一）镇静前护理

1. 尽量减少对患者的刺激，集中安排护理操作，需对患者进行约束时，应保持其肢体处于功能位并适时松解。

2. 加强心理护理，理性乐观地安抚、鼓励患者，并引导其使用深呼吸、冥想等放松技术，保持患者处于平稳的精神状态。

3. 尽量营造安静的环境，改善患者睡眠质量。

4. 评估患者是否具有镇静的适应证，遵医嘱准备进行镇静治疗。

（二）镇静中护理

1. 药物的镇静护理

（1）熟悉镇静药物的药理作用：常用的镇静药包括：①苯二氮卓类：通过与中枢神经系统内 γ-氨基丁酸受体相互作用，发挥催眠、抗焦虑和顺应性遗忘作用。常用药物包括咪达唑仑、地西泮等。②丙泊酚：通过激活 γ-氨基丁酸受体发挥镇静催眠、顺应性遗忘和抗惊厥作用，特点是起效快，作用时间短，撤药后患者可迅速清醒。③α$_2$ 受体激动药：有很强的镇静、抗焦虑作用，同时具有镇痛作用，可减少阿片类药物的用量，亦具有抗交感神经作用。常用药物有右旋美托咪定。

（2）遵医嘱正确用药：护士应严格根据医嘱，正确给药。镇静药物的给药途径以持续静脉输注为主，此外，还包括经肠道（口服、肠道造瘘或直肠给药）、肌内注射等。

（3）密切观察药物效果：使用药物后护士应观察药物的起效时间，持续评估患者的镇静程度。如果镇痛效果不理想应及时报告医生，对药物进行调整。

（4）严密监测药物副反应：

1）苯二氮䓬类：负荷剂量可引起血压下降，尤其是对于血流动力学不稳定的患者，护士应严密监测生命体征。护士应注意该类药物的作用存在较大个体差异。老年患者、肝肾功能受损者药物清除减慢，肝酶抑制药也会影响其代谢。反复或长时间使用可致药物蓄积或诱导耐药的产生。

2）丙泊酚：单次注射时可出现暂时性呼吸抑制和血压下降、心动过缓，护士应严密监测心脏储备功能差、低血容量患者的生命体征。丙泊酚的溶剂为乳化脂肪，长期或大量使用应监测血脂。

3）α_2 受体激动药：右旋美托咪定由肝脏代谢，经肾排出，故肝肾功能障碍的患者应减少使用量。该药物作用机制在于迅速竞争性结合并激动 α_2 受体，护士应注意给药过快会导致 α_2 受体骤然兴奋而产生一过性高血压；其后由于 α_2 受体与儿茶酚胺结合反应性下降可能导致心率和血压下降，护士应密切观测。

◇BOX 16-2患者自控镇静。

患者自控镇静（patient controlled sedation，PCS）是在PCA技术的思路上发展起来的，在医师预先设定程序和安全限量基础上，由患者控制镇静药的速度和次数以控制自身的镇静水平。PCS的安全性建立，在"安全控制"效应的基础上，因随着镇静程度的加深，患者的反应变得越来越迟钝，进行有效按压的次数减少；当患者一旦进入睡眠，就不可能再进行按压，也就不会进一步加深镇静的程度。在PCS中，药物的用量根据药物在个体产生的效应来调节，克服了麻醉师给药时根据患者一般情况和体重平均用药带来的缺陷。目前用于PCS的药物主要是丙泊酚和咪唑地西泮。

2. 镇静策略　镇静不足患者会出现焦虑、躁动、与呼吸机对抗等。镇静过度会造成患者呼吸抑制、血压下降、肠麻痹等，因此，护士应配合医生实施恰当的镇静策略。间断镇静每日唤醒策略是指每日停用一定时间的镇静药物唤醒患者。每日唤醒策略能打断镇静剂造成的神经肌肉阻滞，避免呼吸机依赖、肌肉失用等情况的发生，而且为医生提供了评估患者病情、并发症和治疗效果的机会。在执行每日唤醒策略期间，应密切观察患者停用镇静药后的苏醒状况，一旦患者发生躁动等情况应采取保护、约束等措施确保患者安全。

3. 镇静患者的常规护理　护士应遵医嘱给予镇静药物，并加强对患者精神心理的支持和安慰。镇静治疗开始后，应加强基础护理。

（1）确保安全：患者自我防护能力减弱甚至消失，护士应谨慎操作，确保患者安全。

（2）做好呼吸道管理：患者咳嗽排痰能力减弱，尤其是呼吸机支持呼吸的患者，应定时评估呼吸道分泌物和肺部呼吸音情况。

（3）预防压疮：患者自动调整体位的能力减弱或消失，应为患者定时翻身，预防压疮。

（三）镇静药物的撤离

当患者病情恢复，大剂量或较长时间使用镇静剂而可能产生生理性依赖时，需撤除镇静药物。护士应严格根据医嘱，有计划地递减镇静药剂量。撤药过程中应密切观察患者的反应，警惕患者出现戒断症状，保护患者安全。

第十章　危重症患者的营养支持

危重症患者由于高分解代谢和营养物质摄入不足，易发生营养不良。临床研究显示，重症患者营养不良的发生率超过50%。营养不良导致患者感染并发症增加，伤口愈合延迟，胃肠道功能受损，呼吸动力受损，压疮发生率增加，使疾病恶化，病程延长，医疗费用增高，死亡率增加。

营养支持虽不能完全阻止和逆转危重症患者的病情转归，但在减少患者并发症的发生率与病死率，促进其恢复健康方面却发挥着至关重要的作用。

第一节　概述

一、危重症患者的代谢变化

危重症患者由于创伤、感染、大手术等打击，除出现体温升高、心率增快、呼吸增快、心排量增加等一系列病理生理反应外，还出现代谢改变，以分解代谢为主，表现为能量消耗增加、糖代谢紊乱、蛋白质分解代谢加速、脂肪代谢紊乱等。

（一）能量消耗增加

研究表明，创伤、感染和大手术后可使患者的静息能量消耗增加20%~50%，烧伤患者更为突出，严重者增高可达100%以上。

（二）糖代谢紊乱

主要表现为糖异生增加、血糖升高和胰岛素抵抗。

（三）蛋白质分解代谢加速

蛋白质分解代谢高于合成代谢，出现负氮平衡。

（四）脂肪代谢紊乱

应激状态下体内儿茶酚胺分泌增多，促使体内脂肪动员分解，生成甘油三酯、游离脂肪酸和甘油，成为主要的供能物质。

二、危重症患者的营养状态评估

（一）营养状态的评估方法

传统的营养状态评估指标包括人体测量、实验室检测等，在临床上虽能提供一些有用的预测信息，但对危重症患者缺乏特异性。目前推荐使用NRS2002评分和NUTRIC评分进行营养风险评估。

（二）能量与蛋白质需要量的评估

1. 能量需要评估　推荐使用间接能量测定法确定患者的能量需求，若无法测定，可使用各类预测公式或简化的基于体重的算法计算能量需求。一般患者能量需要量为25～35kcal／（kg·d），不同个体、不同病情及不同活动状态下能量的需要量有较大差异，评估患者能量需要时应综合考虑。也可用Harris-Benedict公式计算基础能量消耗（basal energy expenditure，BEE），并以BEE为参数指标计算实际能量消耗（actual energy expenditure，AEE）。

2. 蛋白质需要量评估　利用氮平衡来计算蛋白质营养状况及蛋白质的需要量。氮平衡（g／d）=摄入氮量（g／d）-[尿氮量（g／d）+（3～4）]。危重症患者较普通患者需更高比例的蛋白，一般需要1.2～2.0g／（kg·d）。

三、危重症患者营养支持的目的与原则

（一）目的

营养支持的目的不仅是供给细胞代谢所需要的能量与营养底物，维持组织器官正常的结构与功能，更重要的是改善患者应激状态下的炎症、免疫与内分泌状态，影响疾病的病理生理变化，最终影响疾病转归，改善临床结局。

（二）原则

1. 选择适宜的营养支持时机，应根据患者的病情变化来确定营养支持的时机。此外，还需考虑不同原发疾病、不同阶段的代谢改变与器官功能的特点。

2. 控制应激性高血糖，通过使用胰岛素严格控制血糖水平≤8.3mmol／L，可明显改善危重症患者的预后，使MODS的发生率及病死率明显降低。

3. 选择适宜的营养支持途径包括肠外营养（parenteral nutrition，PN）、完全肠外营养（total parenteral nutrition，tPN）和肠内营养（enteral nutrition，EN）途径。

4. 合理的能量供给，不同疾病状态、时期以及不同个体，其能量需求亦不同。应激早期应限制能量和蛋白质的供给量，能量可控制在20～25kcal／（kg·d），蛋白质控制在1.2～1.5g／（kg·d）。对于病程较长、合并感染和创伤的患者，待应激与代谢状态稳定后能量供应适当增加，目标喂养可达30～35kcal／（kg·d）。

5. 其他，在补充营养底物的同时，重视营养素的药理作用。为改善危重症患者的

营养支持效果，在肠外与肠内营养液中可根据需要添加特殊营养素。

◇ 重症急性胰腺炎的营养支持

重症急性胰腺炎（severe acute pancreatitis，SAP）由于高分解代谢，可迅速出现负氮平衡和低蛋白血症。营养支持是SAP重要的支持手段，研究证实，空肠营养不刺激胰腺外分泌，是安全有效的肠内营养，供给途径，是SAP患者首选的营养支持方式。SAP患者行空肠营养支持时，喂养管应到达十二指肠屈氏韧带以下30～60厘米处。早期肠内营养液选择氨基酸或短肽制剂较为合适，从低浓度、低剂量、低速度开始，后期视患者情况逐渐增加。

第二节　肠内营养支持

一、危重症患者肠内营养支持的评估

（一）评估是否适宜肠内营养支持

胃肠道功能存在（或部分存在），但不能经口正常摄食的重症患者，应优先考虑给予EN，只有EN不可实施时才考虑PN。肠梗阻、肠道缺血或腹腔间室综合征的患者不宜给予EN，主要是EN增加了肠管或腹腔内压力，易引起肠坏死、肠穿孔，增加反流与吸入性肺炎的发生率。对于严重腹胀、腹泻，经一般处理无改善的患者，建议暂时停用EN。

（二）评估供给时机

需要营养支持治疗的患者首选肠内营养支持；不能进食的患者在24～48小时内开始早期肠内营养支持；肠内营养支持前应评估胃肠道功能，但肠鸣音和肛门排气排便不是开始肠内营养支持的必要条件；血流动力学不稳定的患者在充分液体复苏或血流动力学稳定后开始肠内营养支持，血管活性药用量逐步降低的患者可以谨慎的开始恢复肠内营养支持。

（三）评估适宜的营养制剂

按照氮源分为氨基酸型、短肽型和整蛋白型制剂。

1. 氨基酸型制剂　以氨基酸为蛋白质来源，不需消化可直接吸收，用于短肠及消化功能障碍患者。

2. 短肽型制剂　以短肽为蛋白质来源，简单消化即可吸收，用于胃肠道有部分消化功能的患者。

3. 整蛋白型制剂　以整蛋白为蛋白质来源，用于胃肠道消化功能正常患者。

4. 特殊疾病配方制剂　适用于某种疾病患者，如糖尿病、呼吸功能障碍、肝功能障碍患者等。

（四）评估供给途径

根据患者情况可采用鼻胃管、鼻腔肠管、经皮内镜下胃造瘘（percutaneous endoscopic gastrostomy，PEG）、经皮内镜下空肠造瘘（percutaneous endoscopic jejunostomy，PEJ）、术中胃、空肠造瘘等途径进行EN。

1. 经鼻胃管　常用于胃肠功能正常、非昏迷及经短时间管饲即可过渡到经口进食的患者，是最常用的EN途径。优点是操作简单、易行，缺点是可发生反流、误吸、鼻窦炎。大部分重症患者可以通过此途径开始肠内营养支持。

2. 经鼻空肠置管　优点在于喂养管通过幽门进入十二指肠或空肠，使反流与误吸的发生率降低，耐受性增加。开始阶段营养液的渗透压不宜过高。

3. 经皮内镜下胃造瘘（percutaneous endoscopic gastrostomy，PEG）　在纤维胃镜引导下行经皮胃造瘘，将营养管置入胃腔。其优点减少了鼻咽与上呼吸道感染，可长期留置，适用于昏迷、食管梗阻等长时间不能进食，而胃排空良好的危重症患者。

4. 经皮内镜下空肠造瘘（percutaneous endoscopic jejunostomy，PEJ）　在内镜引导下行经皮空肠造瘘，将喂养管置入空肠上段，其优点除可减少鼻咽与上呼吸道感染外，还减少反流与误吸的风险，在喂养的同时可行胃十二指肠减压，并可长期留置喂养管，尤其适合于不耐受经胃营养、有反流和误吸高风险及需要胃肠减压的危重症患者。

（五）评估供给方式

1. 一次性投给　将营养液用注射器缓慢地注入喂养管内，每次不超过200毫升，每天6～8次。该方法操作方便，但易引起腹胀、恶心、呕吐、反流与误吸，临床一般仅用于经鼻胃管或经皮胃造瘘的患者。

2. 间歇重力输注　将营养液置于输液瓶或袋中，经输液管与喂养管连接，借助重力将营养液缓慢滴入胃肠道内，每天4～6次，每次250～500毫升，输注速度为每分钟20～30毫升。此法在临床上使用较广泛，患者耐受性好。

3. 肠内营养泵输注　适于十二指肠或空肠近端喂养的患者，是一种理想的EN输注方式。一般开始输注时速度不宜快，浓度不宜高，让肠道有一个适应的过程，可由每小时20～50毫升开始，逐步增至100～150毫升，浓度亦逐渐增加。

二、危重症患者肠内营养支持的护理

（一）常规护理措施

（1）妥善固定喂养管，翻身、活动前先保护喂养管，避免管道脱落。

（2）经鼻置管者每日清洁鼻腔，避免出现鼻腔黏膜压力性损伤。

（3）做好胃造瘘或空肠造瘘患者造瘘口护理，避免感染等并发症发生。

（4）喂养结束时规范冲管，保持管道通畅，避免堵塞。

（5）根据患者病情和耐受情况合理调整每天喂养次数和速度，保证每日计划喂养量满足需要。

（6）室温下保存的营养液若患者耐受可以不加热直接使用，在冷藏柜中保存的营养液应加热到38～40℃后再使用。

（7）自配营养液现配现用，配制好的营养液最多冷藏保留24小时。

（8）所有气管插管的患者在使用肠内营养时应将床头抬高30°～45°，每4～6小时使用氯己定进行口腔护理，做好导管气囊管理和声门下分泌物吸引。

（9）高误吸风险和对胃内推注式肠内营养不耐受的患者使用持续输注的方式给予肠内营养。

（二）营养支持评定与监测

1. 评估患者营养状态改善情况。

2. 评估患者每日出入量，监测每日能量和蛋白质平衡状况。

3. 观察患者有无恶心、呕吐、腹胀、腹泻等不耐受情况，必要时降低营养液供给速度或调整供给途径和方式。

4. 观察患者进食后有无痉挛性咳嗽、气急、呼吸困难，咳出或吸引出的痰液中有无食物成分，评估患者有无误吸发生。高误吸风险的患者使用幽门后营养供给途径进行喂养，同时应降低营养输注速度，条件允许时可以使用促胃肠动力药。

5. 评估患者的胃残留量，若24小时胃残留量<500毫升且没有其他不耐受表现，不需停用肠内营养。

6. 按医嘱正确监测血糖，观察患者有无高血糖或低血糖表现。

（三）并发症观察与护理

肠内营养的并发症主要分为感染性并发症、机械性并发症、胃肠道并发症和代谢性并发症。

1. 感染性并发症　以吸入性肺炎最常见，是EN最严重和致命的并发症。一旦发生误吸应立即停止EN，促进患者气道内的液体与食物微粒排出，必要时应通过纤维支气管镜吸出。

2. 机械性并发症

（1）黏膜损伤：可因喂养管置管操作时或置管后对局部组织的压迫而引起黏膜水肿、糜烂或坏死。因此，应选择直径适宜、质地软而有韧性的喂养管，熟练掌握操作技术，置管时动作应轻柔。

（2）喂养管堵塞：最常见的原因是膳食残渣或粉碎不全的药片黏附于管腔壁，或药物与膳食不相溶形成沉淀附着于管壁所致。发生堵塞后可用温开水低压冲洗，必要时也可借助导丝疏通管腔。

（3）喂养管脱出：喂养管固定不牢、暴力牵拉、患者躁动不安和严重呕吐等均可导致喂养管脱出，不仅使EN不能顺利进行，而且经造瘘置管的患者还有引起腹膜炎的危险，因此，置管后应妥善固定导管、加强护理与观察，严防导管脱出，一旦喂养管脱出应及时重新置管。

3. 胃肠道并发症

（1）恶心、呕吐与腹胀：接受EN的患者约有10%~20%可发生恶心、呕吐与腹胀，主要见于营养液输注速度过快、乳糖不耐受、膳食口味不耐受及膳食中脂肪含量过多等。发生上述消化道症状时应针对原因采取相应措施，如减慢输注速度、加入调味剂或更改膳食品种等。

（2）腹泻：腹泻是EN最常见的并发症，主要见于：①低蛋白血症和营养不良时小肠吸收力下降。②乳糖酶缺乏者应用含乳糖的肠内营养膳食。③肠腔内脂肪酶缺乏，脂肪吸收障碍。④应用高渗性膳食。⑤营养液温度过低及输注速度过快。⑥同时应用某些治疗性药物。不建议ICU患者一发生腹泻就停用肠内营养，而应该在继续肠内营养的同时评估腹泻的原因，以便采取合适的治疗方案。

4. 代谢性并发症　最常见的代谢性并发症是高血糖和低血糖。高血糖常见于处于高代谢状态的患者、接受高碳水化合物喂养者及接受皮质激素治疗的患者；而低血糖多发生于长期应用肠内营养而突然停止时。对于接受EN的患者应加强对其血糖监测，出现血糖异常时应及时报告医生进行处理。此外，在患者停止EN时应逐渐进行，避免突然停止。

第三节　肠外营养支持

◎导入案例与思考

患者，男性，41岁，在全麻下行"胰、十二指肠切除术，胃-空肠吻合术"，术后入ICU进行监护。术后1周，患者生命体征平稳，腹腔引流管引出混浊液，考虑患者出现吻合口瘘。予亚甲蓝一支从胃管注入，从腹腔引流管引出蓝色液体。患者卧床休息，不能下床活动，查血浆白蛋白为28g/L，体重较入院前减轻7%。

（1）患者是否需要营养支持?理由是什么?

（2）根据目前患者情况，适合选择哪一种营养支持途径?

（3）该营养支持途径的供给途径有哪些? 如何选择?

一、危重症患者肠外营养支持的评估

（一）评估是否适宜进行肠外营养支持

肠外营养支持适合于不能耐受EN和EN禁忌的患者，如胃肠道功能障碍患者；由于手术或解剖问题胃肠道禁止使用的患者；存在尚未控制的腹部情况，如腹腔感染、肠梗阻、肠瘘患者等。存在以下情况不宜给予PN：

（1）早期复苏阶段血流动力学不稳定或存在严重水、电解质与酸碱失衡的患者。

（2）严重肝功能障碍的患者。

（3）急性肾功能障碍时存在严重氮质血症的患者。

（4）严重高血糖尚未控制的患者等。

（二）评估供给时机

对于NRS-2002≤3分的患者，即使无法维持自主进食和早期肠内营养，在入住ICU的前7天也无须使用肠外营养。对于NRS-2002≥5分或重度营养不良的患者，若不能使用肠内营养，应在入住ICU后尽快使用肠外营养。不论营养风险高或低的患者，如果单独使用肠内营养7~10天仍不能达到能量或蛋白需求的60%以上，应考虑使用补充性肠外营养。

（三）评估适宜的营养制剂

包括碳水化合物、脂肪乳剂、氨基酸、电解质、维生素和微量元素。碳水化合物提供机体能量的50%~60%，最常使用的制剂是葡萄糖，摄入过多会导致高碳酸血症、高血糖和肝脏脂肪浸润。脂肪乳提供机体能量的15%~30%，摄入过多引起高脂血症和肝功能异常。氨基酸是蛋白质合成的底物来源，危重症患者推荐热氮比为（100~150）千卡：1克氮。

（四）评估供给途径

可选择经中心静脉营养（central parenteral nutrition，CPN）和经外周静脉营养（peripheral parenteral nutrition，PPN）两种途径。CPN首选锁骨下静脉置管。PPN一般适用于患者病情较轻、营养物质输入量较少、浓度不高，PN不超过2周的患者。

（五）评估供给方式

1. 单瓶输注　每一种营养制剂单独进行输注，目前已不建议采用。单瓶输注氨基酸，外源性氮被作为能量消耗，起不到促进蛋白合成的作用，同时输注速度过快将对脑组织、肝脏功能造成损害。单瓶输注脂肪乳，在没有足够糖存在时，输注的脂肪并不能有效利用，禁食状态下单独输注脂肪乳，代谢终产物中出现酮体，容易出现酮症，同时糖异生加速，导致蛋白分解代谢增强。单瓶输注脂肪乳过快，超过机体对脂肪酸的最大氧化利用能力，会使血脂升高，出现肝脏、肺脂肪蓄积。

2. 全合-输注　把供给患者的各种营养制剂按照一定的配制原则充分混合后进行输注，是目前推荐的肠胃营养供给方式。全合-输注营养素达到最佳利用，并发症发生率低，不容易污染，减轻护理工作量。

二、危重症患者肠外营养支持的护理

（一）常规护理措施

1. 妥善固定输注导管，翻身、活动前先保护导管，避免扯脱。做好患者导管相关健康教育，避免自行扯脱导管。烦躁、不配合患者给予适当镇静和约束。

2. 正确冲管和封管，保持导管通畅。

3. 做好导管穿刺部位护理，避免感染等并发症发生。

4. 严格按照国家管理规范和要求配制营养液。

5. 进行配制和输注时严格无菌操作。

6. 每日更换输注管道，营养液在24小时内输完。

7. 使用专用静脉通道输注营养液，避免与给药等通道混用。

8. 合理调节输注速度。

（二）营养支持评定与监测

1. 评估患者营养状态改善情况。

2. 评估患者每日出入量，监测每日能量和蛋白质平衡状况。

3. 严密观察输注导管穿刺部位情况，评估有无红、肿、热、痛和分泌物。

4. 严密监测体温，评估体温升高是否与静脉营养导管留置有关。

5. 观察患者有无高血糖或低血糖表现，将患者血糖控制在7.8～10.0mmol／L。

6. 监测患者血脂、肝功能等变化，及时发现高脂血症、肝功能异常等。

7. 观察患者消化吸收功能，及时发现有无肠萎缩和屏障功能障碍。

（三）并发症观察与护理

肠外营养的并发症主要分为机械性并发症、感染性并发症和代谢性并发症。

1. 机械性并发症

（1）置管操作相关并发症：包括气胸、血胸、皮下气肿、血管与神经损伤等。应熟练掌握操作技术流程与规范，操作过程中应动作轻柔，以减少置管时的机械性损伤。

（2）导管堵塞：是PN常见的并发症。输注营养液时输液速度可能会减慢，在巡视过程中应及时调整，以免因凝血而发生导管堵塞。输液结束时应根据患者病情及出凝血功能状况使用生理盐水或肝素溶液进行正压封管。

（3）空气栓塞：可发生在置管、输液及拔管过程中。CPN置管时应让患者头低位，操作者严格遵守操作规程，对于清醒患者应嘱其屏气。输液过程中加强巡视，液体输完应及时补充，最好应用输液泵进行输注。导管护理时应防止空气经导管接口部位进入血循环。拔管引起的空气栓塞主要由于拔管时空气可经长期置管后形成的隧道进入静脉，因此，拔管速度不宜过快，拔管后应密切观察患者的反应。

（4）导管脱落：与导管固定不牢、外力牵拉、患者躁动等有关。置管后应妥善固定导管，加强观察与护理，进行翻身等操作时预先保护导管，避免牵拉。躁动、不合作患者给予适当镇静、约束，避免自行拔出导管。

2. 感染性并发症是PN最常见、最严重的并发症。

3. 代谢性并发症

（1）电解质紊乱：如低钾血症、低镁血症等。

（2）低血糖：持续输入高渗葡萄糖，可刺激胰岛素分泌增加，若突然停止输注含糖溶液，可致血糖下降，甚至出现低血糖性昏迷。

（3）高血糖：开始输注营养液时速度过快，超过机体的耐受限度，如不及时进行调整和控制高血糖，可因大量利尿而出现脱水，甚至引起昏迷而危及生命。

因此，接受PN的患者，应严密监测电解质及血糖与尿糖变化，及早发现代谢紊乱，并配合医生实施有效处理。

第十一章 急危重症患者家属的护理

家属作为急危重症患者支持系统中的重要组成部分，能增强患者的弹性防御线，提高患者对个体压力的应对能力，对患者的生理及心理康复起着至关重要的作用。因此，护士不仅要协助医生完成疾病的治疗和患者的护理工作，还应重视对患者家属的护理，提高家属的危机应对能力，促进患者的康复。

第一节　概述

一、概念

家属在广义上与"亲属"通用，是指基于婚姻、血缘和收养等形成的一种较为亲密的社会关系，是法律上具有特定权利和义务的人；亦可指那些对于患者而言非常重要或与患者有重要关联的人。狭义上讲，家属通常指具有血缘关系的第一代亲属和配偶。根据关系形成原因；可分为三类：

1. 配偶关系指因结婚而产生的亲属关系，婚姻存续，配偶关系存续。

2. 血亲关系指有血缘关系的亲属，如亲子关系等。

3. 姻亲关系指以婚姻为中心形成的亲属关系，即配偶一方与对方亲属之间形成的关系，如公婆儿媳关系、妯娌关系等。

急危重症患者是指患有各种急性或危重症疾病的个体，或由于创伤、中毒等负性事件所引起的随时可能发生生命危险的伤者。该类患者因病情危重到急诊就诊并入住重症监护室或抢救室，使整个家庭陷入危机状态，其家属产生许多负性身心状况，并伴随相应的需求。

二、影响患者家属心理变化的因素

影响急危重症患者家属心理变化的因素有很多，主要包括如下方面：

（一）疾病相关因素

包括病种、病情的轻重和疾病发生的快慢等。

（二）信息相关因素

如家属医疗知识的缺乏、与患者家属的沟通交流不充分等。

（三）医院环境因素

监护室内特殊的声光环境、患者呻吟声、抢救时医护人员之间及与家属简短而快速的沟通等，都是造成患者家属心理压力的重要环境因素。

（四）医护人员因素

医护人员因工作繁重所产生的情绪变化，可潜移默化地影响家属心理状态。

（五）患者家属的社会人口学特征

1. 性别因素　女性在遇到心理应激时更易出现心理障碍。

2. 文化程度因素　不同文化层次的家属面对应激源刺激时其心理健康问题有所不同。

3. 年龄因素　患者家属越年轻，应激反应导致的心理健康问题的程度越严重。

4. 经济因素　家属有无经济负担及经济支付能力直接影响其心理反应。

不同原因来院的急危重症患者家属其心理感受和需求存在差异，护士应通过科学有效的方法进行准确的评估，明确家属的心理不适及需求，为家属实施针对性、个性化的护理干预措施。干预时要充分考虑家属的性别、年龄、教育程度等因素，对不同的家属从多环节、多角度、多模式入手积极进行干预，在促进患者康复的同时，减少急危重症患者家属自身的健康损害。

第二节　急诊患者家属的护理

急诊科是抢救急危重症患者的场所，患者发病急、病情重、病情变化快，患者和家属对突如其来的改变缺乏心理准备，容易发生心理障碍。在治疗抢救过程中，家属常被隔离在急救室外，其生理、心理的需求易被忽视，导致护士、患者及家属三者之间缺乏有效地协调与沟通。然而家属能够影响患者的治疗与康复，及时与患者家属沟通并取得其信任，有助于稳定患者情绪，保证医疗护理的顺利进行。因此，急诊护士在救治急诊患者的过程中，应重视对家属的照护，把握家属的需求，预防和缓解家属不良心理状态，使其更好地配合救治工作。

◎ 导入案例与思考

患者，男性，35岁，因突发车祸急诊入院。入院时查体：T 36.2℃，BP 70／40mmHg，P 120次／分钟，R24次／分钟，脉搏细速，神情淡漠，结膜苍白，腹部膨隆，全腹肌紧张、压痛、反跳痛明显。因病情危重，被送入抢救室抢救。其妻子表现为精神紧张、焦虑、手足无措，反复询问患者病情和医疗费用，担心医护人员工作出现疏漏。

（1）该患者家属可能存在哪些方面的需求？

（2）护士应采取哪些护理干预措施？

一、急诊患者家属的需求

（一）功能需求

功能需求是对急诊诊疗最基本的要求。急诊科的基本功能是满足患者在疾病急性发作、创伤甚至生命处于危险状态时的急诊急救诊疗需求。家属对急诊服务的核心功能要求是急诊急救的效果，包括诊疗过程是否便利及快捷；诊治与护理是否正确、合理、及时和有效等。

（二）形式需求

形式需求是指患者家属对急诊服务方式、就医环境等方面的需求。由于医疗服务的特殊性，即使是同一患者的家属对医院、诊疗、护理等方面的认知和选择也存在差别。这就要求护士对不同的患者家属进行"个性化"的护理，尽量满足其对形式方面的合理需求。

（三）外延需求

外延需求是指急诊患者家属对急诊急救服务的附加要求，如在急诊诊疗过程中护士对其需求的关注，在尊重、热情、诚信、负责和心理支持等方面予以关注。

（四）价格需求

价格需求是指急诊患者家属将急诊医疗服务质量与价值进行比较后对价格的要求。价格需求应该从质量与价格之比两方面进行分析：

1. 在给定价格时患者和家属对急诊医疗服务质量水平的需求。

2. 在给定医疗服务质量时患者和家属对价格水平的要求。

在我国，患者家属通常希望医院能充分考虑患者的经济条件，从而提供适宜的治疗技术。

二、急诊患者家属常见的心理问题

当患者突然患病且病情危急，或病情突然加重，家属往往在短时间内不能接受现实，情感遭受打击，有时可能表现为焦虑、恐慌、冲动或烦躁等状态。

（一）焦虑

焦虑是急诊患者家属最显著、最主要的心理问题。焦虑是一种不愉快的情绪体验，并伴有自主神经系统的功能亢进。焦虑一般为短暂性的，可因适当刺激而出现或转移。由于急诊患者家属对突发的威胁生命的事件缺乏心理准备，对医院环境、工作人员、就诊和治疗程序陌生，对患者病情缺乏全面认识，加之抢救过程中与患者相互隔离，抢救过程紧张忙碌，抢救结果不可预知，使家属出现焦虑，可表现为精神紧张、手足无措。

（二）忧虑

患者在家庭中担当重要角色，突发疾病或发生意外伤害会使家属担心失去收入来源和家庭依靠。当医护人员告知病情后，家属对患者的病情发展、预后或生命担心，可能不能控制自己的情绪，表现为过度哀伤、心理拒绝、自责和抱怨他人等。

（三）烦躁

当患者家属对急诊抢救工作缺乏了解，对护士的技术和救治过程存在疑虑、焦虑、悲伤或心理需求得不到关注时，加之文化程度和性格类型等因素的影响，可能就会难以控制情绪，表现为言行过激等。

三、护理措施

（一）执行专业的护理行为

在抢救工作中，护士要表现沉着、有序，操作技能娴熟、专业知识扎实，冷静果断地处置突发事件。医疗器械及药品处于备用状态。在救治过程中，对患者病情发展、救治措施等及时向家属做出解释，缓解家属的紧张情绪，抢救完毕告知家属下一步诊治流程。让家属及时、动态、全面客观地了解患者病情，减少不必要的疑虑和担心。

（二）加强与家属的沟通

急诊护士应善于应用各种沟通技巧，加强与患者及家属的沟通。首先，护士要态度和蔼、仪表端庄、大方得体、语言亲切，给患者和家属留下良好的印象。其次，护士尽量采用家属能够理解的语言与其进行沟通，理解同情其感受，及时、耐心解答家属所担心的问题，讲解必要的抢救知识以及可能出现的各种情况，让家属做好必要的心理准备。

（三）营造良好的环境氛围

良好的医疗环境可给患者和家属带来安全感，使家属在患者接受救治时保持良好的心理状态，积极参与患者的治疗和护理。注意保持就医环境安静、整洁。在条件允许的情况下，让家属有休息的场所并提供必备设施，减轻其疲劳不安，给予更多的人文关怀。

及时向家属介绍急诊科的环境及将采取的治疗措施，使其尽快熟悉周围环境，稳定情绪。应在醒目处悬挂大的布局平面图，让家属对急诊科环境一目了然；设立急诊导医服务台，随时回答其问题，减少不必要的时间与体力消耗。

（四）消除家属的不良心理反应，满足患者家属的合理要求

护士或辅助人员要为患者家属尽量提供帮助，如指引缴费、协助检查等。对合理但由于条件限制难以满足的要求，应向家属做好解释工作，得到对方谅解；对无法满足的要求，要耐心说服，不可急躁或置之不理，应以平等的态度交换意见。护士要学会容忍家属适当宣泄，缓解心理压力，使其配合医生与护士积极应对应激事件。

家属是患者社会支持的最重要来源，家属的配合可直接影响急诊患者的心理，甚至影响患者的抢救及康复治疗。急诊患者家属具有更为复杂多样的需求，及时了解和准确把握其需求，有针对性地进行护理干预，将有助于帮助患者家属为患者提供更好的社会支持，使患者在最佳的生理、心理状态下接受救治和护理，促进其康复。

第三节　危重症患者家属的护理

危重症患者常因病情多变、死亡威胁及预后的不确定性等对其家属的心理造成破坏性的影响，甚至持续数年。危重症患者家属也是急性应激障碍（acute stress disorder，ASD）和创伤后应激障碍（post-traumatic stress disorder，PTSD）的高危人群。因此，2010年美国危重症医学会提出了"家属–重症监护后综合征"（Postintensive care syndrome-family）的概念，即患者家属应对患者接受重症监护时所产生的一系列不良心理征候群。

护士被认为是满足危重症患者家属需求的主要人员，重视家属的心理健康问题，满足其合理需求，充分发挥家属对患者的支持作用，将有利于危重症患者康复。

一、危重症患者家属的需求

危重症患者家属的需求是指在患者患危重症疾病期间，家属对患者健康及自体身心支持等相关方面的总体需求。主要表现在病情保障、获取信息、接近患者、获得支持和自身舒适等五个方面，且家属认为"病情保障、获取信息"最为重要，而后依次是"接近患者、获得支持、自身舒适"。

（一）病情保障

家属最关注的问题是患者能否得到有效救治，保障患者安全是家属的首要需求。

（二）获取信息

绝大多数家属迫切想得知患者的病情或病情变化与预后情况，并渴望了解患者的治疗计划及检查结果。

（三）接近患者

接近患者包括能探视患者及能经常和医护人员保持联系等方面，所有ICU患者家属对探视患者的需求都非常强烈。

（四）获得支持

获得支持包括表达情感、得到经济和家庭问题的帮助、获得实际的指导以及被关怀等方面。家属的亲友是提供情感支持和物质支持的主要来源，其次是医护人员。所以，应鼓励家属的亲友倾听患者家属心声，协助其建立并启动有效的社会支持系统。

（五）自身舒适

自身舒适包括希望有方便的卫生设施、休息室、可口食物以及被接受的态度等方面。

二、危重症患者家属常见的心理问题

（一）焦虑和抑郁

患者因病情危重，会对家属产生强烈的情感冲击。患者家属均存在不同程度的焦虑，主要表现为经常感觉疲劳和睡眠差，如难以入睡、多噩梦、夜惊等。

（二）急性应激障碍和创伤后应激障碍

危重症患者家属容易发生ASD，具体可表现为情感麻木、茫然，对周围认识能力降低，出现现实解体、人格解体、离散失忆症等，一般病程不超过1个月。若患者家属在经历家人死亡后，可有延迟出现和持续存在的精神障碍急性应激障碍的症状存在，时间如超过4周且影响日常生活，可考虑发生了PTSD。病期在3个月以上的称为慢性创伤后应激障碍。

（三）恐惧和紧张

危重症患者意味着生命随时面临死亡，同时ICU的环境也让家属感到陌生，因此容易产生恐惧心理。由于病情的危重性和探视制度，限制了家属与危重症患者的有效接触与情感交流，使家属与患者不能充分沟通，易产生紧张情绪。

（四）否认和愤怒

当被告知患者病情严重或下病危通知单时，部分家属常常否认疾病的严重性，或心存侥幸心理。家属把ICU当成挽救危重症患者生命和治愈疾病的主要场所，寄予了过高的期望，但是当治疗效果与其期望不相符时，常表现为不理解，甚至愤怒而言行过激。

三、护理措施

（一）家属需求与情绪障碍评估

当患者处于危重状态时，护士应及时发现并正确评估家属可能产生的情绪障碍和心理需求，发现有不良心理倾向的人员，给予相关的护理干预措施和社会支持，减轻其心理压力，防止进一步的心理损害。

目前常用访谈法及量表法对家属的心理需求进行客观提取和评估。访谈法以咨询者提问与被访谈者讨论的方式，获取所需信息，对家属的各种症状给出准确的反应并能正确有效判断。量表法亦可对家属情绪障碍的出现频率和严重程度给予量化评定。

（二）良好的沟通

有超过1/3的家属存在抑郁症状，症状的出现与其心理应激障碍发生有很强相关性，尤其是获取信息、病情保证等心理需求不能被满足时。在与危重症患者家属接触时，应使用通俗易懂的语言尽量及时详细地向其介绍诊治相关情况，确保家属获取信息的渠道畅通，帮助家属正确认识患者疾病的严重性及诊治效果，避免其出现不良心理情绪。

◇ 建立良好医患关系的VALUE模式

关于良好的沟通，柯蒂斯等于2008年提出了建立良好医患关系的VALUE模式：V-value，重视患者的家庭成员；A-acknowledge，了解患者家属的情感；L-listen，倾听家属的心声；U-understand，知悉现代生物-心理-社会医学模式；E-elicit，列出患者家属的问题。

（三）家庭参与

ICU的环境相对封闭，限制陪护及探视，患者与其家属易产生焦虑及紧张情绪，导致患者与家属情感需求更加强烈。因此，应创造条件鼓励家属共同参与患者的治疗和康复过程，提升家属自身的价值感，减少不良情绪的产生。但在家属参与患者的临床决策时，应注意其复杂性和个体化，避免选择、决策给家属带来的心理压力。

（四）服务管理制度人性化

家属对ICU环境陌生，容易产生恐惧心理，因此在制订ICU管理制度时应注意考虑将患者家属的心理风险降到最低程度。常用措施包括：

1. 定时安排家属与医生、护士的谈话交流。
2. 设立专门的、安静温馨的谈话环境。
3. 创造整洁的家属休息区域。
4. 在特殊情况下，灵活安排探视时间。

第十二章 常见心电图

第一节 正常心电图

正常人的心脏起搏点位于窦房结，并按正常传导顺序激动心房和心室。凡起源于窦房结的心律，称为窦性心律。窦性心律属于正常节律。心电图是利用心电图机从体表记录心脏每一个心动周期所产生的电活动变化的曲线图形。正常心电波形如图12-1所示。

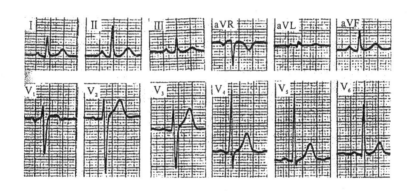

图 12-1 正常心电图

一、P波

代表心房肌除极的电位变化。

1. 时间 正常人P波时间一般小于0.12秒。

2. 形态 P波一般呈钝圆形，有时可出现小切迹。P波方向在Ⅰ、Ⅱ、aVF、$V_4 \sim V_6$ 导联向上，在aVR导联向下，在其他导联呈双向、倒置或低平均可。

3. 振幅 P波的振幅在肢体导联一般小于0.25mV，在胸导联小于0.2mV。

二、PR间期

从P波的起点至QRS波群的起点，代表心房开始除极至心室开始除极的时间。

1. 时间 心率在正常范围时，PR间期为0.12~0.20秒。在幼儿及心动过速的情况下，PR间期相应缩短。在老年人及心动过缓的情况下，PR间期可略延长，但一般不超过0.22秒。

2．PR段　通常为一等电位线，可出现与P波方向相反的移位，通常抬高小于0.05mV，下移小于0.08mV。

三、QRS波群

代表心室肌除极的电位变化。

1．时间　正常成年人QRS时间小于0.12秒，多数在0.06~0.10秒。

2．形态和振幅　在胸导联，正常人V₁、V₂导联多呈rS型，V₁导联的R波一般不超过1.0mV。V₅、V₆导联QRS波群可呈qR、qRs、Rs或R型，且R波一般不超过2.5mV。正常人胸导联的R波自V₁~V₆逐渐增高，S波逐渐变小，V₁的R／S小于1，V₅的R／S大于1。在V₃或V₄导联，R波和S波的振幅大体相等。在肢体导联，Ⅰ、Ⅱ导联的QRS波群主波一般向上，Ⅲ导联的QRS波群主波方向多变。aVR导联的QRS波群主波向下，可呈QS、rS、rSr或Qr型。aVL与aVF导联的QRS波群可呈qR、Rs或R型，也可呈rS型。正常人aVF导联的R波一般小于0.5mV，I导联的R波小于1.SmV，aVL导联的R波小于1.2mV，aVF导联的R波小于2.0mV。

3．电轴　-30°~105°。

四、Q波

正常人的Q波时限小于0.04s（除aVR导联外）。aVR导联出现较宽的Q波或QS波均属正常。有时Ⅲ导联Q波的宽度可达0.04s，但极少超过0.05秒。正常情况下，Q波深度不超过同导联R波振幅的1／4。正常人V₁、V₂导联不应出现Q波，但偶尔可呈QS波。

五、过渡区

V₂~V₄导联，胸导联正、负向波相等。振幅：RI<1.5mV，RaVR<0.5mV，RaVL<1.2mV，RaVF<2.0mV，RV1<1.0mV，RV5、RV6均<2.SmV。

六、ST段

自QRS波群的终点至T波起点间的线段，代表心室缓慢复极过程。正常的ST段常为一等电位线，有时亦可有轻微的偏移，但在任一导联，ST段下移一般不超过0.05mV; ST段上抬在V₁~V2导联一般不超过0.3mV，在V₀导联不超过0.5mV，在V₄~V₅导联及肢体导联不超过0.1mV。

七、T波

代表心室快速复极时的电位变化。

1．形态　在正常情况下，T波形态两肢不对称，前半部斜度较平缓，后半部斜度较陡。大多与QRS波群主波方向相同，在Ⅰ、Ⅱ、V₄~V₆导联直立，在aVR导联向下。若V₁导联主波向上，则V₂~V₆导联T波均应向上。

2．振幅　在肢体导联通常小于0.6mV，在胸导联小于1.0mV。

八、QT间期

指QRS波群的起点至T波终点的间距，代表心室肌除极和复极全过程需要的时间。QT间期长短与心率的快慢密切相关，心率越快，QT间期越短；反之，则越长。心率在60~100次／分钟时，QT间期的正常范围为0.32~0.44秒。

第二节　窦性心律失常心电图

一、窦性心律不齐

是指窦性心律的起源未变，但节律不整，在同一导联上PP间期差异>0.12秒。窦性心律不齐常与窦性心动过缓同时存在。较常见的一类心律不齐PP间期周期性变化（有时可突然变化）与呼吸周期有关；最长的PP间期与最短的PP间期之差大于0.16秒或大于10%（图12-2）。

二、窦性心动过缓

P波形态和电轴正常；传统上成人窦性心律的频率<60次／分钟（图12-2）。

图12-2　窦性心律不齐和窦性心动过缓

三、窦性心动过速

P波形态和电轴正常；传统上成人窦性心律的频率>100次／分钟（图12-3）。

图12-3　窦性心动过速

第三节　期前收缩心电图

一、房性期前收缩

心电图表现：

1. 期前出现的异位P波，其形态与窦性P波不同；

2. PR间期>0.12秒；

3. 大多为不完全代偿间歇，即期前收缩前后两个窦性P波的间距小于正常PP间距的两倍。如图12-4所示。

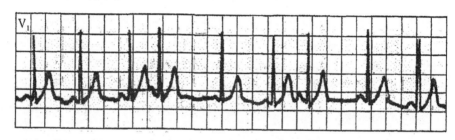

图 12-4　房性期前收缩

二、交界性期前收缩

心电图表现：

1. 期前出现的QRS-T波，其前无窦性P波，QRS-T形态与窦性下传者基本相同。

2. 出现逆行P'波，可发生于QRS波群之前或QRS波群之后，或者与QRS波群重叠。

3. 大多为完全代偿间歇。如图12-5所示。

图 12-5　交界性期前收缩

三、室性期前收缩

心电图表现:

1. 期前出现的QRS –T波前无相关P波;

2. 期前出现的QRS波群形态宽大畸形,时限通常>0.12秒,T波方向多与QRS波群的主波方向相反;

3. 往往为完全代偿间歇。如图12 –6所示。

图12 –6　室性期前收缩

第四节　异位心动过速心电图

一、室上性心动过速

心电图表现:

1. 节律快而规则,频率一般在160～250次／分钟。

2. P波不易辨认。

3. QRS波群一般正常,有突发、突止的特点;常为间歇性发作;可出现逆行心房激动。如图12 –7所示。

图12 –7　室上性心动过速

二、室性心动过速

心电图表现：

1. 频率多在140~200次／分钟，节律稍不齐。

2. QRS波群形态宽大畸形，时限通常大于0.12秒。

3. 如能发现P波，并且P波频率慢于QRS波群频率，则PR无固定关系。

4. 偶尔心房激动夺获心室或产生室性融合波。如图12-8所示。

图 12-8　室性心动过速

第五节　扑动和颤动心电图

一、心房扑动

大多是短阵发作，常可转为心房颤动或窦性心律。心电图表现：

1. 正常P波消失，代之以连续的大锯齿状扑动波（F波）。

2. F波间无等电位线，波幅大小一致，间隔规则，频率为240~350次／分钟，大小不能全部下传。典型的心房扑动波形为：Ⅱ、Ⅲ、aVF导联F波倒置，无等电位线；V₁导联有小的正向波，通常有明确的等电位线；非典型的心房扑动波在下壁导联上显示直立的F波。

3. QRS波群可正常或变宽（存在束支阻滞或室内差异传导），QRS波群的频率及规整性取决于房室传导的情况。如图12-9所示。

图 12-9　心房扑动

二、心房颤动

心电图表现：

1. 正常P波消失，心房激动完全不规则，代之以大小不等、形态各异的颤动波（f波），导致基线随机波动，心室节律绝对不规则，未经药物治疗，心室率通常为100ˉ180次／分钟。

2. 心房颤动波的频率为350～600次／分钟，RR绝对不齐，QRS波群一般不增宽。如图12－10所示。

图12－10　心房颤动

三、心室扑动

心室扑动一般具备以下两个条件：

1. 心肌明显受损、缺氧或代谢失常。

2. 异位激动落在易颤期。心电图无正常QRS－T波，代之以连续、快速而相对规则的大振幅波动，频率达200～250次／分钟；心室扑动常不能持久，若没快速恢复，就很快转为心室颤动。如图12－11所示。

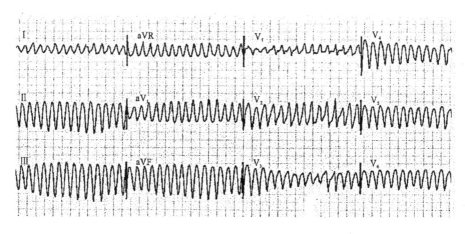

图12－11　心室扑动

四、心室颤动

心电图表现：QRS－T波完全消失，出现大小不等、极不匀称的低小波，频率为

200～500次／分钟。如图12-12所示。

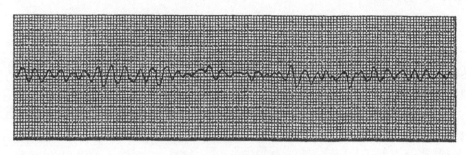

图 12-12　心室颤动

第六节　传导异常心电图

一、一度房室传导阻滞

心电图主要表现为：PR间期延长。成人PR间期>0.20秒（通常为0.21～0.40秒，但也可长达0.80秒），或两次结果进行比较，心率没有明显改变而PR间期延长超过0.04秒。如图12-13所示。

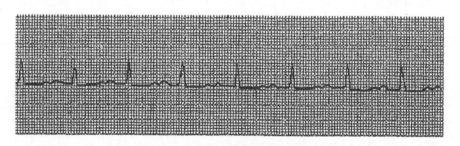

图 12-13　一度房室传导阻滞

二、二度房室传导阻滞——莫氏 I 型（Morbiz I 型）

心电图表现为：P波规律出现，PR间期逐渐延长，RR间期逐渐缩短，直到一个P波被阻滞，包含受阻P波在内的RR间期小于正常窦性PP间期的两倍。如图12-14所示。

三、二度房室传导阻滞——莫氏 II 型（Morbiz II 型）

规则的窦性或房性心律伴间断性P波下传受阻，并排除房性期前收缩；下传的PR间期恒定；包含未下传P波的RR间期是PP间期的2倍。如图12-15所示。

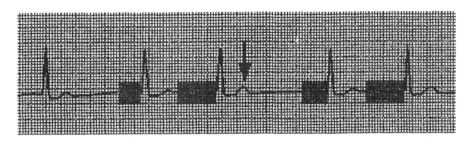

图 12 - 14　二度房室传导阻滞——莫氏 I 型

图 12 - 15　二度房室传导阻滞——莫氏 II 型

四、三度房室传导阻滞

心房激动持续不能达到心室，导致心房节律和心室节律相互无关联，PR间期不等，PP间期和RR间期恒定，心房率通常大于心室率，心室节律可以是交界性或室性逸搏心律，或心室起搏器节律。如图12 - 16所示。

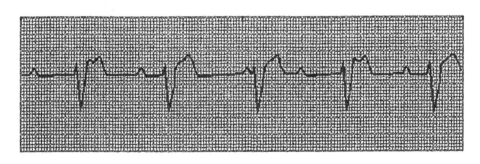

图 12 - 16　三度房室传导阻滞

第七节　急性心肌梗死心电图

急性心肌梗死发生后，心电图随着心肌缺血、损伤、坏死的发展和恢复而呈现一定规律变化。急性心肌梗死根据心电图图形的演变时间可分为超急性期、急性期、近期（亚急性期）和陈旧期。如图12 – 17所示。

图 12 – 17　急性心肌梗死演变过程的心电图图形

一、超急性损伤期

急性心肌梗死发生数分钟后。心电图上产生高大的T波，之后迅速出现ST段上斜型抬高或弓背向上型抬高，与高耸的T波相连。由于急性损伤性阻滞，可见QRS波群振幅增大，并轻度增宽，但未出现异常Q波。

二、充分发展期（急性期）

急性心肌梗死后数小时或数日。ST段呈弓背向上型抬高，抬高显著者可形成单向曲线，继而逐渐下降；R波振幅逐渐减小或丢失，出现异常Q波或QS波，T波倒置，并逐渐加深。

三、近期（亚急性期）

急性心肌梗死后数周至数月。抬高的ST段恢复至基线，缺血型T波由倒置较深逐渐变浅，坏死型Q波持续存在。

四、陈旧期（愈合期）

急性心肌梗死3～6个月或更久。ST段和T波恢复正常，或T波持续倒置、低平，趋于恒定不变，残留下坏死型Q波（梗死范围小或被代偿时，Q波可消失或不明显）。

第十三章　先天性心脏病

第一节　房间隔缺损

房间隔缺损（atrial septal defect，ASD）是指房间隔组织的任一部位呈不连续状态，出现中断现象，引起心房水平分流。ASD是先天性心脏病中较常见的一种心脏畸形，根据缺损部位可分为多种类型。卵圆孔在成人中仍有20%～25%未完全闭合，因不引起两个心房间的显著血液分流而不易显示。

一、诊断要点

（一）分型

按缺损部位可分为原发孔型房间隔缺损（Ⅰ孔型房间隔缺损）、继发孔型房间隔缺损、静脉窦型房间隔缺损（Ⅱ孔型房间隔缺损，分为上腔型和下腔型）、冠状窦间隔缺损、混合型缺损（图13-1）。

图13-1　房间隔缺损分型

1. 原发孔型

占房间隔缺损的15%~20%，缺损位于房间隔下部近房室瓣处，常累及房室瓣，引起二尖瓣前叶裂，其本质属于部分型心内膜垫缺损范畴。

2. 继发孔型中央型

最多见，约占76%，缺损位于房间隔中央卵圆窝部位，四周有完整的房间隔结构。缺损多为单发，亦可有两个以上或多发呈筛孔状。

3. 静脉窦型

包括上腔型和下腔型，仅占4%~11%。上腔型缺损位于房间隔后上方，上腔静脉入口处下方，没有上缘，与上腔静脉连通，部分该型患者可伴有右上肺静脉异位引流入右房或上腔静脉。下腔型缺损位于房间隔后下方，与下腔静脉的入口相延续，心房后壁构成缺损的后缘。

4. 冠状静脉窦型

较罕见，又称为无顶冠状静脉窦综合征，由于胚胎时期冠状窦与左心房分隔不全或全无分隔，左房血能经冠状静脉窦流入右房，常伴有永存左上腔静脉。

5. 混合型

两种或两种以上的缺损同时存在，常为巨大缺损，大者几乎完全缺如，约占8.5%。

（二）血流动力学依据

正常左房压高于右房压约5mmHg，当房间隔存在缺损时，早期房水平左向右分流。ASD缺损越大则分流量越大，使右心容量负荷及肺循环血流量增加越明显，可逐步导致右心扩大，左心室偏小。严重病例分流量过大，超过肺循环血量限度时可出现动力型肺动脉高压。长期肺动脉高压可使肺小动脉病变导致肺血管阻力增加，出现阻力型肺动脉高压。随着肺动脉压升高，右室、右房压力随之升高，房水平可出现双向分流、右向左分流。

（三）检查方法及要点

显示ASD的主要切面为：①胸骨旁四腔心切面；②主动脉根部大动脉短轴切面；③心尖四腔心切面；④剑突下双心房切面及四腔心切面。

对于儿童及声窗条件良好的成年人，剑突下双房切面是显示房间隔缺损的最佳切面，探头由前向后摆动扫查，可完整地显示房间隔各个部分，因此时声束与房间隔垂直，结合彩色多普勒可清晰显示房间隔回声中断的部位和范围。

1. 判断有无ASD

检查时应综合以上各个切面观察房间隔延续情况，明确的ASD应能在两个以上的切面上显示，当某个切面出现可疑回声失落时应改变探头方向和切面，调整仪器的增益和聚焦距离，排除假性房间隔失落。二维声像应密切结合彩色多普勒进行检查，明确过隔血流信号汇聚的范围、观察分流方向，可帮助排除假性回声失落、有助于检出多发缺损。

2. 明确ASD的类型

仔细观察缺损是否紧邻上、下腔静脉，明确缺损范围、数量。ASD可能是圆形、椭圆形、不规则形状，应在多个切面多次测量缺损大小，明确ASD的上下径和前后径。

3. 为选择ASD治疗方式提供依据

房间隔缺损处有时可见断端回声增强，较薄的残端组织可随血流摆动，仔细观察ASD周围各残端的有无、长度、结构是否坚韧，如边缘过于短小、菲薄则可能影响封堵器置入。

4. 对于声窗条件不佳经胸二维超声显示不清的患者，或者存在各种使右房压力升高导致心房水平分流信号不明确时，应选择经食管超声检查。由于经食管检查时探头位于右房后方，与房间隔方向接近垂直，可显示房间隔全貌，可对房间隔缺损的具体部位、数目、大小、各残端情况作出准确评估。

二、鉴别诊断

1. 卵圆孔未闭或重开

出生后，左房压力升高将原发隔推向继发隔，原发隔与继发隔若未融合仍保持分离状态，当右房压力高于左房时该孔又重新开放。二维超声于剑突下方切面可见卵圆孔及原发隔随心动周期略有摆动，右房容量负荷加重时该隔偏向左房，两隔膜之间边缘出现错位，常伴有右向左分流，CDFI显示蓝色分流束；行右心声学造影检查左心可出现微泡回声。必要时经食管超声检查可提高检出率。

2. 房间隔膨凸瘤

房间隔的一部分呈瘤样扩张，菲薄的房间隔可随压力变化突入左房或右房，随心动周期在左、右房摆动。二维超声可显示房间隔多于卵圆窝部位有薄膜样结构膨入左房或右房，随心动周期在左、右房间有规律摆动。房间隔膨凸瘤易并发小ASD或多发ASD。

第二节　室间隔缺损

胚胎时期心脏室间隔发育异常导致缺损，形成两心室间异常分流，称为室间隔缺损（ventricular septal defect，VSD）。VSD是最常见的先天性心血管畸形，可单独存在，亦常为其他复杂心脏畸形的组成部分。

一、诊断要点

（一）超声诊断依据

1. 二维超声显示室间隔有明确回声中断。

2. CDFI显示有异常血流起自VSD处，左右心室间存在血流信号交通，CW测定高速或较高速的分流信号。

3. 分流速度较低时可利用彩色M型判断分流的时相和方向。

（二）血流动力学依据

存在VSD时，分流的速度和方向取决于左右心室之间的压力差。正常左室压明显高于右室，经VSD室水平出现高速左向右分流，因分流使肺循环血流量加大，左室前负荷加大，左室扩大。缺损较大者因分流量大，易导致动力性肺动脉高压，此时左右室间压差减小，左向右分流速度随之下降，如及时手术去除分流可逆转肺动脉高压。但当分流量超过肺循环的耐受量，使得肺小血管发生病变后，逐渐产生阻力型肺动脉高压，此时左右室间压差及分流量明显减小，室水平可出现双向分流，称为艾森曼格综合征（Eisenmenger syndrome）。

（三）VSD根据缺损所在部位分为以下类型

1. 流出道型（漏斗部）VSD

（1）干下型VSD（缺损邻近肺动脉瓣环，缺损上缘无肌性组织）。

（2）嵴内型、嵴上型（位于室上嵴之内或之上，缺损四周为肌性组织）。

2. 膜周型VSD单纯膜部（限于膜部室间隔的小缺损，四周为纤维组织）。

（1）嵴下型（位于室上嵴之下）。

（2）隔瓣下型（缺损位于三尖瓣隔叶下方）。

3. 肌部型VSD

低位肌部室间隔缺损，可为多发，常合并于其他畸形存在。

二、鉴别诊断

主动脉右冠窦瘤破入右室：当窦瘤膨大不明显或破口显示不清时，二维超声酷似VSD。VSD与典型的主动脉窦瘤破入右室不难鉴别，后者二维检查常见主动脉右冠窦呈囊袋样凸出，顶端出现回声中断。彩色多普勒可直观显示以红色为主的五彩镶嵌血流信号自主动脉窦进入右室流出道。频谱多普勒检查时频谱呈双期连续性左向右分流，VSD则为收缩期的左向右分流。

第三节　动脉导管未闭

一、诊断要点

1. 动脉导管未闭是胎儿期开放的动脉导管于出生后3个月未能自然闭合，为常见的先天性 l 心脏病，多见于早产儿和高原地区。本病可单独存在，也可与多种心脏畸形并存。

2. 病理分型

（1）管型：最多见，占80%以上，未闭的导管呈管状，降主动脉端与肺动脉端等粗。

（2）漏斗型：较常见，未闭的导管呈漏斗状，导管的降主动脉端大于肺动脉端。

（3）窗型：少见，未闭导管长度短，降主动脉与肺动脉紧贴呈窗式沟通。

（4）动脉瘤型（哑铃型）：罕见，未闭动脉导管两端较细，中段明显膨大呈动脉瘤状。

3. 二维超声

直接征象示肺动脉分叉处或左肺动脉起始部与降主动脉之间异常管样结构，顺时针旋转探头示肺主动脉与降主动脉近长轴图像，亦可显示连通两腔的管样结构。部分患者于胸骨上窝切面示主动脉弓降部与肺动脉之间出现异常管样结构。根据其结构、形态确定其类型。间接征象：二维超声示左心房室增大，肺动脉增宽，提示左心容量负荷增大及肺血流量大，伴重度肺动脉高压者，可见右心房室扩大及右室壁增厚。

4. CDFI

大动脉短轴切面于整个心动周期中可见降主动脉通过动脉导管向肺动脉的红色学为主分流束，沿主肺动脉外侧壁走行。

5. 多普勒频谱

无明显肺动脉高压时，频谱形态呈双期或连续的高速湍流频谱，呈阶梯样，流速一般大于4m／s；当出现肺动脉高压时，分流速度下降，频谱失去连续性呈台阶状。

6. 除外合并其他心脏畸形，如房、室间隔缺损，主动脉缩窄，主动脉弓离断，肺动脉闭锁等。

二、鉴别诊断

1. 主动脉-肺动脉间隔缺损

缺损一般较大，位于升主动脉侧壁与肺动脉之间，CDFI示分流束从主动脉缺口处流入肺动脉，常伴严重肺动脉高压、症状重、常有发绀。

2. 主动脉窦瘤破裂

主动脉窦瘤破裂也为双期杂音，但超声容易发现扩大的主动脉窦突入某心腔，顶端有破口，CDFI未见未闭动脉导管。

3. 冠状动脉–肺动脉瘘或冠状动脉异常起源

虽然肺动脉内同样出现双期连续性血流，但二维超声示冠状动脉扩张明显，CDFI示分流束起源于冠状动脉。

4. 肺动脉轻–中度狭窄

狭窄的血流在肺主动脉内形成涡流，折返向肺动脉根部易被误认为动脉导管血流，多普勒可见其为收缩期频谱，非连续性频谱。

第四节　心内膜垫缺损

心内膜垫缺损是由于心脏的心内膜垫组织即房室瓣水平上下的间隔组织发育不全或缺如，由原发孔房间隔缺损到合并巨大室间隔缺损，同时伴有不同程度的房室瓣发育异常为特征的一组心脏复合畸形，又称房室管畸形、房室间隔缺损、共同房室通道等，本病系在心脏胚胎发育期因腹、背侧心内膜垫融合不全，原发房间隔发育停顿或吸收过多造成，由于心内膜垫位于正常心脏的最中间的位置，此处的结构呈十字交叉样，其上部是房间隔，下部是室间隔，左侧是二尖瓣，右侧是三尖瓣，故这个部位的缺损会牵涉到这四处结构出现不同程度的病变。根据房室间隔组织的发育程度的不同可以将心内膜垫缺损分为部分型、过渡型、完全型。

一、部分型心内膜垫缺损

（一）诊断要点

1. 心尖四腔心切面可见房间隔下部紧邻房室瓣处回声中断。

2. 二、三尖瓣环附着位置位于同一水平而不同于正常的三尖瓣环位置低于二尖瓣环。

3. 部分病例二尖瓣短轴切面可见二尖瓣前叶中部回声连续性中断而存在不同程度的裂隙，彩色多普勒血流显像可以显示不同程度的来源于前叶瓣体的二尖瓣反流。

（二）鉴别诊断

1. 部分型心内膜垫与继发孔房间隔缺损的鉴别

前者表现为房间隔下部缺损累及到房室环并可导致二、三尖瓣形态发育异常。而后者尽管房间隔缺损可以非常靠近房室瓣，但二、三尖瓣附着部位及形态发育正常。

2. 部分型心内膜垫与完全型心内膜垫缺损的鉴别

后者表现为房室间隔均可见明确回声中断，且其二、三尖瓣叶未分别发育为完整的瓣膜而形成单一房室瓣，其前、后方分别形成前共瓣及后共瓣，前共同瓣叶的腱索可以附着于室间隔顶端、右室侧甚至可以没有腱索。

二、完全型心内膜垫缺损

（一）诊断要点

1. 心尖四腔心切面可见房间隔下部、室间隔上部近房室瓣处回声中断。

2. 二、三尖瓣由于房室瓣中部完全中断导致心尖四腔心切面显示心内膜垫的十字交叉结构的前后连接消失，短轴切面可以显示前共瓣、后共瓣形成的单一房室瓣启闭。

3. 依据前共瓣腱索附着的部位又可以将完全型心内膜垫缺损分为A、B、C三型，前共瓣腱索附着于室间隔缺损顶端为A型，附着于右室面乳头肌为B型，前共瓣无腱索附着呈现漂浮状为C型。

（二）鉴别诊断

1. 完全型心内膜垫与继发孔房间隔缺损的鉴别

前者表现为房间隔下部缺损合并室间隔上段缺损，累及房室环并可导致二、三尖瓣形态发育异常形成共同房室瓣。而后者尽管房间隔缺损可以非常靠近房室瓣，但二、三尖瓣附着部位及形态发育正常。

2. 完全型心内膜垫与部分型心内膜垫缺损的鉴别

前者表现为房室间隔均可见明确回声中断，且其二、三尖瓣叶未分别发育为完整的瓣膜而形成单一房室瓣，其前、后方分别形成前共瓣及后共瓣，前共瓣叶的腱索可以附着于室间隔顶端、右室侧甚至可以没有腱索。后者表现为房间隔下部缺损累及到房室环并可导致二、三尖瓣形态发育异常，尽管二尖瓣前叶可以能存在瓣叶裂，但房室环中部可见分隔而将二、三尖瓣区分开。

三、过渡型心内膜垫缺损

（一）诊断要点

1. 心尖四腔心切面可见房间隔下部近房室瓣处回声中断。

2. 二、三尖瓣环附着位置位于同一水平，不合并室间隔缺损时房室环中部前后连接中断但仍可以在形态上区分出明确的二、三尖瓣而非单一房室瓣，合并室间隔上部小缺损时房室环中部可见分隔而将二、三尖瓣区分开。

（二）鉴别诊断

1. 过渡型心内膜垫与继发孔房间隔缺损的鉴别

前者表现为房间隔下部缺损累及到房室环。而后者尽管房间隔缺损可以非常靠近房室瓣，但二、三尖瓣附着部位及形态发育正常。

2. 过渡型心内膜垫与部分型心内膜垫缺损的鉴别

后者表现为房间隔下部可见明确回声中断，但其二、三尖瓣叶分别发育为完整的瓣膜而未形成单一房室瓣。

3. 过渡型心内膜垫与完全型心内膜垫缺损的鉴别

后者表现为房室间隔均可见明确回声中断，且其二、三尖瓣叶未分别发育为完整的瓣膜而形成单一房室瓣，其前、后方分别形成前共瓣及后共瓣。

第五节　主动脉窦瘤破裂

一、诊断要点

1. 此病好发于成人，主动脉窦瘤未破裂者，大部分患者无明显症状。由于外力窦瘤破裂后，部分患者有急性症状，出现剧烈胸痛、咳嗽及呼吸困难等症状，严重的如破裂入心包或严重撕裂主动脉瓣可以引起猝死。

2. 超声声像图一般表现为主动脉窦壁呈囊袋样向相邻心腔内膨凸，囊壁较薄，形态不规则，二维超声可见窦壁回声中断。

3. CDFI：可探及源于主动脉窦瘤的双期连续性高速分流血流信号。

4. 常合并室间隔缺损和主动脉瓣反流（图13-2，图13-3）。

图13-2 主动脉无冠窦瘤破入右房图
窦瘤破口部位（箭头所示）
AO：主动脉；RV：右心室；LA：左心房；
RA：右心房

图13-3 主动脉窦瘤破裂的彩色声像图
主动脉窦瘤破入右房的分流信号
RV：右心室；LV：左心室；IA：左心房；
RA：右心房

二、鉴别诊断

1. 室间隔缺损合并主动脉瓣脱垂鉴别

两者最大的相似点是多普勒频谱均呈双期，前者超声回声中断的部位位于主动脉窦壁，而后者位于室间隔；前者左向右分流起源于窦瘤破口部位；而后者分别起源于主动脉瓣下室间隔缺损的回声中断区和主动脉瓣口。

2. 室间隔膜部瘤并室间隔缺损的鉴别

室间隔缺损的愈合过程中，常合并室间隔膜部瘤的形成，形态也像囊袋样膨凸，但通常位于主动脉瓣下，而不是主动脉瓣上的窦部，室间隔缺损的出口位于膜部瘤的顶端，频谱显示为收缩期的高速分流信号，而不是连续性的分流信号。

3. 主动脉窦部瘤样扩张的鉴别

当主动脉窦或升主动脉显著扩张时，要与主动脉窦瘤鉴别。主动脉窦部瘤样扩张，通常为三个窦部均匀性增大，变宽，窦壁通常很厚，不像大部分先天性主动脉窦瘤薄且飘动的形态。超声图像上通常不难鉴别。

第六节　主动脉口狭窄

主动脉口狭窄狭义上是指主动脉瓣狭窄，广义上还包括主动脉瓣上及瓣下狭窄。本节主要介绍主动脉瓣狭窄的诊断和鉴别诊断。

一、诊断要点

1. 主动脉瓣狭窄包括先天性和后天性主动脉瓣狭窄，风湿性心脏病仍是后天性主动脉瓣狭笔窄的最常见病因，其次为退行性主动脉瓣钙化。

2. 主要二维超声上观察主动脉瓣叶增厚、回声增强、瓣膜开放受限，开放时呈圆拱形是特征性改变，大动脉短轴切面能够清晰显示主动脉瓣叶数、启闭情况、粘连增厚钙化部位，是诊断主动脉瓣狭窄的最重要切面之一。

3. 彩色多普勒能够敏感的检测出通过主动脉口的花色血流信号，提示有主动脉瓣狭窄的可能；同时还可以评价是否存在主动脉瓣反流。

4. 连续多普勒能够测量主动脉瓣的跨瓣压差，从而达到定量评价主动脉瓣狭窄的作用。

根据左室-主动脉间收缩期跨瓣压差、收缩期主动脉瓣口血流速度及主动脉瓣口面积，可将主动脉瓣狭窄分为轻、中、重三度，详见表13-1。

表13-1 主动脉瓣狭窄程度分级

	跨瓣压差（mmHg）	平均跨瓣压差（mmHg）	瓣口面积（cm²）
轻度	<50	≤25	>1.0
中度	50~80	25~50	0.75~1.0
重度	>80	>50	<0.75

二、鉴别诊断

1. 梗阻性肥厚型心肌病的鉴别

主动脉瓣狭窄异常血流加速的部位在主动脉瓣位置，而梗阻性肥厚型梗阻的部位在左室流出道，位于二尖瓣出现"SAM"的部位。梗阻性肥厚型心肌病由于左室流出道血流高速冲击主动脉瓣常会引起主动脉瓣增厚，但根据异常肥厚的室间隔和梗阻起源部位可以鉴别。

2. 先天性主动脉瓣下、瓣上狭窄的鉴别

二维超声可显示瓣下的膜性或肌性狭窄、瓣上的窦管交界或环形膜狭窄等，频谱多普勒可检出狭窄射流的部位，而其主动脉瓣往往没有异常。而主动脉瓣狭窄时，主动脉瓣的结构形态往往有改变，血流加速部位在瓣口；但是对于紧贴主动脉瓣上、下的隔膜样狭窄较难鉴别（图13-4、图13-5）。

图13-4 主动脉瓣狭窄声像图

胸骨左缘大动脉短轴切面显示收缩期，主动脉瓣开放，三叶回声增强，交界粘连，开放受限

RV：右心室；AV：主动脉瓣；IA：左心房；RA：右心房

图13-5 主动脉瓣狭窄声像图

心尖五腔心切面采用CW测量显示主动脉瓣峰值流速明显增快

第七节　先天性主动脉弓异常

一、主动脉弓长度、大小和连续性的异常

（一）主动脉弓缩窄

1. 诊断要点

（1）二维超声心动图发现主动脉弓降部局限性或一段血管内径减小是诊断的主要依据。

（2）主要切面为胸骨上窝主动脉弓长轴切面，可显示缩窄部位、缩窄程度。

（3）可以单独存在，也可合并其他先天性心血管畸形，常见的合并畸形有：动脉导管未闭、室间隔缺损、主动脉瓣畸形和二尖瓣畸形。

（4）超声判断标准：

1）近段缩窄：无名动脉与左颈总动脉之间血管内径≤升主动脉内径的60%。

2）中段缩窄：左颈总动脉与左锁骨下动脉开口之间的血管内径≤升主动脉内径的50%。

3）远段缩窄：左锁骨下动脉开口后降主动脉内径≤升主动脉内径的40%。

4）局限性管腔缩窄：多发生于主动脉峡部。

（5）CDFI：表现为缩窄区五彩镶嵌的喷射性血流，连续多普勒测量峰值流速和峰值压差可以反映缩窄程度。狭窄以远腹主动脉频谱呈现峰值血流速度下降、加速时间延长、负相波消失等。

2. 鉴别诊断

（1）主动脉弓缩窄与主动脉弓离断的鉴别：主动脉弓缩窄非常罕见，95%以上的缩窄发生于左锁骨下动脉开口远端，可根据动脉导管或导管韧带与缩窄区的关系将缩窄分为管前型（婴儿型）和管后型（成人型）。而后者是一种少见的先天性心脏病，发病率占所有先天性心脏病的1.5%，二维超声观察主动脉升部、主动脉弓和主动脉降部的延续性不完整。

（2）主动脉弓缩窄与假性缩窄的鉴别：假性主动脉缩窄很少见，可能由于主动脉弓先天性延长造成。延长导致主动脉冗余和扭曲，但管腔并不缩窄，没有造成真正的血流梗阻，或者只有轻微的压差。一般不需要外科治疗。

降主动脉缩窄的二维彩色血流图像和连续波多普勒频谱图像分别见图13-6和图13-7。

图13-6 降主动脉缩窄的二维彩色血流图像　图13-7 降主动脉缩窄的连续波多普勒频谱图像

AA：主动脉弓；LCCA：左颈总动脉；　　　可见降主动脉血流速度增高

DAO：降主动脉；CoA：降主动脉缩窄

（二）主动脉弓离断

1. 诊断要点

（1）主动脉弓延续性中断，按位置分为三型：A型较常见，中断位于左锁骨下动脉以远；B型最常见，中断位于左颈总动脉与左锁骨下动脉之间；C型罕见，中断位于无名动脉起始处至左颈总动脉。

（2）主要切面为胸骨上窝主动脉弓长轴切面，评价主动脉升部、主动脉弓和主动脉降部管腔的延续性。还需观察降主动脉与肺动脉是否存在连接关系。

（3）动脉导管成为降主动脉血流来源的重要通道，除了动脉导管未闭以外室间隔缺损是最常笔见的合并畸形。

2. 鉴别诊断

主动脉弓离断与主动脉弓缩窄的鉴别见本节"主动脉弓缩窄"。

（三）假性主动脉缩窄

1. 诊断要点

假性主动脉缩窄（图13-8）很少见，可能由于主动脉弓先天性延长造成。主动脉弓延长导致主动脉冗余和扭曲，类似于主动脉缩窄，但没有造成真正的血流梗阻，假性主动脉缩窄段没有或者只有轻微的压差。

2. 鉴别诊断

主动脉假性缩窄与主动脉弓缩窄的鉴别见本节主动脉弓缩窄。

图13-8 假性主动脉缩窄的声像图

DAO：降主动脉

二、主动脉弓各段组合方式的异常

1. 由于胚胎期原始动脉弓发育异常导致的主动脉弓各段组合方式的异常称为血管环。

2. 血管环畸形不仅对食管和气管有机械压迫作用，还常伴有血流动力学障碍和其他心脏畸形。

3. 超声检查在检出血管走行异常方面不占优势，血管造影和CT检查是血管走行异常主要的诊断手段。

第八节　主动脉-肺动脉间隔缺损

一、诊断要点

1. 可有喂养困难、生长发育迟缓、反复呼吸道感染及心力衰竭的症状。可有胸骨左缘连续性杂音或收缩期杂音。

2. 二维超声可见升主动脉与肺动脉之间的动脉壁回声中断。

3. 根据缺损大小与部位不同分型

Ⅰ型，近端缺损，位于主动脉窦上方。

Ⅱ型，远端缺损，位于升主动脉远端后壁靠近右肺动脉起始处。

Ⅲ型，肺主动脉间隔几乎完全缺失（见图13-9、图13-10、图13-11）。

4. CDFI

示升主动脉与肺动脉间血流交通。缺损较小时，为五彩镶嵌状连续性左向右分流。缺损较大、肺动脉压较高时，为左向右低速分流或双向分流。Ⅲ型时，主动脉、肺动脉血流混杂一起，无明显分流信号。

图13-9 主动脉-肺动脉间隔缺损Ⅰ型

胸骨旁大动脉短轴切面示缺损位于主动脉近端，缺损较小，CDFI：示主动脉至肺动脉分流，呈五彩镶嵌状

图13-10 主动脉-肺动脉间隔缺损Ⅱ型

胸骨旁大动脉短轴切面示缺损位于升主动脉远端后壁、靠近右肺动脉起始处，缺损较大（箭头所示）

图13-11 主动脉-肺动脉间隔缺损Ⅲ型

胸骨旁大动脉短轴切面示主肺动脉间隔几乎完全缺失，肺动脉增宽

5. 可有左心增大、肺动脉增宽等征象。

6. 约50%的本病患者合并畸形，包括动脉导管未闭、主动脉弓离断、室间隔缺损等。

二、鉴别诊断

1. 与回声失落伪像的鉴别

主动脉-肺动脉间隔与声束方向走行近似平行时易出现回声失落，误认为是主动脉-肺动脉间隔缺损。应多切面观察，结合多普勒进行分析，必要时行右心声学造影。

2. 与动脉导管未闭的鉴别

动脉导管血流为降主动脉与肺动脉分叉或左肺动脉起始处之间的分流束。主肺动脉间隔缺损位于升主动脉与肺主动脉之间，两者可合并存在。

3. 与永存动脉干的鉴别

永存动脉干仅有一组瓣环和半月瓣，右室流出道呈盲端。主肺动脉间隔缺损可见两组瓣环和半月瓣，且两者的空间位置多正常，右室流出道和肺动脉均发育完整。

第九节　冠状动脉瘘

冠状动脉瘘指冠状动脉主干或其分支与心腔、肺动脉、冠状静脉窦、上腔静脉之间存在异常交通。

一、诊断要点

1. 可有不同程度的心绞痛、气促、心力衰竭的症状，可有心前区连续性杂音或舒张期杂音。

2. 二维超声可见冠状动脉起始位置正常，病变冠状动脉显著扩张，走行迂曲，局部可形成冠状动脉瘤。

3. CDFI示冠状动脉瘘汇入心腔或大血管的部位（即瘘口）呈五彩镶嵌的湍流信号。多为连续性分流，瘘口位于左室时为舒张期分流。

4. 可有房室腔增大、室壁运动异常。

5. 可合并其他心内畸形。

二、鉴别诊断

1. 与川崎病的冠状动脉瘤鉴别

冠状动脉的一段或多段瘤样扩张，内径大于邻近的正常冠状动脉内径的1.5倍，但与心腔或大血管无交通。

2. 与冠状动脉异常起源鉴别

一侧冠状动脉异常起源于肺动脉时，对侧冠状动脉扩张，并形成侧支循环至病变冠状动脉，再逆流入肺动脉，CDFI示心肌内侧支循环的连续性血流信号。而冠状动脉瘘的冠状动脉起始位置正常。

3. 与主动脉窦瘤破裂鉴别

主动脉窦局部扩张、膨出破入相邻的心腔形成连续性分流，二维声像图示主动脉窦壁回声中断，CDFI示破口处多为连续性湍流信号。而冠状动脉瘘时异常扩张的结构为管状，可追踪显示扩张冠状动脉的长轴直至瘘口。

具体见图13-12～图13-14。

图13-12 右冠状动脉-右室瘘

A. 剑突下四腔心切面示迂曲扩张的右冠状动脉末端（箭头所示），及其右室处瘘口；

B. 剑突下四腔心切面CDFI：瘘口处五彩镶嵌血流；C. 心尖四腔心切面，声束平面稍向后，瘘口位于后房室沟近三尖瓣环处（箭头所示），CDFI：右室内湍流

LV：左心室；RV：右心室；LA：左心房；RA：右心房；

图13-13 形成冠状动脉瘘的右冠状动脉

胸骨旁大动脉短轴切面示病变冠状动脉近端显著扩张，可视范围增加

图13-14 左回旋支-右室瘘

胸骨旁心室短轴切面，循血管长轴走行追踪扩张的冠状动脉直至瘘口，CDFI：示冠状动脉内血流（箭头示回旋支内血流方向）及右室内喷射性血流，喷射束起始处即瘘口所在位置（燕尾箭头所示）

第十节　肺静脉异位引流

一、诊断要点

肺静脉异位引流为肺静脉未能直接与左心房连接，而与右心房或体静脉系统连接的先天性心血管畸形。根据肺静脉与左房连接支数分为部分型和完全型肺静脉异位引流。根据四支肺静脉干与体静脉连接部位与回流途径不同分为四种类型：心上型、心内型、心下型和混合型。

临床症状随血流动力学改变而异。完全型肺静脉异位引流患儿常常表现为发绀、呼吸困难等缺氧和心力衰竭表现。而单支肺静脉异常引流，由于其血流量仅占肺循环的20%，临床可以无症状或表现为轻度右心增大。

完全型肺静脉异位引流通常的超声表现为右心房、室扩大，左心房、室缩小，三尖瓣环扩张，三尖瓣关闭不良等，还可以表现为房间隔回声缺失或卵圆孔开放。该疾病的诊断要点是通过超声各种切面探查证明没有肺静脉与左心房连接。

部分型肺静脉异位引流通常的超声改变为多支肺静脉畸形引流，可以表现为右心扩大、三尖瓣环扩张等右心容量负荷增加的表现。还有比较特征性的超声改变有：心尖

四腔心显示房间隔向左房侧偏移，这种现象较多见于右上肺静脉连接于上腔静脉与右房的结合部，并合并上腔型房间隔缺损者。当部分肺静脉与冠状静脉窦相连时，可出现冠状静脉窦增宽，冠状静脉窦血流量增加。

二、鉴别诊断

1. 体静脉异位引流的鉴别

体静脉主要包括上腔静脉、下腔静脉、肝静脉、无名静脉、奇静净脉、半奇静脉等。常见的有左上腔静脉常引流入冠状静脉窦，然后回流入右心房，通过胸骨上窝切面看到左侧扩张的上腔静脉即可诊断，鉴别不困难。

2. 房间隔缺损的鉴别

两者均表现为右心扩大，且肺静脉异位引流常合并房间隔缺损，故其主要鉴别点是观察肺静脉进入左房及右房情况，如果不能观察到所有肺静脉均进入左房，且有异常静脉血管进入右房，上、下腔静脉等，即可诊断。

第十一节　三尖瓣下移畸形与闭锁

一、三尖瓣下移畸形

（一）诊断要点

1. 临床表现差异大，与畸形发生的程度及血流动力学变化相关。重者可有心悸、发绀、呼吸！困难及心力衰竭症状。

2. 心电图可有P波高尖，右心房肥大、预激综合征、室上性心动过速及室性心律失常。

3. 超声检查目的及诊断标准

（1）观测三尖瓣瓣叶的位置、形态及活动度，确定瓣叶下移程度。判定下移的标准为隔叶或后叶向心尖部移位距离≥8mm / m²体表面积，成人三尖瓣隔瓣距二尖瓣隔瓣距离>15 mm。少数病例三尖瓣前叶下移。

（2）测量房化右室的大小，进行GOSE分级，预测是否可进行瓣膜修复术或姑息性手术。

（3）评价瓣叶功能状态，半定量三尖瓣反流程度。

（4）确定其他合并畸形，有无房间隔缺损、卵圆孔未闭、室间隔缺损、右室流出道梗阻、肺动学脉瓣狭窄。

（5）确定房水平有无分流及分流方向。

4. 常用超声切面及表现

（1）胸骨旁左室长轴切面

1）二维图像：右心室扩大、左心室缩小，左心房也小。室间隔凸向左心室侧。

2）M型图像：舒张期室间隔凸向左室侧，与左室后壁呈同向运动，三尖瓣前叶活动幅度增大。

（2）心尖四腔心切面

1）二维图像：右心房、右心室内径明显扩大，左心房、左心室缩小；室间隔凸向左室侧；三尖瓣前叶冗长，呈蓬帆样，隔叶呈螺旋形不同程度向心尖部移位；前叶、隔叶对合点下移。注意观察三尖瓣前叶与右室游离壁间是否存在细小腱索限制三尖瓣的活动。部分病例三尖瓣前叶不够大，对瓣叶修复术带来困难。M型超声测量三尖瓣环收缩期位移TAPSE，可以定量右心室长轴功能。

2）多普勒图像：三尖瓣中量以上反流，少数三尖瓣为少量反流；可显示反流口平面下移；测量三尖瓣反流流速，计算反流压差，结合右心房压力，估测右心室收缩压。

（3）右室流入道切面：在标准左室长轴切面探头尽可能移近胸骨旁，探头示标从受检者右肩倾斜至右腰（15°～30°），可获取右室流入道切面。该切面显示右房、右室、三尖瓣前叶、三尖瓣后叶等结构，是观察三尖瓣结构的最佳切面，显示三尖瓣前叶冗长、后叶附着点向心尖部移位，明显远离冠状静脉窦开口水平。

（4）大动脉短轴切面：显示冗长的前叶和下移的隔叶，甚至下移至右室流出道，该切面可观察右室流出道及肺动脉瓣有无狭窄。

（5）心室短轴切面：正常的右室月牙形态消失，右室腔明显扩大呈圆形，室壁变薄，运动减低，左心室腔小。

（6）非标准胸骨旁四腔心和剑突下双房切面是观察房间隔是否完整及有无分流的最佳切面。

（7）实时三维超声：显示三尖瓣前叶蓬帆样改变、三尖瓣对合不良及三尖瓣反流情况。

见图13-15～图13-22。

5. Carpentier分型A型

真正右室大小正常；B型：房化右室较大，前瓣活动自如；C型：前瓣活动受限，右室流出道梗阻；D型：右室完全房化，右室流出道严重梗阻。

6. GOSE分级及评分

GOSE指数为心尖四腔心切面下右房加房化右室的面积（a）与功能右室面积（b）加左心房室面积（c）的比值，即a／（b+c），比值越大，手术效果及预后越差。

GOSE分级：比值<0.5为1级，0.5～0.99为2级，1.0～1.49为3级，≥1.5为4级。GOSE 4级的患者只能接受双向格林手术，不宜进行三尖瓣成形（详见图13-23、图13-24）。

图13-15 左室长轴切面显示室间隔左移，右心室明显扩大，左室较小

图13-16 M型超声显示三尖瓣前叶的活动曲线

图13-17 心尖四腔心切面显示三尖瓣前叶和隔叶附着点

图13-18 心尖四腔心切面显示三尖瓣隔叶明显下移

图13-19 右室流入道切面显示三尖瓣后叶明显下移

图13-20 心尖四腔心切面彩色多普勒显示三尖瓣大量反流

图13-21 剑突下双房切面显示房间隔缺损图　图13-22 实时三维超声显示三尖瓣瓣叶对合不全的缝隙

图13-23 描划右房与房化右心室面积的内和（a=51.4cm²）

图13-24 描划功能右心室面积（b=24.7cm²）与左心房室面积（c=20.6cm²）

计算GOSE指数=a／（b+c）=51.4／（24.7+20.6）=1.13，COSE分级为3级

（二）鉴别诊断

1. 三尖瓣缺如为三尖瓣部分瓣叶缺失，常见为隔叶和（或）后叶，多与三尖瓣下移畸形合并存在。残留腱索会被误认为瓣叶结构。彩色多普勒检查示右心房与右心室之间无明确的过瓣口血流效应。

2. 肺静脉畸形引流参阅相关章节。

3. 限制型心肌病参阅相关章节。

4. 缩窄性心包炎参阅相关章节。

二、三尖瓣间锁

（一）诊断要点

1. 超声心动图检查的目的
（1）确定三尖瓣发育程度。
（2）确定房间交通口的大小及分流是否受限。
（3）估测左室功能及二尖瓣反流程度。
（4）测定肺动脉压。
（5）检测腔静脉和肺动脉情况。
（6）明确大动脉关系。
（7）除外其他合并畸形。

2. 常用切面及超声表现
（1）胸骨旁四腔心切面是诊断三尖瓣闭锁的最佳切面，表现为右侧房室连接处探查不到正常的三尖瓣叶及其活动，而是一纤维隔膜样或增厚的致密回声带，彩色多普勒显示右房与右室之间无血流通过。
（2）胸骨旁四腔心及剑下左、右心房切面观察到房间隔回声脱失，多普勒显示房水平右向左分流。
（3）胸骨旁四腔心、五腔心及心底大动脉短轴切面观察室间隔回声中断，位于膜周及肌部，多普勒显示右向左分流或双向分流，可测定分流压差。在大动脉关系正常肺动脉狭窄的病例中，室间隔缺损的大小与肺动脉内径成正比关系，超声有助于判断缺损是否限制了肺动脉血液循环的供应。
（4）测定左心室的内径和射血分数和右心室的发育。
（5）判定大动脉关系及与心室连接，有无动脉导管未闭、主动脉缩窄或离断。
（6）常见的有房间隔缺损、室间隔缺损、动脉导管未闭、降主动脉缩窄或离断、左上腔、肺静脉异位引流、冠状动脉畸形等（见图13-25～图13-29）。

图13-25 三尖瓣闭锁模式图

图13-26 三尖瓣位置为一隔膜结构

图13-27 二尖瓣口血流丰富，三尖瓣未见前向血流

图13-28 房间隔缺损

图13-29 剑突下显示房间隔缺损

第十二节　肺动脉闭锁

一、肺动脉闭锁伴室间隔缺损

（一）诊断要点

1. 发绀及低氧血症。

2. 右室增大常见，个别病例右室发育不良、右室壁厚。

3. 室间隔缺损，较大，膜周部或漏斗部，也可合并肌部一处或多发缺损；室水平右向左分流。最佳切面：大动脉短轴、左室长轴切面及心尖四腔心或五腔心切面。

4. 主动脉增宽，骑跨于室间隔之上。

5. 右心室流出道为一盲端，多切面观察不能探及肺动脉瓣及主肺动脉近端，肺动脉瓣区域可呈隔膜或带状回声。主肺动脉近端可发育较细，甚至完全闭锁呈索条状，部分病例主肺动脉及左右肺动脉发育可。最佳切面：大动脉短轴、右室流出道长轴或胸骨上切面。

6. 动脉导管未闭或合并体肺侧支。彩色多普勒显示动脉水平左向右分流。

具体见图13-30～图13-35。

PULMONARY ATRESIA-VSD

图13-30 分动脉闭锁伴室间隔缺损的模式图

图13-31 显示发育不良的肺动脉

图13-32 显示较大室间隔缺损及主动脉骑跨

图13-33 显示室水平右向左分流

图13-34 显示肺动脉近端呈闭锁状

图13-35 显示肺动脉内导管或体肺侧支的血流

（二）鉴别诊断

肺动脉闭锁伴室间隔缺损需与法洛四联症、右室双腔心、共同动脉干鉴别。鉴别要点见表13-2。

表13-2 鉴别要点

鉴别点	肺动脉闭锁伴室间隔缺损	法洛四联症	右室双腔心	共同动脉干
发绀	重	较重	轻	无
室间隔缺损	较大	较大	可大，一般较小	较大
主动脉骑跨	明显	明显	一般不	明显
右室流出道	盲端	肌性狭窄	异常肌肉，瓣下不窄	盲端
肺动脉瓣	隔膜状	增厚、狭窄、畸形	正常	无肺动脉瓣
肺动脉发育	近端条索状或发育	发育差	正常	发自主动脉
动脉导管或体肺侧支	必然存在	重型患者可有	一般无	无

二、室间隔完整的肺动脉闭锁

（一）诊断要点

1. 患儿发绀明显。

2. 通常为肺动脉瓣闭锁。大动脉短轴、肺动脉长轴、胸骨上窝、高位肋间等多切面探查未见肺动脉瓣活动，仅见隔膜性或增厚带状回声；多普勒血流显示右室流出道为一盲端，未见血流与肺动脉交通。

3. 大部分病例主肺动脉及左右肺动脉发育尚可；肺动脉内血流来自导管。

4. 室间隔发育完整，未见回声中断。

5. 右心室壁明显增厚，右室腔小；右心房扩大，一般较明显；左心房室正常或扩大；心尖四腔心为最佳观察切面。

6. 三尖瓣开放活动度降低；绝大部分三尖瓣均见反流信号，多为中等量及以上，反流流速高；冠状静脉窦增宽。需要评价三尖瓣环大小，评判右心室的发育。

7. 房间隔探查见房间隔缺损或卵圆孔未闭，房间隔向左侧膨凸；房水平分流为右向左分流。

8. 多数病例存在大的动脉导管；动脉水平左向右分流。

9. 房水平和动脉水平的交通，生命维系的通道，与患者症状轻重相关，房间隔交通越小右心力衰竭出现越早，动脉水平交通越小发绀越重。

10. 少数病例看见冠状动脉通过右心室窦状隙血流与右心室腔相通，为右室依赖型。此类病例手术要谨慎。

见图13-36～图13-41。

PULMONARY ATRESIA–INTACT SEPTUM

图13-36 室间隔完整的肺动脉闭锁模式图

图13-37 肺动脉瓣呈隔膜型闭锁

图13-38 显示肺动脉测量

图13-39 显示未闭导管血流频谱

图13-40 显示右房明显扩大

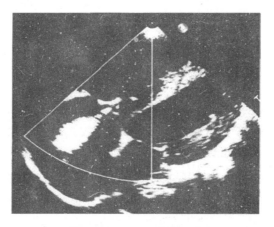

图13-41 显示三尖瓣反流

（二）鉴别诊断

1. 肺动脉闭锁合并室间隔缺损

患儿症状相对轻，室间隔较大缺损，存在动脉导管或体肺侧支，鉴别不难。

2. 重型法洛四联症

存在室间隔缺损，肺动脉瓣及流出道狭窄重，右室多普勒仅见小血流，常与闭锁混淆。

3. 三尖瓣闭锁

三尖瓣位置未见启闭活动的瓣叶。

4. 单心室合并重度肺动脉瓣狭窄。

鉴别要点见表13-3。

表13-3 鉴别要点

鉴别点	室间隔完整的肺动脉闭锁	肺动脉闭锁并室间隔缺损	重型法洛四联症	三尖瓣闭锁	单心室合并重度肺动脉瓣狭窄
右房	明显扩大	扩大	轻度增大	明显扩大	扩大
心室	右室小	右室扩大	右室扩大	右室发育差	单一心室
三尖瓣	反流量大	一般无反流	一般无反流	闭锁	一般无反流
室间隔	完整	较大缺损	较大缺损	大缺损	无室间隔
房间隔交通	可有	可有	可有	一定有	可有
动脉骑跨	无	有	有	有	无
右室流出道	盲端	盲端	明显狭窄	一般正常	残腔

第十三节　三房心

三房心是一种比较少见的先天性心脏畸形，发病率占先天性心脏病的0.1%~0.4%，男女比例为1.5：1，多合并其他心脏畸形，如房间隔缺损、大动脉转位、法洛四联症等，最常见为合并房间隔缺损或完全性肺静脉异常引流。早在1868年，Church报道了首例三房心。系心房内异常残留的纤维或纤维肌性隔膜将心房分为真房和副房两个腔。其发病机制是由于胚胎时期发育障碍，肺总静脉干与左心房融合不良，肺总静脉未被完全吸收所致。

三房心分为左侧和右侧三房心，其中，左侧三房心更为多见。真房与副房之间的交通口可大可小，可以是单个或多个交通口，亦可以无交通。

Loeffler在1949年首先提出了三房心的分型，1962年Lam再次修订。三房心分为A、B、C三型。患者有无症状依赖于血流动力学的情况，即真房与副房之间交通口大小以及房间隔缺损的大小，以及是否合并其他畸形。典型的三房心，其症状与二尖瓣狭窄和心力衰竭相似。交通口较小，接受肺静脉血流的副房向真房内血液充盈受阻，患者较早出现肺动脉高压；交通口较大时，无明显梗阻者，患者可以长期耐受而无任何主诉。

一、诊断要点

经胸超声心动图即可明确诊断三房心。

二维超声心动图：经胸超声心动图检查，以能够显示左房的切面为观察主体。二维图像上，在左室长轴以及心尖四腔切面，左房内探及异常隔膜回声，与肺静脉相连的为副房，与二尖瓣相连的心腔为真房。观察纤维隔膜的连续性有无中断，纤维隔膜如有中断，还需判断真房与副房之间交通孔数目。

彩色多普勒血流成像：当真房与副房之间存在血流交通时，通过彩色多普勒成像，可以判断通过纤维隔膜的红色血流信号；当合并房间隔缺损时，房水平探及彩色多普勒分流信号。

二、鉴别诊断

典型的三房心需要与二尖瓣瓣上隔膜、二尖瓣狭窄等鉴别。

1. 二尖瓣瓣上隔膜

左房内紧邻二尖瓣环部位出现纤维隔膜，多位于二尖瓣环根部，肺静脉及左心耳均在隔膜以上。

2. 二尖瓣狭窄

二尖瓣叶增厚、钙化、开放受限，血流动力学改变类似于三房心，但是，其左房内无纤维隔膜回声。

第十四节　双腔右心室

一、诊断要点

（一）常用切面

胸骨旁心底短轴切面、左心室长轴切面、右室流出道长轴、胸骨旁四腔切面及剑突下切面。

（二）超声评价右室双腔心的注意事项

1. 判断右室腔内异常肌束的走行。

2. 明确交通口的大小及压力阶差。

3. 除外合并畸形，尤其是室间隔缺损存在与否，与高压腔和低压腔的关系。

（三）超声心动图表现及检查手法

1. 于胸骨旁心底短轴和右室流出道长轴切面，可见粗大肌束起自室上嵴，横跨右室中部，止于右室游离壁或三尖瓣乳头肌，右室壁肥厚呈楔形向右室腔凸起或室间隔呈舌形凸向右室腔，两者相对形成交通口。异常肌束将右心室分成两个腔，两者之间有孔道相互交通，靠近肺动脉瓣者为流出腔，压力较低，靠近三尖瓣者为流入腔，压力较高。根据其形态可分为隔膜型和肌束型。往往伴有室间隔缺损，可见室间隔回声中断及与高压腔或低压腔相通（图13-42～图13-46）。

2. 应用连续多普勒超声，将取样容积置于梗阻部位，可测得收缩期高速血流频谱，进而计算高压腔与低压腔间压力阶差，估测右室腔压力。

图13-42 显示低压腔与高压腔之间的交通口　　　图13-43 显示交通口射流

图13-44 彩色多普勒超声可显示梗阻部位血流色彩变亮变细，呈五彩镶嵌。

区分室间隔缺损的分流与梗阻部位射流，同时显示流出道及肺动脉瓣血流有无异常

| 图13-45 显示右室中部狭窄血流 | 图13-46 显示右室中部狭窄血流 |

二、鉴别诊断

与法洛四联症、肺动脉瓣或瓣下狭窄相鉴别。三者的共同特点是为右心系统阻力负荷增加,右室壁肥厚。法洛四联症有主动脉骑跨和右室流出道及肺动脉狭窄。双腔右心室主要是右室内异常肌束或隔膜引起,肺动脉本身一般发育好。肺动脉瓣狭窄主要是肺动脉瓣发育畸形,如二瓣化等,形态学表现加上多普勒测定,不难鉴别。

第十五节　法洛四联症

法洛四联症(techelogy of fallot,TOF)占先天性心脏病的10%,占发绀型先天性心脏病的50%。主要病变包括室间隔缺损、主动脉骑跨、右室流出道或肺动脉瓣狭窄、右心室肥厚。1673年,Nichoas Etienne-Louis Arthur Fallot首先对本症做出了正确的临床诊断并被尸检证实。1945年,BWock和Taussig开始采用姑息手术方法治疗本病,将锁骨下动脉与肺动脉吻合缓解患者发绀,改善了患者的生活质量。1954年,Lillehei在交叉循环下完成了第一例TOF根治术。1959年Kirklin报告了用跨环补片法解除右室流出道、肺动脉瓣环及肺动脉瓣狭窄。目前TOF根治术在世界范围已经普遍应用,成为常规手术。

一、病理解剖和病理生理

(一)病理解剖

TOF主要包括四个病变:室间隔缺损、主动脉骑跨、右室流出道及肺动脉瓣狭窄,右心室肥厚。1947年,Edwards提出形成TOF四个病变的主要原因是胚胎期圆锥间隔排列错位所致。Van Praagh进一步提出本病是动脉圆锥间隔偏移和漏斗部发育不良的结果。漏斗间隔是由于前移与心室漏斗褶分离,同时由于小梁间隔和流出间隔的排列错位而留下一缺损。排列错位造成主动脉骑跨于缺损之上。漏斗间隔前移致右室流出道及肺动脉瓣狭窄，狭窄造成的梗阻使得右室肥厚。

1. 室间隔缺损

由于漏斗间隔前移造成的室间隔缺损均位于流出间隔上。缺损向上可延伸到肺动脉瓣下，成为干下型室间隔缺损。缺损向下发展则可至三尖瓣环，成为膜周朝向流出部室间隔缺损。缺损也可单纯累及漏斗间隔，成为漏斗部室间隔缺损。无论缺损累及到哪一段流出间隔，其特点均为缺损的两侧边缘不在同一水平，即"错位型室间隔缺损"。

2. 主动脉骑跨

圆锥间隔排列错位导致主动脉前移并骑跨于室间隔缺损之上。大多数 TOF主动脉骑跨率为50%左右，不典型时可以骑跨30qo～80%。有些医院将骑跨超过50%或75%以上的TOF称为右室双出口。笔者认为75%以上骑跨可以称为右室双出口，50%～75%的骑跨仍归为TOF诊断为佳。

3. 右室流出道、肺动脉瓣狭窄

漏斗间隔前移造成右室流出道狭窄。狭窄位置可分为高位、中位、低位或广泛管状狭窄。高位狭窄在肺动脉瓣环下方由异常肌束、纤维束或纤维化心内膜构成。中位狭窄可由肥厚的壁束、隔束、室上嵴构成。低位狭窄常形成双腔心结构，狭窄往往位于流出间隔缺损的残端部位。

肺动脉瓣狭窄约占TOF的75%，其中2／3为肺动脉瓣二瓣化。可因瓣叶交界粘连、融合形成偏心的小孔。偶尔可见到四叶瓣或瓣缺如。肺动脉瓣的狭窄程度不同，可由轻度粘连到接近肺动脉瓣闭锁。约16%的患者同时合并肺动脉瓣环发育不良，瓣环发育小。

4. 肺动脉

TOF肺动脉都有不同程度的发育差，主肺动脉细小，向左、向后移位。由于狭窄的瓣叶向内牵拉，可形成肺动脉瓣上局限性狭窄。有时当肺动脉瓣叶狭窄解除后，瓣上狭窄也需要松解。可有2.4%～6.3%的患者主肺动脉或左右肺动脉节段性狭窄或发育不全，尤以左肺动脉起始处狭窄较常见。单纯右肺动脉狭窄者少见，偶可见到主肺动脉及左右肺动脉不窄，狭窄局限在肺动脉分支起始部位。肺内动脉也可能形成狭窄，病变程度可不同或分布不均，从广泛的、发育差的肺动脉到一侧肺动脉缺如，或左右肺动脉未融合，同时有较大的体肺循环侧支形成。

（二）病理生理

TOF右室流出道及肺动脉瓣狭窄进入肺循环血流量减少，进而参与血氧交换的血流量少，患者均存在不同程度的缺氧。同时右室流出道狭窄造成右室压力升高，室水平分流为双向分流，部分静脉血直接进入体循环，因此患者常常表现为发绀。由于右室流出道狭窄右室后负荷增高，右室腔增大，右室壁肥厚，同时进入肺循环血流量减少，左心回血量减少，左室前负荷降低，左心室减小。TOF的症状随着右室流出道及肺动脉狭窄程度而变化，狭窄越重，患者发绀越重，严重者甚至难以存活长久，可因缺氧发作而早期死亡。长期低氧血症可导致红细胞数增高、红细胞压积增高、大量侧支循环形成。由体循环向肺循环生长的侧支可以部分缓解缺氧，延长患者的生命，但在根治手术时必须处理粗大的体肺侧支，否则术后会引起灌注肺。

二、临床表现和辅助检查

（一）临床表现

患者可有发育差、发绀、蹲踞、咯血等症状。少数患者可能有心力衰竭史。如不治疗，25%的患儿可在1岁内死亡。体检可见杵状指（趾）。听诊双肺呼吸音低，胸骨旁第二肋间可闻及收缩期杂音，为右室流出道狭窄血流的杂音。严重狭窄时此杂音可消失，只能闻及左向右分流的动脉导管未闭体肺侧支杂音。肺动脉瓣缺如时可闻及肺动脉瓣反流的舒张期杂音。

（二）辅助检查

1. 心电图

电轴右偏，右心室肥厚图形。亦可出现右束支传导阻滞。

2. 胸部X线

心脏平片示两肺血少，心腰凹陷，右心室增大。通过胸片双肺血管纹理可帮助判断双肺动脉发育情况，为手术提供参考。

3. 右心导管及心血管造影

右心声学造影可准确判断双肺动脉发育情况及侧支存在情况。尤其是对于判断体肺侧支的位置、数目、粗细等具有超声心动图不具备的优势。因此，尽管超声心动图已经能够准确诊断绝大部分TOF病例，但对于肺动脉发育不良考虑存在体肺侧支的 TOF来说，仍然需要心血管造影来帮助诊断。

三、超声心动图检查

1. 胸骨旁长轴切面

此切面是观察TOF的重要切面。右室增大，室间隔低平，左室内径偏小。室间隔上端缺失，主动脉增宽，骑跨在缺损之上，这些均为TOF的特征性表现（图13-47）。彩色多普勒可见室水平低速双向分流。

2. 胸骨旁短轴切面

此切面也是诊断TOF的重要切面。调整主动脉短轴切面可以完整显示室间隔缺损的大小及部位，测量室间隔缺损大小。此切面可以观察到向前（右室流出道）移位的流出间隔，并造成右室流出道的狭窄。轻度顺时针旋转探头显示主肺动脉长轴，尽量探查左右肺动脉分支，以此判断肺动脉的发育情况（图13-48）。明确肺动脉的发育程度关系患者手术适应证的判断，因此对TOF的诊断十分重要。在此切面是显示肺动脉的一个最重要的切面，应尽可能探查完整的左右肺动脉分支，测量其宽度。当此切面探查肺动脉分支困难时，可以尝试在其他切面寻找。比如当右位主动脉弓时，肺动脉走行变异会导致在此切面探察左肺动脉困难，仅能显示右肺动脉。此时可尝试胸骨上窝切面寻找左肺动脉。

图13-47 主动脉骑跨于室间隔缺损之上，骑跨率50%

图13-48 膜周朝向流出部的室间隔缺损，室间隔漏斗部前移致右室流出道内径狭长，主肺动脉及分支发育偏细

彩色多普勒血流可显示狭窄的右室流出道内的加速血流，肺动脉内的血流束可以帮助判断肺动脉分支的位置。连续多普勒可测量肺动脉前向血流速度。需要注意的是右室流出道狭窄的连续多普勒频谱与肺动脉瓣狭窄的连续多普勒频谱图形不同。右室流出道狭窄的连续多普勒频谱是倒匕首形，此特征可帮助判断存在右室流出道狭窄。肺动脉瓣狭窄频谱则为对称的抛物线形。将取样线置于右室流出道及肺动脉瓣纵轴线上，可同时获得两种图形重叠在一起（图13-49）。

3. 心尖四腔心切面、胸骨旁四腔心切面、心尖五腔心切面

四腔心切面可显示右房室扩大，左房室减小，室间隔向左室侧偏移。房室瓣的功能也可在此观察，尤其是三尖瓣的闭合功能。五腔心切面可以显示主动脉左右骑跨于室间隔缺损之上，判断骑跨率。此切面也可以测量室间隔缺损的大小（图13-50）。

4. 剑突下切面

剑突下两腔心切面可以观察房间隔的最佳切面。可于此切面判断是否有房间隔缺损或卵圆孔未闭合。剑突下右室流出道切面可以显示右室流出道及肺动脉瓣、主肺动脉的发育情况。当胸骨旁大动脉短轴切面显示肺动脉及分支困难时，可于此切面观察肺动脉的发育情况。通常在显示了主肺动脉后需要向右下方略调整探头可显示右肺动脉，向后倾斜则可显示左肺动脉，左、右肺动脉未必能同时显示，常常需要调整探头来分别探查（图13-51）。

图13-49 "匕首"形右室流出道频谱和抛物线形肺动脉瓣频谱重叠在一起

图13-50 胸骨旁四腔心切面显示右心增大

图13-51 剑突下右室流出道长轴切面显示右室流出道狭窄

5. 胸骨上窝切面

当胸骨旁切面及剑突下切面显示肺动脉分支均困难时，此切面也是观察肺动脉的一个可选择切面。显示主动脉弓长轴以后顺时针旋转90°探头，变成主动脉短轴肺动脉长轴图像，此时于主动脉弓短轴下方即显示出左右肺动脉，可向左、右两侧倾斜探头尽量显示出较长段的左右肺动脉。

四、鉴别诊断

1. 合并室间隔缺损的肺动脉闭锁　合并室间隔缺损的肺动脉闭锁实际上可认为是重型 TOF。其特点同TOF一致，只是右室流出道远端为盲端，无肺动脉瓣组织发育，严重者主肺动脉近端亦闭锁，甚至无主肺动脉发育，左右肺动脉分支可融合或无融合。

2. 室间隔缺损合并肺动脉瓣狭窄

室间隔缺损合并肺动脉瓣狭窄时常常被诊断成 TOF。也有轻型TOF被诊断成了室间隔缺损合并肺动脉瓣狭窄。TOF的典型特征是漏斗间隔前移造成了室间隔缺损、右室流出道狭窄及主动脉骑跨的存在，因此大动脉短轴显示漏斗间隔前移是诊断TOF的关键。室间隔缺损合并肺动脉瓣狭窄时，尽管有时也可出现主动脉轻度骑跨现象，但绝无漏斗间隔前移的现象，如果出现了漏斗间隔前移就要考虑TOF的诊断了。

3. 室间隔缺损合并右室流出道狭窄

由于TOF本身就包括单纯室间隔缺损、右室流出道狭窄，因此有时难以与单纯室间隔缺损合并右室流出道狭窄鉴别。主要鉴别点仍然是是否由漏斗间隔前移造成的室间隔缺损和右室流出道狭窄。如果单纯是一个室间隔缺损合并了右室流出道狭窄，其流出道往往是由于异常肌束造成流出道局部狭窄（右室双腔心结构），室间隔缺损往往为膜周部缺损，而非典型的TOF式的"错位的室间隔缺损"，且常常不合并主动脉骑跨。

第十六节　大动脉转位

一、诊断要点

1. 分为完全型大动脉转位和矫正型大动脉转位。

2. 完全型大动脉转位是一种心房与心室连接一致，而心室和大动脉关系连接不一致的复杂先天性心脏病，属发绀型先天性心脏病；而矫正型大动脉转位其特征是房室连接不一致且心室与大动脉连接也不一致，即右房—解剖左室—肺动脉，左房—解剖右室—主动脉，使血流动力学在功能上得以基本矫正，一般无发绀。

3. 完全型大动脉转位

主要观察切面是大动脉短轴切面，表现为正常右室流出道包绕主动脉根部的形态消失。而两条大动脉呈前后并行排列，主动脉位于右前，肺动脉位于左后或主动脉位于正前，肺动脉位于正后，呈两个环形回声。左室长轴和心尖五腔心切面能帮助进一步确定心室与动脉的连接关系。完全型大动脉转位表现为主动脉起源于右心室，肺动脉起源于右心室。

4. 矫正型大动脉转位在临床上常见以下两种类型

（1）SLL型：心房正位，心室左袢，主动脉位于肺动脉左侧或左前方；

（2）IDD型：心房反位，心室右袢，主动脉位于肺动脉右侧或右前方。

5. 矫正型大动脉转位最常见的合并畸形包括室间隔缺损、左室流出道梗阻及三尖瓣发育异常。

二、鉴别诊断

右室双出口：它们的区别在于典型的右室双出口应是两条大动脉全部或大部分起

自解剖右室，而室间隔缺损作为左心室唯一出口，并具有双动脉下圆锥。而大动脉转位是主动脉起自右室，而肺动脉起自左室，而肺动脉瓣下无圆锥，而与二尖瓣相延续（图13-52和图13-53）。但不典型的右室双出口，尤其是大室间隔缺损合并肺动脉瓣狭窄的患者，两者较难区别，此时应多切面观察心室和动脉的连接关系。

图13-52 完全型大动脉转位声像图
大动脉短轴切面显示两条大动脉呈两个环形回声，主动脉位于右前，肺动脉位于左后
AO：主动脉；PA：肺动脉

图13-53 完全型大动脉转位声像图
近心尖五腔心切面显示肺动脉与左室相连，主动脉与右室相连的连接关系
RV：右心室；LV：左心室；AO：主动脉；PA：肺动脉

第十七节　永存动脉干

一、诊断要点

1. 大动脉干内径增宽，动脉干前壁与室间隔连续性中断，动脉干骑跨于室间隔上。

2. 单根动脉干起源于两个心室腔的基底部，只有一组半月瓣跨于两心室之上，瓣叶数目通常为三叶或四叶，一组半月瓣多有增厚、冗长，常合并狭窄或关闭不全。

3. 肺动脉与右心室之间没有直接联系，肺动脉从大动脉干发出。根据Collett和Edward。分型：

Ⅰ型永存动脉干较短的主肺动脉干起自动脉干的左后壁；

Ⅱ型永存动脉干左、右肺动脉一个开口从永存动脉干的左后壁发出，而主肺动脉缺如；

Ⅲ型永存动脉干左、右肺动脉分别发自动脉干两侧壁；

Ⅳ型永存动脉干左、右肺动脉均缺如，肺循环由起自降主动脉的支气管动脉等提供。

二、鉴别诊断

1. 伴有室间隔缺损的肺动脉闭锁

肺动脉闭锁患者肺动脉瓣和（或）主肺动脉闭锁，左、右肺动脉发育不良，超声难以显示，难以与共同动脉干区分。但肺动脉闭锁患者多伴有动脉导管未闭或者体肺动脉侧支循环形成，肺动脉分支中有连续血流，而且主动脉位置常位于右前或正前，胸骨上窝切面常可以显示发育不良的肺动脉系统并非发自增粗的共同动脉干。

2. 主、肺动脉间隔缺损

两条大动脉之间的间隔缺损，易与永存动脉干混淆，但主、肺动脉间隔缺损患者超声心动图可见到两组大动脉的瓣膜，而共同动脉干仅有一组瓣膜，可以此鉴别，另外共同动脉干多合并室间隔缺损，而主、肺动脉间隔缺损可不合并室间隔缺损。

3. 重型法洛四联症

其肺动脉发育不良，超声难以显示，易误诊为共同动脉干。但法洛四联症患者主动脉根部短轴及剑突下矢状切面能显示右心室流出道与肺动脉的连接，多普勒超声可显示右室流出道高速血流。而共同动脉干患者肺动脉与右室间没有连接，在大动脉干各切面仔细探查可检出发出的肺动脉。

4. 右肺动脉起源于主动脉

未能在大动脉短轴探及右肺动脉，可于升主动脉后壁探及一血管，根据其向右走行的特点可确定为右肺动脉，一般不伴有室间隔缺损。但其有两组半月瓣，肺动脉瓣及主肺动脉、左肺动脉无异常，可以与共同动脉干一组半月瓣鉴别。

第十八节　单心室

一、诊断要点

1. 患儿可有发绀、呼吸道感染、心力衰竭、杵状指，听诊可有肺动脉瓣区收缩期杂音、第二心音亢进。

2. 心脏只有一个大的主心室腔，伴有或不伴有一个小的残余心室腔。

3. 两组或一组共同房室瓣开口于主心室腔。

4. 大动脉关系可正常或出现转位。

5. 多数合并肺动脉瓣及瓣下狭窄，可合并主动脉瓣下狭窄或主动脉缩窄。

6. 可合并房间隔缺损、卵圆孔未闭、单心房、永存左上腔静脉、心内膜垫缺损、肺静脉异位引流、动脉导管未闭等其他畸形。

二、鉴别诊断

1. 室间隔缺损

两组房室瓣的单心室应与巨大室间隔缺损相鉴别。巨大室间隔缺损可于心室腔的中部见室间隔残端，有两组流入道及两组房室瓣，并分别位于两个心室腔内。单心室的两组流入道及两组房室瓣均位于单心室腔内。

2. 三尖瓣闭锁

三尖瓣闭锁为原三尖瓣的位置无瓣叶活动，但发育不良的右心室腔和心房腔之间仍有三尖瓣环和呈隔膜样的三尖瓣组织，心室腔可探及室间隔。单心室的小残腔不与房室瓣相连接，仅通过球室孔与主心室腔相连。

3. 右侧房室无连接

右侧房室无连接者右侧房、室间仅见较厚的组织，无三尖瓣环及三尖瓣叶装置，心腔内仅见一组位于左侧的房室瓣，右侧心室腔发育不良，室间隔可出现大的回声脱失。

4. 二尖瓣闭锁

二尖瓣闭锁、室间隔缺损较小合并左心室发育不良的患者应与伴有流出腔的单心室相鉴别。二尖瓣闭锁原二尖瓣环处无瓣叶活动，但仍存在二尖瓣环及隔膜样的二尖瓣叶结构，心腔内可探及室间隔组织。单心室流出腔部位无房室瓣环结构及流入道，流出腔的隔样组织无收缩及舒张运动。

第十九节　左心发育不良综合征

左心发育不良综合征（hypoplastic left heart syndrome，HLHS）是指左室流出道系统和流入系统重度狭窄或闭锁使左心明显发育不良的一组复合心血管畸形。发生率占先天性心脏病的1.4%。此病凶险，生后即有症状，HLHS占出生第一周心源性死亡的25%，如果不接受治疗，几乎所有的婴儿6周内死亡。

一、诊断要点

1. 左室腔明显变小。

2. 左室流出道病变

主动脉瓣严重狭窄或者闭锁、升主动脉和主动脉弓发育不良，即左室流出道梗阻是左心发育不良的不变特征。

3. 左室流出道病变

二尖瓣严重狭窄或闭锁。

4. 右心扩大。

5. 伴发畸形

降主动脉近端缩窄、粗大的动脉导管未闭、房间隔缺损、室间隔缺损等。

6. HLHS患者根据其主动脉瓣和二尖瓣的状况可分为以下四个亚型。

Ⅰ型：主动脉瓣及二尖瓣狭窄。

Ⅱ型：主动脉瓣及二尖瓣闭锁。

Ⅲ型：主动脉瓣闭锁、二尖瓣狭窄。

Ⅳ型：主动脉瓣狭窄、二尖瓣闭锁。

二、鉴别诊断

与单心室鉴别：单心室是指一个心室腔通过2组或1组房室瓣口同时接受两个心房的血液，通常由一个主心腔和一个小的残余心腔组成；也可以仅为一个单腔心室。根据主心室腔的形态结构分为3型：A型，主心室腔为左心室型；B型，主心室腔为右心室型；C型，未定心室型。可以根据主腔和残腔的位置关系来判别是A型还是B型，通常选用左室长轴切面和心室各短轴切面，若残腔位于主腔的上方，则为A型；若残腔位于主腔的下方，则为B型；若多切面观察均无残腔的存在，则为C型。心室与大动脉的连接较复杂。可以连接一致，也可以连接不一致，主腔或残腔双出口以及主腔或残腔单出口，因而分为各种亚型。但是在A型，大动脉关系可正常，可完全性大动脉转位，右室（残腔）双出口等，左室主腔双出口少见；在B型，左室残腔无大动脉连接，右室发出两条大动脉，即右室双出口。

其中B型应与HLHS相鉴别。因B型的大动脉的连接关系为右室双出口型，而HLHS的大动脉关系通常正常，故从左室流出道切面，右室流出道切面观察大动脉关系即可鉴别。

第二十节　右心发育不良综合征

右心发育不良综合征（hypoplastic right heat syndrome）是指右心室心肌发育不良，部分或完全被脂肪纤维组织等所取代，室壁很薄，缺乏收缩功能，症状最轻的是右心室普遍发育不良、三尖瓣环缩小，但漏斗部和肺动脉瓣发育相对正常，而最严重的形式是室间隔完整的肺动脉闭锁合并三尖瓣闭锁。

一、诊断要点

1. 右室腔明显变小。

2. 右室流出道病变

肺动脉瓣严重狭窄或者闭锁、肺动脉发育不良。

3. 右室流入道病变

三尖瓣发育不良或隔膜样改变。

4. 伴发畸形

动脉导管未闭，房间隔缺损，室间隔缺损等。

二、鉴别诊断

与重度法洛四联症鉴别，右心发育不良综合征通常三尖瓣及肺动脉瓣有发育异常，而重度法洛四联症的肺动脉瓣狭窄严重，但是三尖瓣发育正常，右室腔相对缩小，其缩小是由于心肌肥厚还是右室发育不良，需仔细分析，注意右室各部分发育情况，右室心肌是否肥厚，综合分析才可以准确诊断。另外，心血管造影可显示确切病变及其程度。

第二十一节　心脏位置异常

正常心脏位于膈肌上方、两肺之间的纵隔，大部分（约2/3）位于人体正中线的左侧，心尖指向左前外侧，小部分（约1/3）位于正中线右侧。心脏位置异常可以分为胸腔外异位心脏及胸腔内心脏位置异常，胸腔外心脏较为少见，异常的部位可以出现在腹腔、胸壁外及颈部等，胸腔内位置异常主要是胚胎期心脏球室袢旋转方向与内脏旋转方向一致或不一致而导致的心脏位置异常，根据心底到心尖的心脏轴向、心脏及腹部脏器位于胸腔的位置，异位的心脏可以分为：镜面右位心、单发右位心、单发左位心、中位心。

一、镜面右位心

（一）诊断要点

1. 心脏及腹腔脏器与正常人呈现镜面对称关系，当不合并心内外结构异常时，超声检查探头位置及切面，采用与正常人镜面对称关系可以得到与正常心脏完全相同的超声图像。

2. 心脏位于右侧胸腔，心脏轴向指向右前外侧即心尖位于右侧乳头外侧。

3. 内脏反位，即肝脏位于左侧，脾脏及胃脏位于右侧。

4. 心房及心室均反位即左心房室位于右侧，右心房室位于左侧，胚胎期心脏球室祥与正常胚胎发育相反为向左侧"U"形弯曲。

（二）鉴别诊断

镜面右位心主要与单发右位心进行鉴别，后者的内脏位置同正常人一样为肝脏位于右侧，脾脏及胃脏位于左侧，其心房及心室的位置可以发生不同的变化，心房可以是正位或反位，房室连接可以一致或不一致，其主要特点是心底至心尖的心脏轴向指向右前外侧，通常合并多种心内结构畸形。

二、单发右位心

诊断要点

1. 内脏正位，即肝脏位于右侧，脾脏及胃脏位于左侧。

2. 心脏位于右侧胸腔，心尖指向右前外侧，心房可以是正位或反位，房室连接可以一致或不一致，通常合并多种心内畸形。

三、单发左位心

诊断要点

1. 心脏位于左侧胸腔，心尖指向左前外侧，心房可正位或反位。
2. 内脏可完全、部分转位或不定位。

四、中位心

诊断要点

1. 心脏居中，大部分位于胸骨后方，主要通过剑突下切面探查。
2. 心尖居中，心脏轴线指向前下方，心房及心室呈现左右并列关系。
3. 内脏位置可正常或反位，心房及心室亦可正位或反位。

第十四章 临床体液检查

第一节 尿液检查

一、尿液标本的收集、保存与处理

（一）尿液标本的种类

1. 晨尿　即清晨起床后的第一次尿标本，为较浓缩和酸化的标本，血细胞、上皮细胞及管型等有形成分相对集中且保存得较好，机体状态较恒定，便于对比不同时间的检测结果变化。适用于可疑或已知泌尿系统疾病的动态观察及早期妊娠试验等。但由于晨尿在膀胱内停留时间过长，某些物质易发生变化。因此，有人推荐用清晨第二次尿标本检查来取代晨尿。

2. 随机尿（随意一次尿）　即留取任何时间的尿液，适用于门诊、急诊患者。本法留取尿液方便，但易受饮食、运动、用药等影响，可致使病理临界浓度的物质和有形成分等漏检，也可能出现饮食性糖尿或药物（如维生素C）等的干扰。

3. 餐后尿　通常于午餐后2小时收集患者尿液，此标本对病理性糖尿和蛋白尿的检查更为敏感，因餐后增加了负载，使已降低阈值的肾不能承受。此外，由于餐后肝分泌旺盛，促进尿胆原的肠肝循环，而餐后机体出现的碱潮状态也有利于尿胆原的排出。因此，餐后尿适用于尿糖、尿蛋白、尿胆原等检查。

4. 定时尿标本　留尿前先排空膀胱，然后收集一定时间段（通常为3小时、12小时或24小时）的全部尿液于一洁净容器内送检。常用于细胞、管型等有形成分的计数和生化检验。

5. 培养用尿　对肾或尿路感染患者的尿做细菌培养、鉴定以及药物敏感试验的尿标本，常清洗外阴后采集中段尿，以避免外生殖器的细菌污染。必要时导尿于无菌容器内。

（二）收集尿液容器的要求

1. 送检尿标本容器上应有标签，并注明患者的姓名、科别、床号、应用的药物（如维生素C）、收集标本的时间及检测项目。

2. 容器只限一次性使用，应清洁、干燥，不含有干扰实验的物质。做细菌培养，应使用无菌瓶。

3. 容器至少容纳50mL尿液标本，开口大于4cm，底部要宽，以防止尿液溅出。

4. 对于儿科患者，特别是新生儿，可使用小型、特殊的容器。

二、检查项目

（一）一般性状检查

尿液一般性状检查包括气味、尿量、外观、比重等项目。

1. 气味　正常尿液的气味是由尿液中的酯类和挥发酸共同产生的。新鲜尿具有特殊微弱的芳香气味。尿液搁置过久可出现氨臭味，是由细菌污染繁殖以及尿素分解所致。若新鲜尿即有氨味，见于慢性膀胱炎及慢性尿潴留等；苹果样气味见于糖尿病酮症酸中毒；有机磷中毒患者尿常带蒜臭味；"老鼠尿"样臭味见于苯丙酮尿症；此外，进食蒜、葱、韭菜及应用某些药物也可使尿液呈特殊气味。

2. 尿量　一般是指24小时内排出体外的尿液总量。但是，有时也指每小时排出的尿液量。尿量的多少主要取决于肾脏生成尿液的能力和肾脏的浓缩与稀释功能。尿量的变化受机体的内分泌功能、精神因素、活动量、饮水量、环境温度、药物应用、排汗量、年龄、精神因素、活动量等多种因素的影响。因此，即使是健康人，24小时尿量的变化也较大。

（1）参考范围：成人为1000～2000mL／24h。

（2）临床意义

1）尿量增多：24小时尿量超出3L称多尿（polyuria）。见于：①水摄入过多：与大量饮水或输液有关的暂时性多尿；②尿崩症：因垂体分泌抗利尿激素（antidiuretic hormone，ADH）不足（中枢性尿崩症），或各种原因致肾小管、集合管对ADH反应性降低（肾性尿崩症），尿液浓缩功能受损所致。呈持续性低比重多尿，尿量多>4L／24小时；③溶质性利尿：尿中葡萄糖、电解质等溶质增多，渗透压升高，水重吸收减少而致，为高比重或正常比重性多尿。如糖尿病、使用利尿剂或脱水剂等。

2）尿量减少：成人尿量<400mL／24h或<17mL／h称少尿（oliguria），而<100mL／24小时则称无尿（anuria）。少尿和无尿为极严重的症状，必须及时诊断出病因和处理。

根据病因可分为：①肾前性：休克、心衰、失水及其他有效循环血量减少的病症，导致肾小球滤过减少；②肾性：各种肾实质疾病都可导致，包括肾小球、肾小管、肾间质及肾血管的原发性或继发性病症；③肾后性：尿路结石、狭窄或受压所致梗阻，或排尿功能障碍所致，后者又称假性少尿。

3. 外观　尿液外观包括颜色及透明度。常见的外观改变如下。

（1）血尿：正常人尿红细胞<3个／HP。尿液内含有一定量的红细胞时，称为血尿。①肉眼血尿：当每升尿液含血量达到或者超过1mL时，尿液呈淡红色、洗肉水样，雾状或

云雾状混浊外观。含血量较多时，尿液可呈鲜红色、稀血样或混有血凝块；②镜下血尿：尿液中含血量很少，外观变化不明显，经离心沉淀镜检时发现红细胞数>3个／HP。临床上，在排除女性月经污染之外，引起血尿的原因大致可以分为五类。

1）泌尿生殖系统疾病：是引起血尿最常见的原因（约占98%），如肾或尿路结石、结核、肿瘤，各型肾小球肾炎、肾炎、肾盂肾炎、多囊肾、肾下垂、肾血管畸形或病变，以及生殖系统炎症、肿瘤、出血（如前列腺炎、肿瘤、输卵管炎、宫颈癌等）。临床做尿三杯试验，可估计血尿来源（出血部位），如血尿以第一杯为主，多为尿道出血；以第三杯为主，多为膀胱出血；如三杯均有血尿，多见于肾脏或输尿管出血。

2）全身性疾病：①血液病：如白血病、再生障碍性贫血、血小板减低性紫癜、血友病等；②感染性疾病：如感染性心内膜炎、败血症、肾病综合征出血热、高热、重症感冒；③结缔组织疾病：如系统性红斑狼疮、血管炎等；④心血管疾病：如高血压肾病、肾动脉硬化病、心力衰竭、心血管神经症等；⑤内分泌代谢疾病：如痛风、糖尿病等。

3）泌尿系统邻近器官疾病：如急性阑尾炎、急性或慢性盆腔炎、宫外孕、结肠或直肠憩室炎症、恶性肿瘤，以及其他邻近器官疾病侵犯或刺激泌尿道时，也可出现血尿，但血尿程度多较轻。

4）药物不良反应：如磺胺类、水杨酸类、抗凝血类、某些抗生素类、汞剂、环磷酰胺等药物，在使用过程中如产生不良反应时，可见不同程度的血尿。

5）其他：过敏性紫癜肾炎及器官移植（如肾移植）排斥反应后等。

（2）血红蛋白尿：正常血浆中的血红蛋白低于50mg／L，而且与肝珠蛋白形成大分子化合物，不能从肾小球滤过。当发生血管内溶血，血红蛋白超越肝脏结合珠蛋白的结合能力时，游离的血红蛋白就从肾小球滤出，形成不同程度的血红蛋白尿。在酸性尿中，血红蛋白可氧化成为正铁血红蛋白而呈棕色，如含量甚多则呈棕黑色酱油样外观。血红蛋白尿与血尿不同，离心沉淀后前者上清液仍为红色；血尿离心后上清透明，镜检时不见红细胞或偶见溶解红细胞之碎屑，隐血试验强阳性。血红蛋白尿还需与卟啉尿鉴别，后者见于卟啉症患者，尿液呈红葡萄酒色。此外，碱性尿液中如存在酚红、番泻叶、芦荟等物质，酸性尿液中如存在氨基比林、磺胺等药物均可有不同程度的红色。

（3）肌红蛋白尿（myoglobin，Mb）：主要存在于心肌和骨骼肌组织中，能通过肾小球滤过膜，由肾脏排泄。正常人血浆中Mb含量很低，尿中含量甚微，故不能从尿中检出。当机体心肌或骨骼肌组织发生严重损伤时，血浆Mb增高，经肾脏排泄，使尿液Mb检查呈阳性，称为肌红蛋白尿。主要见于以下几种情况。

1）创伤：如刀伤、枪弹穿通伤、挤压综合征、电击伤、烧伤、手术创伤造成肌肉严重损伤者。

2）肌肉疾病：如原发性皮肌炎、多发性肌炎、进行性肌萎缩、遗传性肌营养不良等。

3）心肌梗死：引起心肌组织广泛坏死，肌红蛋白大量释入血液中，从尿液中排出增高。因此，尿肌红蛋白测定可能对心肌梗死的早期诊断有一定参考价值，可用于鉴别肺心病的诊断（后者尿肌红蛋白多为阴性）。

4）代谢性疾病：如恶性高热、肌糖原积累病，或者某些中毒性疾病，如海蛇咬伤，或磷中毒等，有时也可见尿Mb增高。

5）缺血性肌损伤：如肢体局部缺血引起肌红蛋白尿，如肌肉剧烈运动后或长途行军后（"行军性"肌红蛋白尿）。惊厥性疾病发作、肌肉疼痛性痉挛发作等，尿中肌红蛋白含量增高。

（4）胆红素尿：由尿中含有大量的结合胆红素所致，外观呈深黄色，振荡后泡沫亦呈黄色，若在空气中久置，可因胆红素被氧化为胆绿素而使尿液外观呈棕绿色。胆红素见于阻塞性黄疸和肝细胞性黄疸。服用核黄素、呋喃唑酮后尿液亦可呈黄色，但胆红素定性阴性。服用大剂量熊胆粉、牛黄炎药物时尿液可呈深黄色。

（5）乳糜尿：外观呈不同程度的乳白色，严重者似乳汁。因淋巴循环受阻，从肠道吸收的乳糜液未能经淋巴管引流入血而逆流进入肾，致使肾盂、输尿管处的淋巴管破裂，淋巴液进入尿液中所致。其主要成分为脂肪微粒及卵磷脂、胆固醇、少许纤维蛋白原和白蛋白等。乳糜尿多见于丝虫病，少数可由结核、肿瘤、腹部创伤或手术引起。乳糜尿离心沉淀后外观不变，沉渣中可见少量红细胞和淋巴细胞，丝虫病者偶可于沉渣中查出微丝蚴。乳糜尿需与脓尿或结晶尿等混浊尿相鉴别，后二者经离心后上清液转为澄清，而镜检可见多数的白细胞或盐类结晶，结晶尿加热加酸后混浊消失。为确诊乳糜尿还可于尿中加少量乙醚振荡提取，因尿中脂性成分溶于乙醚而使水层混浊程度比原尿减轻。

（6）脓尿：外观呈不同程度的黄白色混浊或含丝状悬浮物，见于泌尿系统感染及前列腺炎、精囊炎。脓尿蛋白定性常为阳性，镜检可见大量脓细胞。

（7）盐类结晶尿：外观呈白色或淡粉红色颗粒混浊状态，尤其是在气温寒冷时常析出沉淀物。尿酸盐加热后混浊消失，磷酸盐、碳酸盐加热后混浊增加，但加乙酸后二者均变清，碳酸盐尿同时产生气泡。

大多数生理性结晶，如磷酸盐类、尿酸盐类、草酸盐类结晶出现无明显临床意义，但含钙结晶出现可能与尿路结石有关。某些病理性结晶出现需要引起注意：①胆红素结晶：见于阻塞性和肝细胞性黄疸患者；②酪氨酸和亮氨酸结晶：可见于急性重型肝炎、白血病、急性磷中毒等大量组织坏死性疾病以及糖尿病昏迷患者；③胱氨酸结晶：见于遗传性胱氨酸尿症患者；④胆固醇结晶：肾淀粉样变、尿路感染以及乳糜尿患者；⑤某些药物结晶：特别是磺胺类药物结晶出现，此类药物有较强的肾毒性，可能会引起肾小管损伤，说明这些药物代谢有问题或出现过饱和状态，需要引起注意。

4. **尿比重或相对密度** 指4℃条件下同体积尿与纯水的重量比。

（1）参考值：晨尿或通常饮食条件下为1.015～1.025；随机尿：1.003～1.035；新

生儿：1.002～1.004。

（2）临床意义：

1）增高：尿量少而比重增加，常见于急性肾炎、高热、心功能不全、脱水等。尿量多而比重增加常见于糖尿病。

2）减低：常见于慢性肾小球肾炎、肾功能不全、间质性肾炎、肾衰竭影响尿液浓缩功能、尿崩症等。

3）固定：当多次测量（折射计或比重计法）尿比重总固定在1.010左右的低比重状态时，称为等渗尿，提示肾实质严重损害。

（二）化学检查

主要包括酸碱度、尿蛋白、尿糖、酮体、尿胆红素与尿胆原等。

1. 酸碱度

（1）参考值：4.6～8.0。

（2）临床意义：临床上可以见到以下几种情况。

1）生理性变化：

①尿液pH易受食物影响：如进食含蛋白质高的食物过多（如含硫、磷较多的肉类、蛋类等）或饥饿状态等，由尿液排出的酸式磷酸盐和硫酸盐较多，尿pH减低；而进食过多的蔬菜、水果等含碱性物质较多的食品时，尿pH增高（pH>6）。

②进餐后尿pH增高：当机体每次进餐后，由于胃黏膜必然要分泌更多量的盐酸以帮助消化，为保证有足够的H^+和Cl^-进入消化液中，机体通过神经体液调节，使肾小管的分泌H^+作用减低和增高Cl^-的重吸收，而使尿液的pH呈一过性增高，称之为碱潮。

③生理活动及药物等的影响：a. 生理活动：包括剧烈运动、饥饿、出汗、应激状态等，夜间入睡后呼吸减慢，体内酸性代谢产物增多等。b. 药物：如氯化钙、氯化铵、氯化钾、稀盐酸等，可使尿液酸化；小苏打、碳酸钾、碳酸镁、枸橼酸钠、酵母制剂等，可使尿液碱化；服用利尿剂可使尿pH增高。c. 尿内含有大量脓血或细菌污染，分解尿素可使尿液碱化。

2）病理变化：

①尿pH减低（酸性尿）：a. 酸中毒、慢性肾小球肾炎、发热、服用氯化铵等药物时。b. 代谢性疾病：如糖尿病、痛风、低血钾性碱中毒（肾小管分泌H^+增强，尿酸度增高）等。c. 其他：如白血病、呼吸性酸中毒（因CO_2潴留等尿多呈酸性）。

②尿pH增高（碱性尿）：a. 碱中毒：如呼吸性碱中毒，丢失CO_2过多。b. 严重呕吐：因丢失胃酸过多。c. 尿路感染：如膀胱炎、肾盂肾炎、变形杆菌性尿路感染，由于细菌分解尿素产生氨等。d. 肾小管性酸中毒：肾小球虽滤过正常，但远曲小管形成氨和H^+的交换功能受损。肾小管泌H^+、排H^+及H^+-Na^+交换能力减低，故产生明显酸中毒，但尿pH呈相对偏碱性，所以pH>6.0。e. 应用利尿剂，进食太多蔬菜、水果等。

3）用药监测：如溶血反应时，口服NaHCO₃碱化尿液，促进溶解及排泄血红蛋白；尿路感染时，使用多种抗生素，需碱化尿液以加强疗效。

2. 尿蛋白　为尿液化学成分检查中最重要的项目之一。正常人的肾小球滤液中存在小分子量的蛋白质，在肾近曲小管时绝大部分又被重吸收，因此终尿中的蛋白质含量很少。

（1）参考值：正常人尿蛋白小于40mg／24h尿（20～130mg／24h），成人上限是200mg／24h（在非糖尿病患者），下限是10mg／24h，定性试验是阴性。尿清蛋白正常人上限是30mg／24h。超过以上标准称蛋白尿。

（2）临床意义：尿液蛋白质检查，除了主要应用于肾脏疾病的诊断、治疗观察、预后之外，还可用于全身性疾病及其他疾病的过筛试验。根据尿蛋白产生的机制可分为以下几类。

1）生理性蛋白尿：泌尿系统无器质性病变，因剧烈运动、发热、紧张等应激状态所致的一过性蛋白尿，又称功能性蛋白尿。多见于青少年，定性试验尿蛋白多不超过1+，定量检查为轻度蛋白尿。

2）体位性蛋白尿：出现于直立尤其脊柱前突体位，而卧位消失的轻、中度蛋白尿，故又称直立性蛋白尿（orthostatic proteinuria）。多见于瘦高体型青少年，可能与直立时肾移位及前突的脊柱压迫致肾淤血和淋巴回流受阻有关。在卧床休息后晨尿蛋白阴性，而晨起活动后尿蛋白阳性，并除外其他可引起蛋白尿的病理情况方可确诊。但追踪调查及肾活检证实，该类人群不少实为无临床表现的局灶性肾小球肾炎及其他早期肾脏疾病患者，故应注意随访。

3）病理性蛋白尿：指因器质性病变，尿内持续出现蛋白。

①肾前性蛋白尿：a. 浆细胞病：如多发性骨髓瘤、巨球蛋白血症、浆细胞白血病等。b. 血管内溶血性疾病：如阵发性睡眠性血红蛋白尿等。c. 大面积肌肉损伤：如挤压伤综合征、电灼伤、多发性肌炎、进行性肌肉萎缩等。d. 酶类增高：如急性单核细胞性白血病尿溶菌酶增高，胰腺炎严重时尿淀粉酶增高等。

②肾性蛋白尿：a. 肾小球性蛋白尿：肾小球因受炎症、毒素等的损害，引起肾小球毛细血管壁通透性增加，滤出较多的血浆蛋白，超过了肾小管重吸收能力所形成的蛋白尿，称为肾小球性蛋白尿。其机制除因肾小球滤过膜的物理性空间构型改变导致"孔径"增大外，还与肾小球滤过膜的各层，特别是足突细胞层的唾液酸减少或消失以致静电屏障作用减弱有关。b. 肾小管性蛋白尿：由于炎症或中毒引起近曲小管对低分子量蛋白质的重吸收功能减退而出现以低分子量蛋白质为主的蛋白尿，称为肾小管性蛋白尿。尿中以β₂微球蛋白、溶菌酶等增多为主，白蛋白正常或轻度增多。单纯性肾小管性蛋白尿，尿蛋白含量较低，一般低于1g／24h。常见于肾盂肾炎、间质性肾炎、肾小管性酸中毒、重金属（汞、镉、铋）中毒，应用庆大霉素、多黏菌素B及肾移植术后等。c. 混合性蛋白尿：肾脏病变如同时累及肾小球及肾小管，产生的蛋白尿称混合

284

性蛋白尿。在尿蛋白电泳的图谱中显示低分子量的 β_2-微球蛋白（β_2-microglobulin，β_2M）及中分子量的白蛋白同时增多，而大分子量的蛋白质较少。

③溢出性蛋白尿（特殊形式的蛋白尿）：肾小球和肾小管功能均正常，但由于血浆中含有大量低分子量蛋白质，致使肾小球滤过液中蛋白质超过了肾小管的重吸收能力而产生蛋白尿。如多发性骨髓瘤、巨球蛋白血症患者可出现本-周氏蛋白尿及急性血管内溶血所致血红蛋白（hemoglobin，Hb）尿。

3. 尿糖　临床上出现在尿液中的糖类，主要是葡萄糖尿，偶见乳糖尿、戊糖尿、半乳糖尿等。

（1）参考值：正常人尿内含糖量为0.56～5.0mmol／24h，定性试验阴性。若定性方法测定尿糖为阳性，此时尿糖水平常达50mg／dL，称为糖尿。

（2）临床意义：尿糖检查，主要是作为糖尿病的筛检和病情判断的检测指标，但尿糖检查时，应同时检测血糖，以提高诊断准确性。

1）血糖增高性糖尿：

①摄入性糖尿：a. 摄入性增多：摄入大量的糖类食品、饮料、糖液时，可引起血糖短暂性增高而导致糖尿；b. 输入性增多：静脉输注高渗葡萄糖溶液后，可引起尿糖增高。

②应激性糖尿：在情绪激动、脑血管意外、脑出血、颅脑外伤等情况下，脑血糖中枢受刺激，导致肾上腺素、胰高血糖素分泌增高，出现暂时性高血糖和一过性糖尿。

③代谢性糖尿：由于内分泌激素分泌失常，糖代谢发生紊乱引起高血糖所致。典型的代谢性疾病是糖尿病。

a. 糖尿病机制：由于胰岛素分泌量相对不足或绝对不足，使体内各组织对葡萄糖的利用率减低，葡萄糖在血液内浓度过高，从尿中排出。尿糖检测是糖尿病诊断、病情判断、治疗果观察及预后的重要指标之一。

b. 糖尿病典型临床表现：患者常伴有多饮（口渴）、多尿、多食和消瘦等症状。当患者碳水化合物不足、脂肪代谢增强时，可使血和尿中的酮体水平增高，严重时，发生糖尿病酮症酸中毒。重症糖尿病患者，即使清晨空腹尿，尿糖检查也可阳性。

c. 尿糖与血糖检测关系：糖尿病如并发肾小球动脉硬化症，则因肾血流量减低，肾小球滤过率减低。肾糖阈增高，此时尽管血糖已超过一般的肾糖阈，尿糖检查仍可呈阴性；轻型糖尿病患者，其空腹血糖含量可能正常或轻度增高，尿糖检查亦可呈阴性，但进餐后2小时，由于负载增高，可出现血糖增高，尿糖阳性。

因此，疑糖尿病时，应该同时检查血糖、尿糖、餐后2小时尿糖，还应该进一步做糖耐量试验，以明确糖尿病的诊断；对于糖尿病患者而言，尿糖检测无痛苦且廉价，因此，对于以饮食控制尿糖的患者，尿糖检查较为适用，但对胰岛素依赖的患者，尿糖检测结果与血糖的对应性较差，因此，宜用血糖监测患者的治疗。

④内分泌性糖尿：内分泌激素中，除胰岛素使血糖浓度减低外，生长激素、甲状

腺素、肾上腺素、糖皮质激素、胰高血糖素等都使血糖增高。

a. 甲状腺功能亢进：简称甲亢，是由多种原因导致甲状腺激素（thyroid hormone, TH）分泌过多而引起的临床综合征。患者食欲亢进、心率加快，从而促进胃肠的蠕动、血流加快，促进糖的吸收引起进餐0～1小时后，血糖过高，出现糖尿；但空腹血葡萄糖和餐后2小时血糖正常。

b. 垂体前叶功能亢进：如肢端肥大症，由于生长激素分泌过多，引起血糖增高出现糖尿。

c. 嗜铬细胞瘤：由于肾上腺素及去甲肾上腺素的大量分泌，致使磷酸化酶活性增强，促进肝糖原降解为葡萄糖，引起血糖增高而出现糖尿。

d. Cushing（库欣）综合征：由于大量分泌糖皮质激素，使糖原异生作用旺盛，抑制糖磷酸激酶和对抗胰岛素作用，引起血糖增高，而出现糖尿。

2）血糖正常性糖尿：又称肾性糖尿。出现糖尿的原因是由于肾小管对滤过液中葡萄糖重吸收能力减低，肾糖阈减低所致的糖尿。

①家族性肾性糖尿：为先天性糖尿，如Fanconi综合征患者，空腹血糖、糖耐量试验均正常，但由于先天性近曲小管对糖的重吸收功能缺损，空腹尿糖则为阳性。

②新生儿糖尿：因肾小管对葡萄糖重吸收功能还不完善所致。

③后天获得性肾性糖尿：可见于慢性肾炎、肾病综合征，伴有肾小管损伤者。

④妊娠期或哺乳期妇女：因细胞外液容量增高，肾滤过率增高而近曲小管的重吸收能力受到抑制，使肾糖阈减低，出现糖尿；但如出现持久且强阳性尿糖时，应进一步检查原因。

3）其他糖尿：血液中除了葡萄糖外，其他糖类有乳糖、半乳糖、果糖、戊糖、蔗糖等；这些糖经肾滤过后，也是通过肾小管重吸收，在尿液中含量极微。如果进食过多或受遗传因素影响，体内糖代谢失调后，亦可使血液中浓度增高，易出现相应的糖尿。

①乳糖尿：有生理性和病理性两种，前者出现在妊娠末期或产后2～5天，后者见于消化不良的乳儿尿中，当乳糖摄取量在100g以上时，因缺乏乳糖酶，则发生乳糖尿。

②半乳糖尿：先天性半乳糖血症是一种常染色体隐性遗传性疾病。由于缺乏半乳糖1-磷酸尿苷转化酶或半乳糖激酶，不能将食物内半乳糖转化为葡萄糖所致，患儿可出现肝大、肝功损害、生长发育停滞、智力减退、哺乳后不安、拒食、呕吐、腹泻、肾小管功能障碍等，此外，还可查出氨基酸尿（精、丝、甘氨酸等）。由半乳糖激酶缺乏所致白内障患者也可出现半乳糖尿。

③果糖尿：正常人尿液中偶见果糖，摄取大量果糖后，尿中可出现暂时性果糖阳性。在肝脏功能障碍时，肝脏对果糖的利用率下降，导致血中果糖升高而出现果糖尿。

④戊糖尿：尿液中出现的主要是L-阿拉伯糖和L-木糖。在食用枣、李子、樱桃及其他果汁等含戊糖多的食品后，一过性地出现在尿液中，后天性戊糖增多症，是因为缺乏从L-木酮糖向木糖醇的转移酶，尿中每日排出木酮糖4～5g。

4. 酮体

（1）参考值：尿中酮体（以丙酮计）为0.34～0.85mmol／24h，定性试验为阴性。

（2）临床意义：尿酮体检查主要用于糖代谢障碍和脂肪不完全氧化疾病或状态的诊断，强阳性试验结果具有医学决定价值。

1）糖尿病酮症酸中毒：①早期诊断：糖尿病由于未控制或治疗不当，血酮体增高而引起酮症，出现酸中毒或昏迷，尿酮体检查有助于糖尿病酮症酸中毒早期诊断（尿酮体阳性），并能与低血糖、心脑疾病乳酸中毒或高血糖高渗透性糖尿病昏迷相区别（尿酮体阴性）。但应注意，当患者肾功能严重损伤肾阈值增高时，尿酮体排出反而减低，甚至完全消失。当临床高度怀疑为糖尿病酮症酸中毒时，即使尿酮体阴性也不能排除诊断，应进一步检查血酮体等；②治疗检测：糖尿病酮症酸中毒早期病例中，主要酮体成分是β-羟丁酸（一般试带法无法测定），而乙酰乙酸很少或缺乏，此时测得结果可导致对总酮体量估计不足。当糖尿病酮症酸中毒症状缓解之后，β-羟丁酸转变为乙酰乙酸，反而使乙酰乙酸含量比急性期早期增高，此时易造成对病情估计过重。因此，必须注意病程发展，并与临床医生共同分析测定结果。当多次检测尿酮体均为阴性时，可视为疾病好转；③新生儿：出现尿酮体强阳性，怀疑为遗传性疾病。

2）非糖尿病性酮症者：如应激状态、剧烈运动、饥饿、禁食（包括减肥者）过久、饮食缺乏糖类或为高脂肪，感染性疾病如肺炎、伤寒、败血症、结核等发热期，严重腹泻、呕吐包括妊娠反应性、全身麻醉后等均可出现酮尿。

3）中毒：如氯仿、乙醚麻醉后，磷中毒等。服用双胍类降糖药（如苯乙双胍）等，由于药物抑制细胞呼吸，可出现血糖减低而尿酮体阳性的现象。

5. 尿胆红素与尿胆原

（1）参考值：正常人尿胆红素含量为≤2mg／L，定性为阴性；尿胆原含量为≤10mg／L，定性为阴性或弱阳性。

（2）临床意义

1）尿胆红素阳性：①急性黄疸型肝炎、阻塞性黄疸；②门脉周围炎、纤维化及药物所致的胆汁淤滞；③先天性高胆红素血症Dubin-Johnson综合征和Rotor综合征。

2）尿胆原阳性：见于肝细胞性黄疸。

6. 尿亚硝酸盐试验　用尿试纸条法来筛选尿路感染，即亚硝酸盐试验：尿中革兰阳性细菌把硝酸盐还原成亚硝酸盐，亚硝酸盐与对氨基苯砷酸反应生成重氮化合物，再与苯喹啉结合产生重氮色素，颜色变化与细菌数量不成比例，但阳性结果表示细菌数量在10^5／mL以上。正常人尿液中存在亚硝酸盐，肠杆菌科细菌能将硝酸盐还原为亚硝酸盐。尿路感染多为大肠埃希菌、肠杆菌科细菌引起，可呈阳性反应；变形杆菌有时呈弱阳性；其他，如粪链球菌、葡萄球菌、结核分枝杆菌则为阴性反应。

7. 尿隐血　用尿试纸条法检测尿隐血，对少量红细胞（1～3个／HP），就可以显示阳性。输血反应、尿中出现强氧化剂可能呈假阳性，肌红蛋白也会呈阳性反应。若镜下无红细胞的尿隐血阳性，可作为颜色尿的鉴别依据。维生素C浓度超过250mg／L时会造成假阴性。

8. 尿白细胞　高比重尿、淋巴细胞尿、高葡萄糖尿及室温较低时清蛋白、维生素C、头孢菌素等均可造成尿试纸条法检测白细胞结果偏低或假阴性。

（三）尿沉渣检查

1. 细胞

（1）红细胞：

1）参考值：非离心尿：平均少于1个／HP；离心尿沉淀物：0～3个／HP。

2）临床意义：正常人特别是青少年在剧烈运动、急行军、冷水浴、久站或重体力劳动后可出现暂时性镜下血尿，这种一过性血尿属生理性变化范围。引起血尿的疾病很多，可以归纳为三类原因。

①泌尿系统自身的疾病：泌尿系统各部位的炎症、肿瘤、结核、结石、创伤、肾移植排异、先天性畸形等均可引起不同程度的血尿，如急、慢性肾小球肾炎，肾盂肾炎，泌尿系统感染，肾结石，肾结核等都是引起血尿的常见原因。

②全身其他系统的疾病：主要见于各种原因引起的出血性疾病，如特发性血小板减少性紫癜、血友病、DIC、再生障碍性贫血和白血病合并有血小板减少时；某些免疫性疾病，如系统性红斑狼疮等也可发生血尿。

③泌尿系统附近器官的疾病：如前列腺炎、精囊炎、盆腔炎等患者尿中也偶尔见到红细胞。

（2）白细胞：

1）参考值：正常人尿沉渣镜检白细胞不超过5个／HP。

2）临床意义：

①泌尿系统有炎症时均可见到尿中白细胞增多，尤其在细菌感染时为甚，如急、慢性肾盂肾炎，膀胱炎，尿道炎，前列腺炎，肾结核等。

②女性阴道炎或宫颈炎、附件炎时可因分泌物进入尿中，而见白细胞增多，常伴有大量扁平的上皮细胞。

③肾移植后如发生排异反应，尿中可出现大量淋巴及单核细胞。

④尿液白细胞中单核细胞增多，可见于药物性急性间质性肾炎及新月形肾小球肾炎；急性肾小管坏死时单核细胞减少或消失。

⑤尿中出现多量嗜酸性粒细胞时称为嗜酸性粒细胞尿，可见于某些急性间质性肾炎患者、药物所致变态反应，在尿道炎等泌尿系统其他部位的非特异性炎症中，也可出现嗜酸性粒细胞尿。

（3）上皮细胞：

1）参考值：少或少量（具体参考值请根据各实验室而定）。

2）临床意义：

①扁平鳞状上皮细胞：正常尿中可见少量扁平上皮细胞，这种细胞大而扁平，胞质宽阔呈多角形，含有小而明显的圆形或椭圆形的核。妇女尿中可成片出现，无临床意义，如同时伴有大量白细胞，应注意泌尿生殖系统炎症，如膀胱、尿道炎等。在肾盂肾炎时也增多，肾盂、输尿管结石时也可见到。

②移行上皮细胞：正常时少见，有多种形态，如呈尾状称尾状上皮，含有一个圆形或椭圆的核，胞质多而核小，在肾盂、输尿管或膀胱颈部炎症时可成片脱落，但其形态随脱落部位而稍有区别。

③肾小管上皮细胞：来自肾小管，比中性粒细胞大$1.5 \sim 2$倍，含一个较大的圆形胞核，核膜很厚，因此细胞核突出易见，在尿中易变性呈不规则的钝角状。胞质中有小空泡、颗粒或脂肪小滴，这种细胞在正常人尿中极为少见，在急性肾小管肾炎时可见到；急性肾小管坏死的多尿期可大量出现。肾移植后如出现排异反应亦可见脱落成片的肾小管上皮细胞。

④非典型细胞：尿中如见脱落细胞时，应注意用染色方法来鉴别非典型细胞，如老年无痛性血尿出现的恶性肿瘤细胞等。

⑤人巨细胞病毒（human cytomegalovirus，HCMV）包涵体：HCMV为一种疱疹病毒，含双股DNA，可通过输血、器官移植等造成感染。婴儿可经胎盘、哺乳等感染，在尿中可见含HCMV包涵体的上皮细胞，此外还可用PCR技术检测尿中是否有HCMV-DNA。

2. 管型（casts） 是尿液中的蛋白质，或细胞，或碎片在肾小管、集合管内凝固而形成的圆柱状蛋白聚体。管型的种类及临床意义如下。

（1）透明管型：主要由T-H蛋白构成，也有白蛋白及氯化钠参与。为无色透明、内部结构均匀无细胞的圆柱状体，较细长，两端钝圆，偶尔含有少量颗粒。观察透明管型，应将显微镜视野亮度调暗，否则易漏检。在正常人浓缩尿中偶尔可见到。在剧烈运动、发热、麻醉时可一过性增多。在肾病综合征、慢性肾炎、恶性高血压及心力衰竭时可见增多。

（2）细胞管型：管型内常含有细胞和细胞碎片等物质，常以蛋白为基质而嵌入，其所含细胞量超过管型体积的$1/3$时称为细胞管型，按其所含细胞可分为以下几种。

1）红细胞管型：为蛋白基质中嵌入红细胞所致，红细胞常互相粘连而无明显的细胞界限，有时甚至残损不全。当红细胞形态完整时易于识别，有时可因溶血在染色后仅见红细胞残影，如红细胞已崩解破坏，使管型基质呈红褐色称"血液管型"或"血红蛋白管型"。尿中见到红细胞管型，提示肾单位内有出血，可见于急性肾小球肾炎、慢性肾炎急性发作。血红蛋白管型也可见于血型不合输血后溶血反应时及急性肾小管坏死、肾出血、肾移植术后产生排异反应时。在系统性红斑狼疮、肾梗死、肾静脉血栓形成等情况时，红细胞管型也可能是唯一的表现。

2）白细胞管型：管型内含有白细胞，由退化变性坏死的白细胞聚集而成，可单独存在，或与上皮细胞管型、红细胞管型并存，过氧化物酶染色呈阳性，此种管型表示肾实质有细菌感染性病变。可结合有无感染症状给予诊断，常见于急性肾盂肾炎、间质性肾炎等，在红斑狼疮肾炎患者中亦可见到。

3）肾上皮细胞管型：管型内含肾小管上皮细胞。酯酶染色呈阳性，过氧化物酶染色呈阴性，借此可与白细胞管型鉴别。此类管型常见于肾小管病变，如急性肾小管坏死、子痫、重金属、化学物质、药物中毒、肾移植后排异反应及肾淀粉样变性等。

有时管型中的细胞成分难以区别，可笼统称为细胞管型，必要时可借助化学染色来区别，在弥散性血管内凝血（disseminated intravascular coagulation，DIC）时，尿中可出现血小板管型，可用相差显微镜或经抗血小板膜糖蛋白的McAb加以区别。

3. 结晶体　结晶尿为在离心沉淀后，在显微镜下观察到含有形态各异的盐类结晶的尿。尿液中是否析出结晶，取决于该物质在尿液中的溶解度、pH、温度及胶体状况等因素。

（1）酸性尿内常见的结晶体：

1）尿酸结晶：在目视下类似红砂细粒，常沉积在尿液容器底层。在显微镜下可见呈黄色或暗棕红色的菱形、三棱形、长方形、斜方形的结晶体。发现此结晶体一般无临床意义，若经常出现并伴有红细胞，则有膀胱或肾结石的可能，或机体尿酸代谢障碍。

2）草酸钙结晶：为无色方形闪烁发光的八面体，有时呈菱形、哑铃形或饼形，此类结晶可形成结石。

3）非结晶性尿酸盐：淡黄红色沉淀物。镜下呈微黄色或无色的细颗粒状，加热或加碱可使之溶解，一般无临床意义。

4）亮氨酸与酪氨酸结晶：为蛋白质分解产物。亮氨酸结晶镜下为淡黄色小球形油滴状，折光性强，并有辐射及同心纹；酪氨酸结晶为略带黑色的细针状结晶，常成束、成团。正常尿中不存在，见于急性磷、氯仿中毒，急性重型肝炎及肝硬化等。

5）胱氨酸结晶：为蛋白质分解产物。为无色、六边形、边缘清晰、折光性强的板状结晶。在正常尿内少见，但在蛋白质分解代谢异常（胱氨酸病）时，尿中可大量出现并有可能形成结石。

（2）碱性尿内常见的结晶体：

1）三联磷酸盐结晶：较常见。镜下呈无色透明闪光的屋顶形或棱柱形结晶，有时可呈羽状或羊齿草叶形。临床意义较少。

2）尿酸铵结晶：黄褐色不透明，常呈刺球形或树根状，为尿酸与游离铵结合而产生。在新鲜尿中出现应考虑可能存在膀胱的细菌感染。

3）非晶形磷酸盐：肉眼见为白色沉淀物。镜下呈淡灰黑色的细颗粒，加酸可以溶解，无临床意义。

（3）磺胺药物结晶：磺胺药物种类甚多，其结晶体形状各异，如哑铃状（磺胺噻唑）、紧扎的束麦杆状或贝壳状（磺胺嘧啶）等，结晶体多在肾小管析出。如在新鲜尿中查到大量磺胺结晶，同时与红细胞或管型并存，多表示肾已受磺胺药物损害，应立即停药，大量饮水，服用碱性药物使尿液碱化，以保护肾不受进一步损害。

4. 病原体　用无菌操作取得的新鲜尿液，经过培养后，进行形态染色鉴定，如镜下可查见大肠埃希菌或葡萄球菌（肾盂肾炎、膀胱炎）、结核杆菌（肾结核）、淋球菌（淋病）等。

三、尿细胞计数

（一）Addis尿沉渣计数

计数12小时尿沉渣中有机物的数量，是尿沉渣有机物定量检查方法。

1. 标本收集　留取夜间12小时尿标本，如酸性尿液中因尿酸盐结晶析出而浑浊，可将尿液连瓶浸入温水（不高于37℃）中片刻，使其溶解，如碱性尿液中磷酸盐结晶析出而浑浊，可加1%醋酸1~2滴，纠正至刚呈酸性，使磷酸盐消失。

2. 参考值　红细胞<50万／12小时；白细胞<100万／12小时；管型（透明）<5000／12小时。

3. 临床意义　各类肾炎患者尿液中的细胞和管型数，可由轻度至显著增加。肾盂肾炎、尿路感染和前列腺炎时白细胞增高显著。

（二）1小时尿细胞排泄率测定

患者正常工作、学习，不限制饮食，准确留取下午3小时的全部尿液，按上法计数后除以3而得出1小时细胞排泄率。

1. 参考值　男性红细胞<3万／小时，白细胞<7万／小时；女性红细胞<4万／小时，白细胞<14万／小时。

2. 临床意义　肾盂肾炎白细胞排出增多，可达40万／小时，急性肾小球肾炎红细胞排出增多，可达20万／小时。

第二节　粪便检查

一、粪便标本采集

粪便的采集直接影响到检验结果的准确性，应根据粪便不同的检验目的分别采取不同的采集方法。

1. 一般情况下采集自然排出的粪便3~5g，置于干燥洁净容器内，不得混有尿液及其他物质；如需做细菌学检查则应将标本置于加盖无菌容器内立即送检。

2. 外观无异常，标本应多点取样送检；对于脓血便，应挑取脓血及黏液部分送检。

3. 因很多肠道原虫及虫卵具有周期性排出现象，故对于某些寄生虫及虫卵的初筛，需连续3天送检。检查肠道原虫滋养体，应立即送检，并注意保温。

4. 采用化学法检测粪便隐血时，应禁食肉类3天，并禁服铁剂及维生素C等可干扰试验的药物。

5. 患者无粪便排出又必须检测时，可经肛门指诊或采便管拭取标本。

二、检查内容及其临床意义

（一）一般性状检查

正常粪便为成形软便，黄褐色，外附有少量蜡样光泽的黏液，有粪臭。粪便一般性状受食物性质、量的影响很大，应注意与病理情况相区别。一般性状检查有助于腹泻、吸收不良综合征、痢疾、阻塞性黄疸、胃肠道出血和寄生虫感染等疾病的诊断，具有重要的临床意义。

1. 量　正常成人排便次数不等，但以每日1次多见；排便量为100～250g，肉食者较素食者少。病理情况下，如排便次数减少、每次排量增大，多见于肠道上部的疾病；相反，如排便次数增多、每次排量减少，多为肠道下部的疾病。

2. 性状　正常成人是成形状软便。病理情况下，粪便的形状和硬度发生改变，常可提示相应的一类疾病。

（1）稀水样便：因肠蠕动亢进或分泌增多所致，见于各种感染性腹泻或非感染性腹泻，尤其是急性肠炎。小儿肠炎时可因肠蠕动加快，以致胆绿素来不及转变为粪胆素而呈绿色稀水样；大量黄色稀水样便并含有膜状物应考虑到伪膜性肠炎；艾滋病伴发肠道隐孢子虫感染时可排出大量稀水样便。

（2）黏液脓血便：正常粪便内有少许黏液，明显增多以致肉眼可见视为异常。细菌性痢疾粪便多为黏液脓血便，以黏液脓血为主，可无粪质；阿米巴痢疾患者粪便呈暗红色果酱样，以血为主，粪质较多，有特殊腥味，此时要注意与食入大量咖啡、巧克力后的酱色粪便鉴别；溃疡性结肠炎、Crohn病等常可见黏液脓血便。

（3）柏油样便：粪便呈褐色或黑色，质软，富有光泽，隐血试验阳性为柏油样便。这是由于上消化道出血，红细胞经胃酸破坏后的降解产物与肠内产生的硫化物，在细菌作用下变成硫化铁而呈黑色；光泽则因硫化铁刺激小肠分泌过多黏液所致。上消化道出血50～70mL可出现柏油样便，服用药用炭、枸橼酸铋钾及铁剂等也可以排黑色便，但无光泽且隐血试验阴性。

（4）鲜血便：见于肠道下部出血，如直肠、结肠息肉和肿瘤，肛裂及痔疮等。过多食用西瓜、西红柿、红辣椒亦可出现红色，应注意鉴别。

（5）米泔样便：呈白色淘米水样，量多且含黏液片块，见于霍乱、副霍乱患者。

（6）白陶土样便：粪便呈灰白色，这是由于各种原因引起胆管梗阻，进入肠道的胆汁减少或阙如，使粪胆素生成减少所致，主要见于阻塞性黄疸。行钡餐造影术后，因排出硫酸钡也可使粪便呈灰白色。

（7）异形样便：便秘可见球形硬便，直肠或肛门狭窄可见扁平带状便。

（8）乳凝块：婴儿粪便中见有黄白色乳凝块，亦可能见蛋花样便，提示脂肪或酪蛋白消化不完全，常见于消化不良、婴儿腹泻。

3. 结石　粪便中排出的结石主要是胆结石，较大者肉眼可见，见于使用排石药物或碎石术后。

4. 气味　正常粪便有臭味，主要因细菌作用的产物吲哚、硫化氢、粪臭素等引起。粪便恶臭见于慢性肠炎、胰腺疾病、消化道大出血、结肠或直肠癌溃烂或重症痢疾；鱼腥味见于阿米巴性肠炎；酸臭味见于脂肪酸分解或糖类异常发酵。

5. pH　正常人粪便的pH为6.9～7.2，细菌性痢疾、血吸虫病粪便常呈碱性，阿米巴痢疾粪便常呈酸性。

6. 寄生虫　虫体肠道寄生虫感染可从粪便排出蛔虫、蛲虫、钩虫、绦虫等虫体或节片，粪便寄生虫检查有助于寄生虫感染的确诊。

（二）显微镜检查

粪便直接涂片显微镜检查是临床常规检验项目，可以从中发现病理成分，如各种细胞、寄生虫卵、真菌、细菌、原虫等，并可通过观察各种食物残渣以了解消化吸收功能。

1. 细胞　正常粪便偶尔可见中性粒细胞，上皮细胞不易见到，正常粪便无红细胞。这些细胞的增加常见于各种原因引起的炎症，如细菌性痢疾、阿米巴痢疾、结肠炎等。

2. 淀粉颗粒　正常粪便中少见，在消化不良腹泻者可见，或在慢性胰腺炎的患者可见大量淀粉颗粒，由淀粉酶缺少之故；正常大便中可见少量结合脂肪酸，偶见少量脂肪球；正常粪便中亦少见横纹肌纤维，当消化不良时排出量增加，如慢性胰腺炎，各种胰酶分泌不足，糖类、脂肪、蛋白质消化障碍，自粪便中排出量也增多。此外，肠蠕动增加、消化不良、腹泻等亦可见大量脂肪球。正常粪便中较为常见的残渣为植物细胞，量增加见于肠蠕动亢进、腹泻患者。

3. 寄生虫卵　粪便中检查到寄生虫卵是诊断寄生虫感染的最常用手段。常见的有蛔虫卵、钩虫卵、蛲虫卵、华支睾吸虫卵等。可通过集卵法或直接涂片法镜检，查见夏科-雷登结晶，常提示有虫卵。由于易与植物细胞形态混淆，因此需要结合临床以确定诊断。

4. 原虫　肠道原虫感染常见的有阿米巴原虫滋养体，常见于急性阿米巴痢疾的脓血便中；隐孢子虫为肠道寄生虫，为AIDS患者及儿童腹泻的重要病原；蓝氏贾第鞭毛虫主要引起儿童慢性腹泻。为了提高检出率，目前已经应用免疫学和分子生物学的技术进行检测，同时改进了染色方法。

（三）化学检查

1. 隐血试验（occult blood test，OBT）临床意义

（1）阳性：见于消化道出血，如消化道溃疡（活动期）、消化道肿瘤（胃癌、肠癌、肝癌、胆道肿瘤等），肝硬化合并食道、胃底静脉破裂，出血性胃炎等。

（2）假阳性：药物（服铁剂）、食物（吃猪肝、动物血、菠菜等）使潜血可出现假阳性，应进一步复查。

2. 胆色素检查

（1）粪胆红素检查：正常粪便中无胆红素，在乳幼儿因正常肠道菌群尚未建立或成人大量应用抗生素之后，或因腹泻等肠蠕动加速，使胆红素未被或来不及被肠道细菌还原时，粪便呈深黄色，胆红素定性试验呈阳性。

（2）粪胆原与粪胆素检查：胆道梗阻时粪胆素减少或缺如，粪便淡黄或呈白陶土色，氯化汞粪胆素试验为阴性反应；溶血性疾病由于粪胆素含量增多，粪色加深；肝细胞性黄疸粪胆素可减少，也可增多，视肝内梗阻情况而定。

（四）细菌学检查

正常人粪便中含有大量细菌，主要是革兰阴性杆菌，这些细菌在正常肠道内不致病，当机体免疫力降低或肠道发生病理改变时，就可侵入不同部位引起疾病。

有时直接涂片可查找到细菌，如伪膜性肠炎，涂片染色可查到葡萄球菌、念珠菌等。霍乱患者可通过直接涂片查到霍乱弧菌，并可以通过悬滴法观察细菌形态和运动方式。

第三节　唾液检查

一、一般性状检查

（一）量

排痰量以mL/24h计，健康人一般无痰或少量泡沫状痰。患者的排痰量依病种和病情而异，患者急性呼吸系统感染者较慢性炎症时痰少；细菌性炎症较病毒感染痰多；支气管扩张、慢性支气管炎、肺脓肿、空洞型肺结核和肺水肿患者痰量可显著增多，甚至超过100mL/24h，在治疗过程中，如果痰量减少，一般表示病情好转。

（二）颜色

正常痰液为无色或灰白色。病理情况下，痰的颜色改变可反映存在某些呼吸系统的疾病，但特异性差。

1. 红色、棕红色　因存在红细胞或血红蛋白所致，见于肺癌、肺结核、支气管扩张、急性肺水肿。痰中带鲜红血，经常见于肺结核早期或病灶播散。铁锈色痰多见于大叶性肺炎、肺梗死。粉红色泡沫痰常为左心功能不全、肺淤血致毛细血管通透性增加，造成急性肺水肿的特征性表现。

2. 黄色、黄绿色　因存在大量脓细胞所致，见于肺炎、肺脓肿、支气管扩张、慢性支气管炎、肺结核。黄绿色常为铜绿假单胞菌感染或干酪样肺炎的特征性表现。

3. 烂桃样灰黄色　因肺组织坏死所致，见于肺吸虫病。

4. 棕褐色　见于慢性充血性心力衰竭致肺淤血、阿米巴性肝脓肿、穿过隔膜后与肺相通的阿米巴肺脓肿。

5. 灰色、黑色　因吸入大量尘埃或烟雾所致，见于矿工、锅炉工和长期吸烟者。

（三）气味

正常人新咳出的痰液无特殊气味。血性痰可带血腥气味，肺脓肿、晚期肺癌、支气管扩张合并感染患者的痰液常有恶臭，膈下脓肿与肺沟通时患者的痰液可有粪臭味。

（四）性状和异物

痰液的不同性状和异物的出现提示某些病理过程，有助于临床诊断。痰液的不同性状主要如下。

1. 浆液性　稀薄的泡沫样痰液，见于肺水肿等。

2. 黏液性　无色透明或灰色黏稠痰，见于急性支气管炎、支气管哮喘等。

3. 脓液　将痰液静置，从上到下可分为泡沫、黏液和脓性坏死组织三层，见于支气管扩张、肺脓肿、进行性肺结核等。

4. 血性　呼吸道黏膜损伤、肺毛细血管破损等造成的出血，见于支气管扩张、肺癌、肺梗死等。异物主要有以下几种。

（1）支气管管型（bronchial cast）：是纤维蛋白、黏液和白细胞等在支气管内凝聚而成的树枝状物，含血红蛋白，呈灰白色或棕红色。其直径与形成部位的支气管内径相关，一般较短，亦有长达15cm的。在刚咳出的痰液中常卷曲成团，放入生理盐水中后即可展开，呈现典型的树枝形。见于纤维蛋白性支气管炎、肺炎链球菌性肺炎和累及支气管的白喉患者。

（2）Dittich痰栓：是肺组织坏死的崩解产生，形似干酪或豆腐渣，多见于肺坏疽、腐败性支气管炎、肺结核等患者痰中。

（3）硫黄样颗粒：是放线菌的菌线团，呈淡黄色或灰白色，形似硫黄，约粟粒大小，压片镜检可见密集的菌丝呈放射状排列，常见于肺放线菌病。

（4）肺钙石（lung calculus）：为肺结核干酪样物质的钙化产生，亦可由侵入肺内的异物钙化而成。

（5）库施曼螺旋体：系小支气管分泌的黏液，为淡黄色或灰白色富有弹性的丝状物，常卷曲成团。见于支气管哮喘和某些慢性支气管炎患者。

（6）寄生虫：有时在痰内可检出寄生虫，如卫氏并殖吸虫、蛔蚴和钩蚴等，需用显微镜进一步确认。

异常的变化主要有：粪臭味多见于膈下脓肿与肺相通时；恶臭味见于肺脓肿、支气管扩张、晚期恶性肿瘤的痰液；血性痰有血腥味见于肺结核、肺癌、支气管扩张等；黏液样痰见于支气管炎、哮喘、早期肺炎；脓性痰见于支气管扩张、肺脓肿、脓胸、空洞型肺结核；支气管哮喘发作时为白色泡沫样痰；急性肺水肿痰液为粉红色泡沫样痰。

二、显微镜检查

（一）直接涂片检查

可进行红细胞、白细胞、上皮细胞、肺泡巨噬细胞、寄生虫及虫卵检查。正常痰液内可见少量白细胞，中性粒细胞或脓细胞增多见于呼吸道化脓性炎症或有混合感染；嗜酸性粒细胞增多见于支气管哮喘、过敏性支气管炎、肺吸虫病等；淋巴细胞增多见于肺结核患者。脓性痰液中可见少量红细胞，呼吸道疾病及出血性疾病可见多量红细胞。正常痰液中可有少量来自口腔的鳞状上皮细胞和来自呼吸道的柱状上皮细胞，在炎症或其他呼吸系统疾病时可大量增加。吞噬炭粒的肺泡巨噬细胞被称为炭末细胞，见于炭末沉积症及吸入大量烟尘者；吞噬含铁血黄素者被称为含铁血黄素细胞，又称为心力衰竭细胞，见于心力衰竭引起的肺淤血、肺梗死及肺出血患者。在痰中找到肺吸虫可诊断肺吸虫病，找到溶组织阿米巴滋养体可诊断为阿米巴肺脓肿或阿米巴肝脓肿穿破入肺。偶可见钩虫蚴、蛔虫蚴或肺包囊虫的棘球蚴等。

（二）涂片染色检查

痰涂片染色后能更清楚地显示细胞结构和细菌特征等，临床应用价值较大。可用HE或巴氏染色检查癌细胞；Wright染色识别各种血细胞、上皮细胞、癌细胞；嗜酸性粒细胞直接染色可评价肺吸虫患者的治疗效果，Gram染色或抗酸染色检查细菌等。

三、细菌培养

呼吸系统为开放性器官，上呼吸道有多种常居菌寄生。被检标本要求晨起清水漱口后，咳出呼吸道深处的痰液，或通过支气管镜直接取分泌物送检。

1. 肺炎链球菌通常可引起大叶性肺炎，但也可致小叶性肺炎。近年来，由于抗生素的大量应用，耐药性金黄色葡萄球菌引起的肺炎有所增加；肺炎克雷伯氏菌、溶血性链球菌、流感嗜血杆菌引起的则较少见；少数肺炎也可由大肠埃希氏菌及军团病杆菌等革兰阴性杆菌引起。

2. 中毒性肺炎多为肺炎链球菌引起。

3. 新生儿肺炎、产前或产时感染者，以病毒、大肠埃希菌、铜绿色假单胞菌、变形杆菌为最常见；而产后感染者，则以金黄色葡萄球菌、链球菌、肺炎链球菌为多见。

4. 肺脓肿是由多种化脓性细菌所引起，亦可由厌氧菌引起。

5. 肺真菌病可检出各种真菌，其中以白色念珠菌和放线菌为多见。

第四节 脑脊液检查

一、一般性状检查

1. 压力测定 正常人侧卧位的初压为70～180mmH$_2$O（0.69～1.76kPa），随呼吸波动在10mmH$_2$O之内，坐位可为卧位的1倍左右。也可根据脑脊液从穿刺针滴出的滴速来估计压力的高低：如每分钟45～60滴，表示颅内压大致正常；每分钟60滴以上则提示颅内压增高。颅内压增高常见于脑肿瘤和脑膜或脑实质有炎症。若压力低于正常，可做动力试验以了解蛛网膜下隙有无梗阻。压力降低见于脊髓–蛛网膜下隙阻塞、脱水、循环衰竭等患者。

2. 颜色 正常脑脊液是无色透明的液体。在病理情况下，脑脊液可呈不同颜色改变。

（1）红色：常由各种出血引起，脑脊液中出现多量的红细胞，主要由于穿刺损伤出血、蛛网膜下隙或脑室出血引起。前者在留取三管标本时，第一管为血性，以后两管颜色逐渐变淡，红细胞计数结果也依次减少，经离心后上清液呈无色透明。当蛛网膜下隙或脑室出血时，三管均呈红色，离心后上清液显淡红色或黄色。红细胞在某些脑脊液中5分钟后，即可出现皱缩现象，因此，红细胞皱缩现象不能用以鉴别陈旧性或新鲜出血。

（2）黄色：又称黄变症，见于陈旧性蛛网膜下隙出血及脑出血、椎管梗阻、脑脊髓肿瘤及严重的结核性脑膜炎、重症黄疸。

1）出血性黄变症：脑、脊髓出血（特别是蛛网膜下隙出血）以后，进入脑脊液内的红细胞（red blood cell，RBC）破坏、溶解，使Hb分解，胆红素增加，因而产生黄变症。RBC多大于10×10^9/L。深的黄变症常为蛛网膜下隙出血的结果，出血4～8小时即呈黄色，48小时最深，至3周左右消失。持续时间取决于以下因素：出血的严重程度、RBC的溶解速度、溶血的分解产物的多少、对脑脊液循环的影响、个体的特异性。

2）淤滞性黄变症：颅内静脉血液循环和脑脊液循环有淤滞时，红细胞从血管内渗出，产生脑脊液黄变症。脑膜、大脑实质毛细血管内淤滞时，脑脊液可呈黄变症。

3）梗阻性黄变症：椎管梗阻（如髓外肿瘤），同时脑脊液蛋白显著增高。当蛋白超过1.5g／L时，呈黄变症。黄变的程度与脑脊液中蛋白的含量成正比，且梗阻部位越低，黄变越明显。

4）黄疸性黄变症：重症黄疸、黄疸型传染性肝炎、肝硬化、钩端螺旋体病、胆道梗阻、新生儿溶血性疾患，由于脑脊液中胆红素增高，可呈黄变症。一般脑脊液内胆红素浓度超过8.5μmol／L（0.5mg／L）时脑脊液即黄染。

5）其他色素：脑脊液中含有其他色素，如黄色素、类胡萝卜素、脂色素、黑色素存在，可使脑脊液呈黄变症。

（3）白色或灰白色：多因白细胞增加所致，常见于化脓性脑膜炎。

（4）褐色或黑色：见于中枢神经系统黑色素肉瘤或黑色素瘤。

（5）绿色：绿脓杆菌性脑膜炎、急性脑炎、双球菌脑膜炎、甲型链球菌性脑膜炎。

（6）米汤样混浊：脑膜炎双球菌性脑膜炎。

3. 透明度 正常脑脊液应清晰透明。病毒性脑炎、神经梅毒等疾病的脑脊液也可呈透明外观。脑脊液中白细胞如超过300×10^6／L时可变为混浊；蛋白质含量增加或含有大量细菌、真菌等也可使其混浊；结核性脑膜炎常呈毛玻璃样微混；而化脓性脑膜炎常呈明显混浊。填写报告时用"清晰透明""微浑""浑浊"等描述。

4. 沉淀物、凝块或薄膜 收集脑脊液于试管内，静置12～24小时，正常脑脊液不形成薄膜、凝块和沉淀物。若脑脊液内蛋白质包括纤维蛋白多于10g／L即可出现凝块或沉淀物，结核性脑膜炎的脑脊液静置12～24小时后，可见表面有纤维网膜形成，取此膜涂片检查结核杆菌，阳性率较高。蛛网膜下隙梗死时脑脊液呈黄色胶冻状。填写报告时可用"无凝块""有凝块""有薄膜""胶冻状"等描述。

5. 比重 健康人脑脊液比重为1.006～1.008。脑脊液比重增高见于颅内炎症；比重降低见于脑脊液分泌增多。

（二）化学检查

1. 酸碱度测定 正常脑脊液pH为7.31～7.34。由于血脑屏障对CO_2和HCO_3^-通透性不同，CO_2较易透过血脑屏障，HCO_3^-则难以透过血脑屏障，导致脑脊液中PCO_2高于动脉血，而HCO_3^-浓度低于动脉血。因此，正常脑脊液pH低于动脉血。脑脊液pH相对稳定，全身酸碱平衡紊乱对它的影响甚小。但在中枢神经系统炎症时，脑脊液pH低于正常，化脓性脑膜炎时脑脊液的pH明显降低，在测定脑脊液的pH的同时测定脑脊液中乳酸含量，对判断病情变化更有参考价值。

2. 蛋白质检查 正常脑脊液中蛋白含量甚微。病理状态下脑脊液中蛋白质有不同程度增加，通过对脑脊液中蛋白质检查，协助对神经系统疾病的诊断。

（1）蛋白质定性试验（Pandy试验）：

1）原理：脑脊液中蛋白质与苯酚结合生成不溶性蛋白盐而出现浑浊或沉淀，此法比较敏感，当总蛋白量超过0.25g／L可呈弱阳性反应。

2）参考值：正常人多为阴性或弱阳性。

3）临床意义：见蛋白定量试验。

（2）蛋白质定量试验：

1）原理：脑脊液中蛋白质与生物碱等蛋白沉淀剂作用产生浑浊，其浊度与蛋白质含量成正比，用光电比色计或分光光度计进行比浊，即可测得蛋白质含量。

2）参考值：儿童（腰椎穿刺）　　　0.20～0.40g／L。

成人（腰椎穿刺）　　　0.20～0.45g／L。

小脑延髓池穿刺　　　0.10～0.25g／L。

脑室穿刺　　　0.05～0.15g／L。

3）临床意义：①脑脊液蛋白含量增加：a. 神经系统感染性疾病：由于血-脑脊液屏障破坏和中枢神经系统实质炎症所引起，如化脓性脑膜炎、结核性脑膜炎时，脑膜和脉络丛毛细血管通透性增加，血-脑脊液屏障受损，使蛋白质进入脑脊液。b. 颅内占位性病变：脑脊液循环受阻所致，见于脑肿瘤、脑脓肿及颅内血肿。c. 颅内和蛛网膜下隙出血：血性脑脊液可使蛋白含量增高，见于高血压合并动脉硬化、脑血管畸形、动脉瘤等。d. 蛛网膜下隙梗阻：脑血栓形成或栓塞；e。中毒性脑病：尿毒症、伤寒、肺炎等中毒状态；注射化学药物引起的无菌性脑膜炎等；②分离性蛋白增高：脑脊液球蛋白增高而清蛋白正常，见于颅脑损伤、急性淋巴脉络脑膜炎、中枢神经系统急性炎症及脱髓鞘疾病；清蛋白显著增高而球蛋白正常，见于脑梗死、高血压脑病、椎管内肿瘤等；③蛋白细胞分离：脑脊液蛋白质增高而细胞数正常，多见于吉兰-巴雷综合征、椎管内脊髓肿瘤、梗阻性脑积水。

3. 葡萄糖检查

（1）原理：脑脊液中含有一定量的葡萄糖，相当于血糖的60%左右。当发生某些疾病波及神经系统时，脑脊液中葡萄糖含量将发生相应变化。

（2）参考值：成人：2.5～4.5mmol／L。

儿童：2.8～4.5mmol／L。

脑脊液／血浆葡萄糖比率0.3～0.9。

（3）临床意义：

1）脑脊液中葡萄糖的含量降低：常见于：①神经系统感染性疾病：主要见于化脓性脑膜炎、结核性脑膜炎和真菌性脑膜炎等。因细菌、真菌和破坏的细胞释放出葡萄糖分解酶，使葡萄糖被消耗，导致脑脊液葡萄糖含量降低。脑脊液葡萄糖含量越低，患者预后越差；②颅内肿瘤：常见于髓母细胞瘤、多形性胶质母细胞瘤、星形细胞瘤、脑膜瘤及脑膜肉瘤等。因癌细胞代谢活跃，透过血-脑脊液屏障的葡萄糖被迅速酵解所致；③各种原因引起的低血糖可使脑脊液葡萄糖含量降低。

2）脑脊液葡萄糖含量增高：常见于病毒性神经系统感染、脑出血、下丘脑损害、糖尿病等。

4. 氯化物检查

（1）原理：脑脊液中含有一定量的氯化物。当发生某些疾病涉及中枢神经系统时，脑脊液中氯化物含量将发生改变。

（2）参考值：120～130mmol／L

（3）临床意义：

1）降低：脑部细菌性或真菌性感染，细菌性脑膜炎，特别是结核性脑膜炎，其减少更为显著。体内氯化物的异常丢失（呕吐、腹泻、水肿等）及摄入氯化物过少（长期饥饿、限制氯化物摄入量）。

2）升高：病毒感染（病毒性脑炎、脑膜炎或脊髓炎）、高氯血症（氯化物排泄减少、肾功能不全、尿毒症氯化物摄入过多、静脉滴注）；过度换气而致碱中毒；患肾炎、尿毒症时，脑脊液中氯化物升高。

3）正常：除正常人外，患病毒性脑炎、脑脓肿、神经梅素、脊髓灰质炎、脑肿瘤、淋巴细胞脉络丛脑膜炎时脑脊液中氯化物含量也可正常。

5. 酶学检查　脑脊液中含有乳酸脱氢酶（lactate dehydrogenase，LDH）、肌酸激酶（creatine kinase，CK）、谷草转氨酶（glutamic-oxaloacetic transaminase，GOT）、谷丙转氨酶（glutamic-pyruvic transaminase，GPT）等多种酶类。正常情况下血清酶不能透过血脑屏障，因此，脑脊液中各种酶的含量远低于血清。血脑屏障通透性增高、各种原因引起的脑组织损伤、脑肿瘤、颅内压增高等均可导致脑脊液各种酶含量增高。

（1）天冬氨酸氨基转移酶：

1）参考值：<20U／L。

2）临床意义：某些伴有脑组织坏死及血脑屏障通透性增高的疾病，GOT从脑组织释放到脑脊液中使其活性增高。脑脊液GOT活性增高可见于脑血管病、脑萎缩、中毒性脑病、中枢神经系统转移癌等。

（2）乳酸脱氢酶：

1）参考值：成人LDH<40U／L，新生儿LDH<70U／L。脑脊液LDH／血清LDH<0.1。

2）临床意义：由于测定方法的不同，目前脑脊液LD尚无一致公认的参考值。一般以脑脊液LDH与血清LDH比值小于0.1作为判断标准。脑组织损伤、感染等脑脊液中LDH均可增高。细菌性脑膜炎脑脊液LDH明显增高。治疗效果欠佳的化脓性脑膜炎脑脊蔽LDH无明显减低，甚至进一步增高。因此，测定脑脊液LDH变化可作为判断化脓性脑膜炎疗效和预后的指标。脑脊液中LDH同工酶分析结果表明，血脑屏障受损时，脑脊液中LDH同工酶以LDH_2、LDH_3增高为主，如粒细胞增加则以LDH_4、LDH_5增高为主。

（3）肌酸激酶：

1）参考值：0.5～2U／L。

2）临床意义：CK主要存在于骨骼肌、心肌和脑组织中，在某些伴有脑实质破坏的中枢神经系统疾病，脑组织中CK释放到脑脊液中使脑脊液CK活性增高。其主要成分为CK-BB。近来认为测定脑脊液中CK-BB可作为心脏停搏患者大脑损伤的指标。脑脊液中CK增高可见于脑梗死、脱髓鞘疾病、炎症或脑缺氧等。

（4）腺苷脱氨酶（adenosine deaminase，ADA）：

1）参考值：0～8U／L

2）临床意义：腺苷脱氨酶来自T淋巴细胞。结核性脑膜炎患者脑脊液中ADA增高程度明显高于其他性质的脑膜炎，因此，测定脑脊液中ADA可用于结核性脑膜炎的诊断及鉴别诊断。

（5）溶菌酶：是一种广泛分布于人体各种器官与组织及血液、唾液、泪液中的碱性蛋白质。溶菌酶的重要来源是中性粒细胞、单核细胞及吞噬细胞的溶酶体。溶菌酶作为一种非特异性的免疫因素，在一定条件下可水解细菌胞壁的糖苷键从而使细菌囊壁破裂。溶菌酶的检测方法有平板法、比浊法及电泳法。目前最常用平板法。

1）原理：溶菌酶使微球菌胞壁破坏而溶解。溶菌环的直径与标本中溶菌酶含量的对数呈直线关系。

2）参考值：无或含量甚微。

3）临床意义：在细菌性脑膜炎，如化脓性或结核性脑膜炎患者脑脊液中，溶菌酶含量增高；结核性脑膜炎患者脑脊液中，溶菌酶增高的程度明显高于化脓性脑膜炎且随病情变化而增减，病情恶化时脑脊液中溶菌酶增高，病性缓解时随之下降，治愈后可下降至零。因此，测定脑脊液中溶菌酶含量可用于结核性脑膜炎的鉴别诊断及预后判断。

（三）显微镜检查

1. 细胞计数　在正常情况下，脑脊液中的细胞数基本上是恒定不变的。当发生某些疾病时，细胞数变化很大，在诊断上有重要意义。脑脊液细胞计数包括红细胞、白细胞和嗜酸性粒细胞直接计数以及白细胞分类，其中以白细胞计数和白细胞分类最重要。

（1）白细胞参考值范围：成人（0～8）×10^6／L；儿童（0～15）×10^6／L。

（2）临床意义：

1）轻度白细胞增加［（13～30）×10^6／L］：可见于非感染性脑膜炎、病毒性脑炎、脑瘤；也可见于慢性退行性病变、多发性硬化症或腮腺炎并发脑膜脑炎。

2）中度白细胞增加［（31～200）×10^6／L］：可见于脊髓前角灰质炎、乙型脑炎、神经梅毒、淋巴脉络膜脑膜炎、病毒性脑炎。结核性脑膜炎和隐球菌性脑膜炎时，常中度增加，或增加甚多。

3）白细胞剧烈增加：在出现急性化脓性脑膜炎、流行性脑脊髓膜炎、脑脓肿等病时，白细胞可增加到［（1000～10000）×10^6／L］。

（3）红细胞计数：如果脑脊液中含少量红细胞，可能是穿刺损伤所致；如果含有成千上万个红细胞，则多可能是中枢神经系统出血性疾病。

2. 细胞分类　白细胞总数超过正常数值，则需做白细胞分类。脑脊液中白细胞分为中性粒细胞、淋巴细胞和内皮细胞（包括单核细胞）三类。

（1）参考值：正常脑脊液中多为淋巴细胞及单核细胞，两者之比为7∶3。

（2）临床意义：在白细胞超过正常值，对其进行分类后，可有以下几种情况。

1）中性粒细胞增多：常见于急性细菌性感染或慢性感染急性发作时。还可见于脊髓灰质炎早期及结核性脑膜炎早期。

2）淋巴细胞增多：常见于结核性脑膜炎、化脓性脑膜炎经过治疗后，以及布氏杆菌性脑膜炎、脑脓肿和脑膜附近感染、脑和脑膜的病毒性感染、真菌感染、立克次体感染、螺旋体感染、疫苗接种后或感染后脑脊髓炎，也可见于寄生虫感染、脱髓鞘病、脑瘤、结节病和白塞氏综合征等。

3）嗜酸性细胞增多：常见于脑寄生虫病，如脑囊虫病、旋毛虫病、棘球蚴病，血吸虫病、肺吸虫病、弓形体病和锥虫病。

（四）病原学检查

1. 微生物学检查　脑脊液标本应立即离心沉淀，取沉淀物涂片2张，分别做革兰染色和亚甲蓝染色后进行显微镜检查。在化脓性脑膜炎，革兰染色显微镜检查的阳性率可达60%～90%。混浊标本可采用不离心标本直接涂片法，当脑脊液中细菌数少于1000个／μl时，可出现假阳性结果。检查新型隐球菌可取脑脊液离心沉淀物，用印度墨汁染色后显微镜检查，也可用经过滤处理的市售优质细颗粒墨汁染色检查。

2. 细菌培养　临床疑为中枢神经系统感染性疾病的患者，在进行腰穿采集脑脊液标本时就应当想到脑脊液的细菌培养。脑脊液细菌分离培养中常见菌有脑膜炎奈瑟菌、链球菌、葡萄球菌、大肠埃希菌、流感嗜血杆菌及产气肠杆菌等。脑脊液细菌分离培养及药物敏感试验是确定中枢神经系统感染性疾病病因及选择治疗药物的主要依据。

3. 寄生虫学检查。正常脑脊液中无病原体。如在脑脊液离心沉淀物中发现血吸虫卵或肺吸虫卵，则可诊断为脑型血吸虫病或脑型肺吸虫病。此外，脑脊液中还可能检出阿米巴、弓形体，在非洲锥虫病患者的脑脊液中可检出锥虫。

第五节　生殖系统体液检查

一、阴道分泌物检查

（一）标本采集

采集标本前，24小时内应禁止性交、盆浴、局部用药及阴道灌洗等。根据不同的检验目的可自不同部位取材。一般采用消毒刮板、吸管、棉拭子，自阴道深部或子宫穹窿后部、宫颈管口等部位采集分泌物，浸入盛有生理盐水1～2mL的试管内，立即送检。分泌物制成生理盐水涂片后，用95%乙醇固定，经吉姆萨、革兰或巴氏染色，以进行病原微生物、肿瘤细胞筛查。

（二）一般性状检查

正常阴道分泌物为白色稀糊状，一般无气味，量多少不等，与雌激素水平高低及生殖器官充血状态有关。近排卵期白带量多，清澈透明、稀薄；排卵期2～3天后白带量少、混浊、黏稠；行经前量又增加；妊娠期白带量较多。白带异常可表现为色、质、量的改变。

（三）阴道清洁度检查

阴道清洁度是以阴道杆菌、上皮细胞、白细胞（或脓细胞）和杂菌的多少来分度的，是阴道炎症和生育期妇女卵巢性激素分泌功能的判断指标。用生理盐水将阴道分泌物制成涂片，在高倍镜镜检下，按表1进行分度。

表1　阴道分泌物清洁度分度

清洁度	阴道杆菌	球菌	上皮细胞	脓细胞或白细胞
Ⅰ	4+	–	4+	0～5／HP
Ⅱ	2+	–	2+	0～15／HP
Ⅲ	–	2+	–	15～30／HP
Ⅳ	–	4+	–	>30／HP

清洁度Ⅰ～Ⅱ度为正常，Ⅲ～Ⅳ度为异常，大多数为阴道炎，同时常可发现病原菌、真菌或滴虫等病原体。在卵巢功能不足、雌激素减低时，阴道上皮增生较差，糖原减少，阴道杆菌也少，易感染杂菌，也可使阴道清洁度变差。

（四）原虫检查

引起阴道感染的原虫主要有阴道毛滴虫，可致滴虫性阴道炎。患者外阴灼热痛、瘙痒，阴道分泌物呈稀脓性或泡沫状，将此分泌物采用生理盐水悬滴法置于低倍显微镜下观察，可见波动状或螺旋状运动的虫体将周围白细胞或上皮细胞推动。在高倍镜下可见虫体为8～45μm，呈颈宽尾尖倒置梨形，大小多为白细胞的2～3倍，虫体顶端有前鞭毛4根，后端有后鞭毛1根，体侧有波动膜，借以移动。此时阴道分泌物的清洁度为Ⅲ、Ⅳ度。阴道滴虫适宜在25～42℃活动、生长、繁殖，故检查时应注意保温，方可观察到滴虫的活动。阴道分泌物中查到阴道分泌物滴虫是诊断滴虫性阴道炎的依据，近年来采用阴道毛滴虫单抗制的胶乳免疫凝聚法剂盒可提高滴虫性阴道炎的诊断率。除滴虫外，偶见溶组织内阿米巴和微丝蚴感染。

（五）真菌检查

正常情况下，阴道真菌在阴道中存在而无害，在阴道抵抗力降低时容易发病。真菌性阴道炎以找到真菌为诊断依据，阴道真菌多为白色假丝酵母菌，偶见阴道纤毛菌、放线菌等，采用悬滴法于低倍镜下可见到白色假丝酵母菌的卵圆形孢子和假菌丝。如取阴道分泌物涂片并进行Gram染色后在油镜下观察，可见到卵圆形Gram阳性孢子或与出芽细胞相连接的假菌丝成链状及分枝状。

1. 直接涂片法　于玻片上加2.5mol／L KOH溶液1滴，将阴道分泌物与其混匀涂片，加盖玻片于低倍和高倍镜下观察。低倍镜下真菌呈发丝状或发丝团状。高倍镜下可见单个散在或成群状、链状的卵圆形，无色透明的孢子，常为芽状或链状分支样。可疑时应选择适宜培养基进行培养鉴定。

2. 浓集法　取阴道分泌物1mL于清洁、干燥的试管中，再加入等量的2.5mol／L KOH溶液混匀，放37℃水浴3～5分钟后取出，以RCF40g（500r／min）离心3分钟，取管底沉淀物涂片观察。也可使涂片干燥后做革兰染色或瑞特染色，于油镜下观察，以提高阳性检出率。

（六）病毒检查

1. 单纯疱疹病毒（herpes simplex virus，HSV）　有2个血清型，HSV-Ⅰ和HSV-Ⅱ型，引起的生殖道感染的以Ⅱ型为主。由于阴道分泌物检查阳性率低，病毒培养操作复杂费时，近年来对HSV的检查主要采用荧光抗体检查或分子生物方法诊断，特别是利用HSV基因组中特异性强的DNA片段HSV-Ⅰ和HSV-Ⅱ，胸腺激酶的寡核苷酸探针和RNA探针进行分子杂交，可快速而灵敏地对HSV感染做出诊断。

2. 人巨细胞病毒（human cytomegale virus，HCMV）　是先天感染的主要病原。故孕妇阴道分泌物巨细胞病毒检查对孕期监测尤其是重要的，常用宫颈拭子采取分泌物送检。HCMV实验室诊断方法除传统的病毒分离法外，光镜检测包涵体阳性率极低，电镜可直接见到典型的疱疹病毒类形态结构，但无特异性。目前可采用CC-ABC法，即将标本接种于人胚肺成纤维细胞培养细胞，使病毒在敏感细胞中增殖，培养2天后收获，再用针对HCMV早期抗原的单克隆抗体，利用生物素-亲和素放大作用染色鉴定。亦可用HCMV、DNA片段或RNA探针与样品进行斑点杂交、夹心杂交或PCR后勤部的分子杂交来检测，临床最常用的方法是用ELISA法检测孕妇血清HCMV-IGM来诊断活动性感染。

3. 人乳头状病毒（human papilloma virus，HPV）　目前鉴别有50余型。引起女性生殖道感染的有23型，其中最主要的有6、11、16、18、31、33型。目前常采用ABC法以兔抗HPV为一抗，生物素标记的羊抗兔IgG为二抗检测病毒抗原。或采用病毒相应的寡核苷酸探针，与阴道分泌物中提取的DNA进行斑点杂交或夹心杂交进行检测。如采用PCR技术则可检测极微量的HPV（即106个细胞中有一个感染细胞）。

（七）衣原体检查

泌尿生殖道沙眼衣原体感染是目前很常见的性传播疾病之一，由于感染后无特异症状，易造成该病流行，引起女性急性阴道炎和宫颈炎。衣原体感染的白带脓性黏液，与细菌感染的脓性白带不同。取脓性分泌物涂片，吉姆萨染色，有时可见到细胞内包涵体，但阳性率很低。目前应用较多的是荧光标记的单克隆抗体的直接荧光抗体法，可快速确定系何种血清型衣原体敏感。20世纪80年代发展的DNA探针技术，可检出沙眼衣原体的15个血清型，而与其他细菌、病毒、立克次体等无交叉反应，敏感性和特异性均为95%左右。DNA探针方法对泌尿生殖道衣原体疾病的诊断、流行病学调查和无症状衣原体携带者的诊断很有意义。

（八）淋病奈瑟菌检查

淋病奈瑟菌的检查首先采用涂片法，以宫颈管内分泌物涂片的阳性率最高，为100%；阴道上1/3部分为84%；阴道口处为35%。一般需将宫颈表面脓液拭去，用棉拭子插入宫颈管1厘米深处停留10~30秒，旋转一周取出，将分泌物涂在玻片上，革兰染色后油镜检查，找革兰阴道性双球菌，形似肾或咖啡豆状，凹面相对，除散在于白细胞之间外，还可见其被吞噬于中性粒细胞胞质之内，因淋病奈瑟菌对各种理化因子抵抗力弱，涂片法可被漏诊，必要时可进行淋病奈瑟菌培养，且有利于菌株分型和药过敏试验。近年来采用单克隆抗体技术生产的淋病抗血清，可与受检查者宫颈分泌物中的淋病奈瑟菌结合，采用免疫荧光技术，在30分钟内即可准确得出结果。比培养法快，比涂片法准确，较易掌握。此外，运用PCR技术也可对淋病奈瑟菌过少、杂菌过多的标本进行诊断。

（九）梅毒螺旋检查

梅毒螺旋体（treponema pallidum，TP）做血清非特异性反应是临床诊断的重要手段，但进行直接涂片染色检查更简便快捷，结果可靠，尤其适用一期或二期梅毒的检查。一期和二期梅毒患者受损的皮肤黏膜和肿大的淋巴结中含有梅毒螺旋体，取渗出液或穿刺液做涂片，在暗视野显微镜下进行检查。如见到纤细螺旋状，长$6~16\mu m$，有$8~14$螺旋，运动缓慢，或绕轴旋转，或伸缩移动，可报告阳性。此类患者结合血清学不加热血清反应素试验或快速血浆反应素环状卡片试验，效果更良好，可为临床诊断提供可靠依据。

（十）其他病原微生物检查

涂片革兰染色检查淋病双球菌、类白喉杆菌、葡萄球菌、链球菌、大肠埃希菌、枯草杆菌等，需细菌培养并经鉴定才能确定诊断。

二、精液检查

（一）一般性状检查

1. 颜色和透明度　刚射出的精液呈灰白色或乳白色，待自行液化后，呈半透明稍浑浊。长时间未排精者射出的精液可略带淡黄色。鲜红或暗红的血性精液，见于生殖系统的炎症、结核和肿瘤；脓性精液见于精囊炎和前列腺炎。

2. 量　正常人一次排精量为3~5mL。精液减少可见于以下几种情况。

（1）前列腺和精囊病变时，尤其是结核性疾患时，精液可减少，甚至完全无精液排出。

（2）排泄管道梗阻：如输精管先天性发育不全或炎性狭窄等。

（3）精液潴留于异常部位：如尿道憩室和逆行排精。

（4）如已数日未排精，量仍少于1.5mL，也视为不正常，但不一定影响生育。当其他检查仍正常时，也不能仅以此点视为不育症的原因。

3. 正常精液　具有栗花和石楠花的特殊气味，由前列腺液产生。

4. 黏稠度和液化时间　刚排出的精液呈胶冻状，放置30分钟后，80%的精液能自行液化。如精液黏稠度低似米汤样，可因精子量减少所致，见于生殖系统炎症。前列腺炎时，因纤溶酶遭破坏，可使液化延缓或不液化，抑制精子的活动力而影响生育。

5. pH　一般用pH试纸进行检测。将一滴混匀的精液在pH试纸上均匀展开，30秒内，与标准带进行比较读出其pH。无论使用哪种pH试纸，在使用前都应该用标准核查其准确性。

正常精液pH为7.2~8.0。

临床意义：当附属性腺或者附睾有急性感染性疾病时，精液的pH可以大于8.0。当输精管阻塞或先天性精囊腺阙如时，均可导致精液pH降低。分析射出的第一部分精液，因大部分为前列腺液，所以pH偏低。当前列腺液缺乏时精液pH偏碱。细菌污染和含有死精子的精液，可能会产生氨（NH_3）从而使精液pH呈碱性。测定精液pH应在精液液化后立即测定，因为精液放置时间较长会影响pH测定结果。另外，精液pH过低，可影响其对阴道pH的调节作用，影响精子在阴道及宫颈部的活力。

（二）显微镜检查

1. 精子活动率检测　正常精子的活力一般在Ⅲ级（即活动较好，有中速运动，但波形运动较多）以上。

临床意义：如果0级（死精子，无活动能力，加温后仍不活动）和Ⅰ级（活动不良，精子原地旋转、摆动或抖动，运动缓慢）精子在40%以上，常为男性不育症的重要原因之一。

2. 精子活动力检测　精子活动力是指精子活动的强度，活动不良或不活动的精子增多，是导致不育的重要原因之一。精子活动分级（WHO）如下。

0级　　死精子。

Ⅰ级　　活动不良，原地打转或向前运动微弱。

Ⅱ级　　活动一般，曲线向前中等运动。

Ⅲ级　　活动良好，呈直线向前快速运动。

临床意义：精子活动力下降常见于精索静脉曲张、泌尿生殖系统的非特异性感染（如大肠埃希菌感染），另外，某些代谢药、抗疟药、雌激素、氧氮芥等也可使精子活动力下降。

3. 精子计数　　通过精子计数可求得精子浓度，乘以精液量还可求得一次射精排出的精子总数。正常成年男性的精子数量个体间差异较大，精子浓度为（50~100）×10^9／L，少于$20×10^9$／L为少精子症。正常人一次射精的排精总数≥$400×10^6$。精子计数少于$20×10^9$／L或一次排精总数少于$100×10^6$为不正常，见于精索静脉曲张、铅金属等有害物质污染、大剂量放射线及某些药物的影响。精液多次未查到精子为无精症，主要见于睾丸生精功能低下、先天性输精管与精囊缺陷、输精管阻塞。输精管结扎术2个月后精液中应无精子，否则说明手术失败。人从50岁开始精子数量减少以至逐步消失。

4. 精子形态检查　　通常用于精子形态学检查的方法有两种，一种是制成新鲜湿片后用相差显微镜观察；另一种是将精子固定、染色后用亮视野光显微镜观察。两种方法检查的精子形态无明显差别，染色后精子头可能稍有缩小。精索静脉曲张患者的畸形精子增多，提示精子在成熟时已进入精液；或静脉回流不畅造成阴囊内温度过高和睾丸组织缺氧；或血液带有毒性代谢产物从肾或肾上腺静脉逆流至睾丸，上述原因均有损于精子形态。精液中凝集精子增多，提示生殖系统感染或免疫功能异常。睾丸曲细精管生精功能受到药物或其他因素影响或伤害时，精液中可出现较多未成熟的精细胞。

5. 精液细胞检查　　正常精液中可见少量白细胞，但无红细胞。精液中白细胞增多，常见于精囊炎、前列腺炎及结核等。精液中红细胞增多，常见于精囊结核、前列腺癌等。精液中若查到癌细胞，对生殖系统癌症有诊断意义。

6. 精液酸碱度检查　　精液pH测定值应在射精后1小时内完成，放置时间延长可致pH下降。正常精液偏碱性，pH为7.7~8.5。若精液pH<7.0多见于少精或无精症，常反映输精管阻塞、先天性精囊阙如或附睾病变等。若精液pH>8.0常见于泌尿系统的急性感染，如精囊炎、前列腺炎等。

（三）生化及免疫检查

1. 精液酸性磷酸酶（acid phosphatase，ACP）　　精液中的酸性磷酸酶几乎全部来自前列腺，属前列腺酸性磷酸酶，因此，测定精液中ACP有助于了解前列腺功能和对前列腺疾病的诊断。精液酸性磷酸含量增高，常见于前列腺增生或早期前列腺恶性肿瘤患者。精液酸性磷酸酶含量降低，常见于前列腺炎患者。精液酸性磷酸酶检测是法医鉴定有无精液最敏感的方法。

2. 精浆果糖测定　精液中的果糖来自精囊液，由精囊所分泌，是精子的主要能量来源，其含量的高低直接影响精子的活力。精浆果糖含量的测定是诊断男性不育、评价附属腺功能和睾丸内分泌的指标之一。先天性两侧输精管或精囊腺缺如、两侧输精管完全阻塞或逆行射精患者的果糖为阴性；精囊炎和雄性激素分泌不足患者的精浆果糖含量降低，果糖不足导致精子运动能量缺乏，甚至导致不育。

3. 抗精子抗体（antisperm antibody，AsAb）测定　精子的抗原性很强，不仅可引起异种免疫和同种异体免疫，其器官特异性抗原尚可引起自身抗精子抗体的产生，当精管阻塞、睾丸损伤与炎症、附睾等副性腺感染时均可使精子抗原进入血液循环或淋巴系统，激活免疫系统而引起免疫应答，产生自身抗精子抗体。AsAb检测对不育原因的检查有重要意义。存在于血清或生殖道分泌液中的AsAb可抑制精子的活动，干扰精子的运行，阻碍精子穿透及精卵结合，使受精过程发生障碍。即使已经受精，也可能影响发育中的胚胎，造成免疫性流产。不育夫妇的AsAb阳性者占25%～30%。

4. 精液精子顶体酶　此酶存在于精子顶体内，是一种蛋白水解酶，在受精过程中起重要作用。精子顶体酶活力与精子密度及精子顶体完整率成正相关，其活力不足可导致男性不育。

5. 精液乳酸脱氢酶-X（lactate dehydrogenase-X，LDH-X）　精液中有6种乳酸脱氢酶的同工酶，其中 LDH-X活性最强，约相当于LDH总活性的1／3。LDH-X是存在于精原细胞、精子细胞和精子线粒体中的特异酶，具有组织特异性，对精子生成、代谢、获能、活动能力和受精过程均有重要作用。LDH-X具有睾丸及精子的组织特异性，是精子运动获能的关键酶，该酶检测可作为诊断男性不育症有价值的指标。睾丸萎缩患者LDH-X活性降低，服用棉酚也可抑制此酶活性。

三、前列腺液检查

（一）一般性状检查

正常前列腺液外观呈淡乳白色、半透明的液体。轻度前列腺炎时，外观常无明显变化。化脓所致的前列腺炎或精囊炎时，分泌物浓稠，外观呈脓性或脓血性液体。前列腺癌时常呈不同程度的血性液体。正常前列腺液，1次量为数滴至2mL，前列腺炎时，则显著减少甚至无液可采。正常前列腺液，为弱酸性，pH6.3～6.5；50岁以后pH略增高；如混入较多精囊液，pH可增高。

（二）化学检查

正常前列腺液，化学成分复杂。前列腺发生疾病时，可检测前列腺液某些化学成分，其含量的变化可用作鉴别诊断及疗效判断的依据。前列腺炎时，锌含量明显降低，其余检查结果均增高；前列腺肥大时，锌含量变化不大或稍有增高，其余结果均增高；

前列腺癌时，锌含量降低，而其余结果均明显增高；所以，检测前列腺液的化学成分，特别是锌含量的变化，可作为患者鉴别的依据之一。

（三）显微镜检查

1. 卵磷脂小体　正常前列腺液中卵磷脂小体呈圆形或卵圆形，折光性强，大小不均，均匀分布于满视野。前列腺炎时卵磷脂小体减少，分布不均，有成簇分布现象，严重者卵磷脂小体可消失，这是巨噬细胞吞噬大量脂类的结果。

2. 红细胞　正常前列腺液中偶见红细胞，少于5个／HP。在前列腺炎、结核、结石和恶性肿瘤时可见红细胞增多，但应排除前列腺按摩时导致的出血。

3. 白细胞　正常前列腺液中白细胞<10个／HP，呈散在分布。若>10个／HP，而且成簇分布，则为慢性前列腺炎的指征之一。超过15个／HP可结合临床症状诊断为前列腺炎。

4. 前列腺颗粒细胞　胞体较大，含卵磷脂颗粒较多，可能是吞噬了卵磷脂颗粒的巨噬细胞。正常前列腺液中此种细胞不超过1个／HP，前列腺炎时明显增多或伴有大量脓细胞，正常老年人的前列腺液中也可见此种细胞增多。

5. 滴虫　见于滴虫性前列腺炎。

6. 淀粉颗粒　为圆形或卵圆形，具有同心圆线纹的层状结构，颜色呈微黄色或褐色，其中心常含有碳酸钙沉积物。

淀粉颗粒如与胆固醇结合可形成结石。前列腺液中的淀粉样小体随年龄增长呈递增趋势，但无临床意义。

7. 精子　可能因精囊受挤压而排出，而非存在泌尿生殖系统疾病，因此并无临床意义。

8. 细菌　前列腺患者，其前列腺液内可以找到细菌。以葡萄球菌为常见，链球菌次之，此外，在前列腺结核患者，可以查到结核杆菌，如已确诊生殖系统结核时，不宜做此项检查，以防引起扩散。

第十五章 临床血液学检查

第一节 血液一般检查

血液是由血液中的细胞成分和血浆组成。其中血浆占血液容积的55%，为一种淡黄色的透明液体；细胞成分约占血液容积的45%，包括红细胞、白细胞和血小板。

一、红细胞和血红蛋白的检查

（一）参考值

	红细胞数	血红蛋白
成年男性	（4.0 ~ 5.5）× 10^{12} / L	120 ~ 160g / L
成年女性	（3.5 ~ 5.0）× 10^{12} / L	110 ~ 150g / L
新生儿	（6.0 ~ 7.0）× 10^{12} / L	170 ~ 200g / L

（二）临床意义

1. 红细胞和血红蛋白增多 是指单位容积血液中红细胞数及血红蛋白量高于参考值高限。一般经多次检查，成年男性红细胞>$6.0 × 10^{12}$ / L，血红蛋白>170g / L；成年女性红细胞>$5.5 × 10^{12}$ / L，血红蛋白>160g / L时即认为增多，可分为相对性增多和绝对性增多两类。

（1）相对性增多：由于某些原因使血浆中水分丢失，血液浓缩，红细胞和血红蛋白含量相对增多。如连续剧烈呕吐、大面积烧伤、严重腹泻、大量出汗等；另见于慢性肾上腺皮质功能减退、尿崩症、甲状腺功能亢进等。

（2）绝对性红细胞增多：可分为原发性红细胞增多症即真性红细胞增多症和继发性红细胞增多症。

1）继发性红细胞增多症：多与机体循环及组织缺氧、血中促红细胞生成素水平升高、骨髓加速释放红细胞有关。主要包括以下两种情况：

①红细胞生成素代偿性增加：生理性增加见于高原居民、胎儿和新生儿、剧烈体力劳动和体育活动及情绪激动时，红细胞可一过性增多。病理性增加见于严重的先天性及后天性心肺疾病和血管畸形，如法洛四联征、发绀型先天性心脏病、阻塞性肺气肿、肺源性心

脏病、肺动静脉瘘以及携氧能力低的异常血红蛋白病等；

②红细胞生成素非代偿性增加：在某些情况下，患者并无组织缺氧，促红细胞生成素的增多并非机体需要，红细胞和血红蛋白增多亦无代偿意义，见于某些肿瘤或肾脏疾病，如肾癌、肝细胞癌、肾胚胎瘤以及肾盂积水、多囊肾等。

2）真性红细胞增多症：是一种病因不清的克隆性多潜能造血干细胞疾病，以骨髓红系细胞显著持续增生为特点，伴有粒系和巨核系细胞不同程度的增生。血常规示全血细胞增多，血红蛋白$> 180g/L$，红细胞计数$>6.0 \times 10^{12}/L$。

2. 红细胞及血红蛋白减少　指单位容积循环血液中红细胞数、血红蛋白量及血细胞比容（Hct）低于参考值低限，通常称为贫血。一般成年男性血红蛋白$<120g/L$，成年女性血红蛋白$<110g/L$，即可认为有贫血。根据血红蛋白减低的程度，贫血可分为四级：轻度：血红蛋白$<$参考值低限至$90g/L$；中度：血红蛋白$90 \sim 60g/L$；重度：血红蛋白$60 \sim 30g/L$；极度：血红蛋白$<30g/L$。

（1）生理性减少：3个月的婴儿至15岁以前的儿童，因生长发育迅速而致造血原料相对不足，红细胞和血红蛋白可较正常人低$10\% \sim 20\%$；妊娠中、后期为适应胎盘血循环的需要，孕妇血容量增加使血液稀释；部分老年人由于骨髓造血功能逐渐减低，均可导致红细胞数和血红蛋白含量减少。

（2）病理性减少：

1）红细胞生成减少所致的贫血：①骨髓造血功能衰竭：再生障碍性贫血、骨髓纤维化等伴发的贫血；②因造血物质缺乏或利用障碍引起的贫血：如缺铁性贫血、铁粒幼细胞性贫血、叶酸及维生素B_{12}缺乏所致的巨幼细胞性贫血。

2）因红细胞膜、酶遗传性缺陷或外来因素造成红细胞破坏过多导致的贫血：如遗传性球形红细胞增多症、地中海性贫血、阵发性睡眠性血红蛋白尿、异常血红蛋白病、免疫性溶血性贫血、心脏体外循环的大手术及一些化学、生物因素等引起的溶血性贫血。

3）失血：急性失血或消化道溃疡、钩虫病等慢性失血所致的贫血。

3. 红细胞沉降率测定

红细胞沉降率（erythrocyte sedimentation rate，ESR）又称血沉，指离体抗凝血静置后，红细胞在单位时间内沉降的速度。

（1）参考值：魏氏（Westergren）法：成年男性$0 \sim 15mm/1h$末，成年女性$0 \sim 20mm/1h$末。

（2）临床意义

1）增高：包括生理性和病理性增高。

①生理性增高：妇女月经期，可能与子宫内膜破损及出血有关；妊娠3个月以上直至分娩血沉加快，这可能与生理性贫血及纤维蛋白原含量增加有关。

②病理性增高：a. 炎症性疾病：急性细菌性炎症时，血中急性时相蛋白增多，如

α_1-抗胰蛋白酶、α_2-巨球蛋白、C反应蛋白、转铁蛋白、纤维蛋白原等物质能促使红细胞聚集，使血沉加速。风湿热为变态反应性结缔组织炎症，活动期时血沉加快。慢性炎症如肺结核活动期时，血中纤维蛋白原及球蛋白增加，血沉明显加快。b. 组织损伤及坏死：较大的组织损伤如急性心肌梗死、肺梗死，或手术创伤可使血沉加快。c. 恶性肿瘤：增长迅速的恶性肿瘤可能因为血中α_1-巨球蛋白、纤维蛋白原增加、肿瘤组织坏死、继发感染、贫血等可使血沉加快。d. 各种原因所致的高球蛋白血症，如恶性淋巴瘤、系统性红斑狼疮、类风湿关节炎、亚急性感染性心内膜炎等血沉加快。慢性肾炎、肝硬化时，清蛋白减少球蛋白增加，血沉加快。e. 贫血：贫血患者血红蛋白<90g／L时，血沉加快，并随着贫血加重而加快。f. 高胆固醇血症：见于动脉粥样硬化、糖尿病、肾病综合征等可因血中胆固醇增高，血沉加快。

2）减慢：见于真性红细胞增多症和弥散性血管内凝血。

二、白细胞计数

白细胞是外周血常见的有核细胞。不同的病理情况可引起白细胞发生数量和质量的改变。临床上检查白细胞计数及白细胞分类计数及其形态学改变，对各种疾病的诊断有着重要的参考价值。

白细胞计数有目视计数法和仪器计数法。

（一）参考值

成人：（4~10）×10^9／L。

初生儿：（15~20）×10^9／L。

6个月~2岁：（11~12）×10^9／L。

（二）临床意义

1. 增高见于

（1）急性感染：急性化脓性感染所引起的急性全身性感染、局部炎症，以及一些细菌感染。

（2）组织损伤：手术后、急性心肌梗死。

（3）恶性肿瘤及白血病：急性、慢性粒细胞性白血病，尤以慢性白血病增高最多；各种恶性肿瘤的晚期，如肝癌、胃癌等。

（4）其他：骨髓纤维化、真性红细胞增多症、尿毒症、酸中毒、某些药物中毒、烧伤等。

2. 减少见于

（1）某些感染：细菌感染（如伤寒、副伤寒）、病毒感染（如流感、风疹、麻疹）。

（2）某些血液病：再生障碍性贫血、急性粒细胞缺乏症、恶性网状细胞增多症。

（3）脾功能亢进：各种原因所致的脾大，如肝硬化班替氏综合征。

（4）理化因素：放射性物质、X线、某些抗癌药、解热镇痛药等，可造成白细胞减少。

在大多数情况下，白细胞的增多或减少，主要受中性粒细胞的影响，因此，白细胞增多或减少通常就与中性粒细胞的增多或减少有着密切关系和相同意义。

三、白细胞分类计数（differential leukocyte count，DC）

（一）中性粒细胞

1. 正常参考值

中性杆状核粒细胞0.01～0.05。

中性分叶核粒细胞0.50～0.70。

2. 临床意义

（1）中性粒细胞增多：见于急性感染（尤其是革兰阳性球菌感染）、严重外伤、大面积烧伤、白血病及恶性肿瘤（如肝癌、胃癌）等疾病。在生理情况下，外周血WBC及中性粒细胞一天内存在着变化，下午较早晨高，妊娠后期、剧烈运动后、饱餐或淋浴后、高温或严寒等均可使其暂时性升高。新生儿WBC计数较高，平均为15×10^9/L左右，最高可达30×10^9/L以上，出生3～4天后降至10×10^9/L左右，约保持3个月，然后逐渐降低至成人水平。

（2）减少

1）感染性疾病：特别是革兰阴性杆菌感染（如伤寒、副伤寒杆菌）、某些病毒感染性疾病及某些原虫感染（如疟疾和黑热病）等。

2）血液系统疾病：引起WBC减少的血液系统疾病较多，如再生障碍性贫血、非白血性白血病等，WBC减少同时常伴PLT及RBC计数减少。

其他：理化损伤、单核—巨噬细胞系统功能亢进、自身免疫性疾病等。

（3）中性粒细胞的核象变化：中性粒细胞的核象是指粒细胞的分叶状况，它反映粒细胞的成熟程度，而核象的变化则可反映某些疾病的病情和预后。

1）中性粒细胞的核左移：正常时外周血中性粒细胞的分叶以3叶居多，杆状核与分叶核之间的正常比值为1∶13，如杆状核粒细胞增多，或出现杆状以前更幼稚阶段的粒细胞，称为核左移。核左移伴有白细胞总数增高者称再生性左移，表示机体的反应性强，骨髓造血功能旺盛，能释放大量的粒细胞至外周血中。常见于感染，尤其是化脓性细菌引起的急性感染，也可见于急性中毒、急性溶血、急性失血等。

杆状核粒细胞>0.06，称轻度左移。

杆状核粒细胞>0.10，并伴有少数晚幼粒细胞者为中度核左移。

杆状核粒细胞>0.25，并出现更幼稚的粒细胞时，为重度核左移，常见于粒细胞性白血病或中性粒细胞型白血病样反应。

2）中性粒细胞核右移：病理情况下，中性粒细胞的分叶过多，可分4叶甚至于5～6叶以上，若5叶者超过0.05时，称为中性粒细胞的核右移。核右移是由于造血物质缺乏，使脱氧核糖核酸合成障碍，或造血功能减退所致。主要见于巨幼细胞性贫血、恶性贫血和应用抗代谢药物治疗后。在炎症的恢复期，一过性地出现核象右移是正常现象，如在疾病进行期突然出现核右移的变化，则表示预后不良。

（4）中性粒细胞常见的病理形态

1）中性粒细胞的中毒性改变：严重化脓性感染、各种急性和慢性感染、大面积灼伤、恶性肿瘤等，均可使中性粒细胞产生中毒性改变。常见的有：细胞大小不等、中毒颗粒、空泡形成、核变性。

2）巨多分叶核粒细胞：胞体较大，细胞直径可达16～25μm，核分叶常在5叶，甚至在10叶以上，常见于巨幼细胞性贫血、抗代谢药物治疗后。

3）棒状小体（Auer小体）：在急性粒细胞或急性单核细胞白血病的幼稚细胞的胞质中可出现，它对急性白血病的诊断及急性白血病类型的鉴别有参考价值。

4）球形包涵体（Dohie体）：见于严重感染，如猩红热、白喉、肺炎、麻疹、败血症、灼伤等严重感染时。

（二）嗜酸性粒细胞

嗜酸粒细胞与变态反应有关，并有吞噬抗原抗体复合物的作用。

1. 正常参考值　0.005～0.050。

2. 临床意义

（1）嗜酸性粒细胞增多：外周血嗜酸性粒细胞计数>0.5×10⁹／L或>5%称为嗜酸性粒细胞增多。见于变态反应性疾病、寄生虫病、湿疹、银屑病、慢性粒细胞白血病、嗜酸性粒细胞白血病、嗜酸性粒细胞肉芽肿等。

（2）嗜酸性粒细胞减少：见于伤寒及副伤寒初期、大手术、烧伤等应激状态或长期应用肾上腺皮质激素后，其临床意义不大。

（三）嗜碱性粒细胞

嗜碱性粒细胞主要参与特殊的免疫反应。

1. 正常参考值为0～0.01。

2. 临床意义

（1）增多见于

1）慢性粒细胞白血病、嗜碱性粒细胞白血病。

2）某些转移癌及骨髓纤维化。

（2）嗜碱粒细胞减少、无临床意义。

（四）淋巴细胞

淋巴细胞能产生和运载抗体，在防御病毒感染方面有重要作用。

1. 正常参考值为0.20～0.40。

2. 临床意义

（1）淋巴细胞增多：指外周血淋巴细胞绝对值成人$>4×10^9$／L、儿童$>7.2×10^9$／L、4岁以下的儿童$>9×10^9$／L，常可见于：

1）生理性增多：儿童期淋巴细胞较高，婴儿出生时淋巴细胞约占35%，4～6天后淋巴细胞可达50%，至6～7岁时，淋巴细胞比例逐渐减低，粒细胞比例增高，逐渐达正常成人水平。此为儿童期的淋巴细胞生理性增多。

2）病理性增多：感染性疾病，主要为病毒感染，如麻疹、风疹、水痘、流行性腮腺炎、传染性单核细胞增多症、传染性淋巴细胞增多症、病毒性肝炎、流行性出血热等。也可见于百日咳杆菌、结核杆菌、布鲁司杆菌、梅毒螺旋体等感染时。

3）淋巴细胞性恶性疾病：急慢性淋巴细胞白血病、淋巴瘤白血病。

4）其他：再生障碍性贫血、粒细胞减少症和粒细胞缺乏症时，由于中性粒细胞减少，淋巴细胞比例相对增多。

（2）淋巴细胞减低：主要见于接触放射线、应用肾上腺皮质激素或促肾上腺皮质激素、烷化剂、抗淋巴细胞球蛋白后及免疫缺陷病、丙种球蛋白缺陷症等。

3. 异形淋巴细胞　异形淋巴细胞现认为是由T淋巴细胞受抗原刺激转化而来，少数为B淋巴细胞，正常人外周血中偶可见到，不超过2%，根据细胞形态特点，异形淋巴细胞可分为：泡沫型、不规则型、幼稚型三型。

异形淋巴细胞增多可见于：①病毒感染性疾病，如传染性单核细胞增多症，异形淋巴细胞可高达10%以上，另见于某些细菌感染、螺旋体病、立克次体病或原虫感染如疟疾等；②药物过敏；③输血、血液透析或体外循环术后；④其他如免疫性疾病、粒细胞缺乏症、放射治疗等也可出现异型淋巴细胞。

（五）单核细胞

单核细胞具有游走性和吞噬作用，除吞噬细胞和异物外，又能吞噬原虫及具有类脂质包膜的结核杆菌及麻风杆菌。

1. 正常参考值为0.03～0.08。

2. 临床意义

（1）增多见于

1）某些感染：伤寒、结核、疟疾、黑热病、亚急性细菌性心内膜炎。

2）某些血液病：单核细胞性白血病、淋巴瘤、骨髓异常增生综合征、恶性组织细胞病。

（2）减少一般无临床意义。

第二节　贫血的实验室检查

红细胞疾病可划分成贫血和红细胞增多症两大类。贫血使血液的携氧能力减低，其直接后果便是组织缺氧。红细胞增多症产生的不良后果则与血液的黏度增大及血容量太大有关。红细胞疾病可以是造血系统的原发性疾病，也可继发于其他系统的疾病或外来因素。本章节对红细胞疾病的相关基础理论及其验室检查进行介绍。

一、贫血的定义和诊断标准

贫血（anemia）是指外周血单位容积内血红蛋白量、红细胞数及（或）血细胞比容低于正常参考值而言。一般都以Hb量低于正常参考值的95%的下限作为贫血的诊断标准。血红蛋白浓度的降低一般都伴有相应红细胞数量或血细胞比容的减少，但也有不一致。个别轻型缺铁性贫血或珠蛋白生成障碍性贫血可仅有血红蛋白的减少，而红细胞数量或血细胞比容都在正常范围内。单位容积血液中血红蛋白量因地区、年龄、性别以及生理血浆容量的变化而异。婴儿及儿童的血红蛋白量约比成人低15%。男女之间的差异在青春期后才逐渐明显。妊娠时血容量增加，血红蛋白和红细胞数可因被稀释而相对减少。男性65岁以后Hb测定值较65岁前为低，但女性无明显差异。在海平面地区Hb低于以下水平可诊断为贫血：6个月~6岁儿童110g／L，6~14岁儿童120g／L，成年男性130g／L，成年女性（非妊娠）120g／L。而国内诊断贫血的标准都参照下述标准：在海平面地区，成年男性Hb低于120g／L，成年女性低于110g／L，孕妇低于100g／L。选用某一血红蛋白值来划分有无贫血，要做到非常合理是相当困难的，因为正常人群血红蛋白分布曲线和贫血人群血红蛋白分布曲线之间有重叠。决定患者是否贫血时尚须注意Hb测定的标准化及采血的部位，指端血、耳垂血及静脉血其测定值可略有不同。WHO规定的标准方法为静脉氰化高铁Hb法。贫血按严重程度可分为：极重度贫血，Hb量≤30g／L；重度贫血，Hb量在31~60g／L；中度贫血，Hb量>61~90g／L；轻度贫血，Hb量在>90g／L与低于正常参考值的下限之间。

贫血是临床常见的症状，可以由不同原因或疾病引起。贫血可以原发于造血器官疾病，也可能是某些系统疾病的伴发症状，故应积极寻找贫血的病因，针对贫血的不同病因进行诊治，才能在临床上取得较好的效果。

二、贫血的分类

引起贫血的病因十分广泛，为了便于鉴别诊断。学者们根据血液检查结果，从多个角度对贫血进行了分类，目前大致有四种分类法。

（一）按产生贫血的原因分类

1. 红细胞生成不足

（1）造血原料的缺乏：①铁或维生素B_6缺乏；②缺乏叶酸、维生素B_{12}等。

（2）骨髓造血功能衰竭：①原发性再生障碍性贫血；②继发性再生障碍性贫血，由于物理、化学、生物等因素所致。

（3）继发性贫血：①慢性肝脏疾病；②慢性肾脏疾病，如肾性贫血、缺乏红细胞生成素（erythropoietin，EPO）的贫血；③恶性肿瘤，如各种白血病、恶性肿瘤有（或）无骨髓转移；④内分泌疾病，如垂体、肾上腺、甲状腺等疾病；⑤慢性感染、炎症等。

2. 红细胞消耗过多

（1）丢失过多：①急性失血，血容量减少；②慢性失血，多为缺铁性贫血。

（2）破坏过多：又称溶血性贫血（hemolytic anemia），包括：

1）红细胞内在缺陷，如遗传性球形红细胞增多症，红细胞酶缺乏的贫血、珠蛋白生成障碍性贫血、异常血红蛋白病、阵发性睡眠性血红蛋白尿症等；

2）红细胞外来因素，如免疫性溶血性贫血、机械性溶血性贫血。其他因素引起的溶血性贫血等。

（二）按骨髓的病理形态分类

1. 增生性贫血如缺铁性贫血、急慢性失血性贫血、溶血性贫血、继发性贫血。

2. 巨幼细胞性贫血如缺乏叶酸、维生素$_{12}$；某些无效性红细胞生成伴有巨幼样红细胞贫血。

3. 增生不良性贫血如原发及继发再生障碍性贫血。

（三）按红系统的病理变化分类

1. 红细胞膜异常多为溶血性贫血，多有形态的异常，如遗传性球形红细胞增多症、遗传性椭圆形红细胞增多症。

2. 红细胞胞质异常

（1）铁代谢异常：如缺铁性贫血。

（2）血红素的异常：如高铁血红蛋白血症、硫化血红蛋白血症。

（3）珠蛋白合成异常：如珠蛋白生成障碍性贫血、异常血红蛋白病。

（4）酶的异常：如丙酮酸激酶缺乏症、葡糖6-磷酸脱氢酶缺乏症，多为溶血性贫血。

3. 红细胞核代谢的异常

（1）叶酸、维生素B_{12}缺乏，导致巨幼细胞性贫血。

（2）病态红细胞生成多核红细胞，且为奇数核，一个红细胞内的多个核大小不均，成熟程度不同，巨大红细胞等，表明DNA复制紊乱，多见于恶性疾病，如骨髓增生异常综合征（myelodysplastic syndrome，MDS）、各种白血病。

（四）按血液循环中成熟红细胞的大小与形态分类

现代血细胞分析仪可以同时给出红细胞平均体积（mean corpuscular volume，MCV）、红细胞平均血红蛋白（mean corpuscular hemoglobin，MCH）、红细胞平均血红蛋白浓度（mean corpuscular hemoglobin concentration，MCHC）及红细胞分布宽度（red blood cell distribution width，RDW），按这几个指标及红细胞的形态可以将贫血分为不同的类型。

1. 根据红细胞大小分类，详见表15-1。

表15-1 根据成熟红细胞大小的贫血分类

贫血的类型	MCV（fl）	MCH（pg）	MCH（%）	病因
正细胞贫血	80~94	26~32		失血、急性溶血、再障白血病
小细胞低色素贫血	<80	<26	<31	缺铁性贫血、慢性失血
单纯小细胞贫血	<80	<26	31~35	感染、中毒、尿毒症
大细胞贫血	>94	>32	32~36	维生素B_{12}、叶酸缺乏

2. 根据MCV和RDW的密切关系，用MCV和RDW来确定贫血的类型，详见表15-2。

表15-2 根据MCV和RDW的贫血分类

RDW（11.5%~14.5%）	增高、大细胞（>94）	MCV（fl）正常（80~94）	降低、小细胞（<80）
增加	巨幼细胞性贫血 铁粒幼细胞贫血 骨髓增生异常综合征 化疗后	早期缺铁 免疫性溶血 骨髓病性贫血 混合型贫血	缺铁性贫血 细胞碎片
正常	骨髓增生异常综合征 再障 肝脏病	急性失血 酶缺陷 急性溶血	骨髓增生低下 地中海贫血

3. 根据红细胞的形态确定贫血的类型

制备完整的染色良好的血涂片，镜下认真观察红细胞的形态，并作相应的计数，可判断出贫血的类型，详见表15-3。

表15-3 根据红细胞的形态确定贫血的类型

形态异常	主要疾病	其他疾病
小细胞低色素红细胞	缺铁、珠蛋白生成障碍性贫血	慢性病贫血、铁粒幼细胞贫血
大细胞	叶酸及维生素B_{12}缺乏	骨髓纤维化、自身免疫性溶血
粒细胞分叶过多症	叶酸及维生素B_{12}缺乏	肾功能衰竭、缺铁、慢粒、先天性粒细胞分叶过多症
泪滴状红细胞（有核）	骨髓纤维化	肿瘤骨髓转移、巨幼细胞性贫血、重型珠蛋白生成障碍性贫血
小球形红细胞	自身免疫性溶血、遗传性球形红细胞增多症	微血管性溶血性贫血、低磷酸盐血症
靶形红细胞	珠蛋白生成障碍性贫血、HbC危病、肝脏病	缺铁、脾切除术后
椭圆形红细胞	遗传性椭圆形红细胞增多症	缺铁、骨髓纤维化、巨幼细胞性贫血
棘形红细胞	肾功能衰竭	丙酮酸激酶缺陷

三、铁代谢检测

人体每天制造红细胞所需要的铁约为20～25mg，大部分来自衰老红细胞解体后铁的再利用。长期慢性失血使体内储存铁大量丧失，造成原料缺乏，势必引起缺铁性贫血。即使无慢性出血，但每天要从胃肠及皮肤损失铁0.5～1.0mg，如补充不足，亦将造成缺铁。食物中摄入的铁需先还原成亚铁离子（Fe^{2+}）或与铁络合物结合才能被胃肠吸收，维生素C及一些还原物质能使高铁（Fe^{3+}）还原为亚铁，胃酸使铁游离并促使其与络合物结合，从而帮助铁的吸收。铁主要在十二指肠及空肠上段吸收，约10%的铁被吸收进入肠黏膜细胞后，大部分经氧化变为Fe^{3+}与运铁蛋白（transfernn，为一种β_1体球蛋白）结合，被输送给骨髓中的幼红细胞，作为原料被吸收参加血红蛋白的合成；其余的部分以铁蛋白（ferritin）及铁血黄素（hemosiderin）的形式贮存于骨髓、肝脾的网状内皮细胞中。铁的贮存量正常成人男性约40mg／kg，女性约35mg／kg。

下面将重点阐述检测铁代谢异常的相关化验指标：血清铁、血清总铁结合力、血清转铁蛋白、转铁蛋白饱和度、血清铁蛋白和可溶性转铁蛋白受体。由于红细胞碱性铁蛋白、铁吸收率、红细胞游离原卟啉（FEP）和锌卟啉（ZPP）测定的灵敏度、特异性较差，临床应用较少，不多叙述。

（一）血清铁测定与血清总铁结合力测定

1. 血清铁测定（serum iron，SI） 血清中的铁一部分与运铁蛋白结合，另一部分呈游离状态，检测后者的含量即为血清铁测定。受生理、病理因素影响较大，其敏感性、特异性均低于血清铁蛋白。

（1）参考值：亚铁嗪显色法：男性11～30μmol／L；女性9～27μmol／L。

（2）临床意义

1）生理性变化：①女性比男性低；②6周内的新生儿因溶血有暂时性血清铁升高，1岁内比成人低，老年人血清铁趋向降低；③铁的需要量增加，如生长快速的婴儿、青少年，有月经或妊娠、哺乳期妇女，血清铁常降低。

2）病理性变化：

降低：①缺铁性贫血：铁的摄入不足或吸收障碍，如胃次全切除，胃酸缺乏影响铁的吸收，长期腹泻；铁丢失过多，如慢性失血，尤其是胃肠道、泌尿道出血、月经过多、长期献血；②感染或炎症，肝脏合成运铁蛋白减低，铁的转运机制障碍；③真性红细胞增多症：贮存铁减少，造血功能加强，血清铁降低。

增高：①红细胞产生或成熟障碍：再生障碍性贫血、巨幼细胞性贫血；②铁的利用降低：铅中毒、维生素B_6缺乏、铜缺乏、慢性酒精中毒；③红细胞破坏增加：溶血，尤其是血管内溶血；④铁的吸收增加：白血病、含铁血黄素沉着症、经常反复输血；⑤肝脏贮存铁释放和转运铁蛋白合成障碍：急性病毒性肝炎、慢性活动性肝炎、肝硬化。

2. 血清总铁结合力测定（total iron binding capacity test，TIBC）

血液中的铁能与转铁蛋白结合，进行铁的转运。正常情况下血清铁仅能与1／3的转铁蛋白结合。凡能与100mL血清中全部转铁蛋白结合的最大铁量（饱和铁）称为总铁结合力。大约2／3的转铁蛋白未与铁结合，未与铁结合的转铁蛋白称为未饱和铁结合力，其数值等于总铁结合力减去血清铁。血清总铁结合力较为稳定，但反映体内贮存铁的敏感性也低于血清铁蛋白。临床上同时检测血清铁、血清总铁结合力、转铁蛋白饱和度对鉴别缺铁性贫血、慢性病性贫血有意义。

（1）参考值：亚铁嗪显色法：成年男性40～70μmol／L；女性54～77μmol／L。

（2）临床意义

1）生理变化：新生儿减低，2岁以后与成人相同，女青年和妊娠期妇女也增高。

2）病理变化

降低：①铁蛋白质减少：肝硬化、血色病；②运铁蛋白丢失：肾病、脓毒症；③运铁蛋白合成不足：遗传性运铁蛋白缺乏症；④肿瘤、非缺铁性贫血、珠蛋白合成障碍性贫血、慢性感染。

增高：①运铁蛋白合成增加：缺铁性贫血、妊娠后期；②铁蛋白从单核-吞噬系统释放增加：急性肝炎、肝细胞坏死。

（二）血清转铁蛋白（serum transferritin）和转铁蛋白饱和度测定（transferritin saturation，TS）

转铁蛋白（transferrin）是一种能结合Fe^{3+}的糖蛋白，主要由肝细胞和巨噬细胞合成，分布于血浆、细胞外液、淋巴液及脑脊液等，机体内有转铁蛋白受体，可识别和结合转铁蛋白。临床上常以转铁蛋白饱和度（血清铁与总铁结合力的百分比）表示，但其敏感性、特异性较血清铁蛋白差。

1. 参考值　33%～35%；血清转铁蛋白浓度2～4g／L。

2. 临床意义

（1）转铁蛋白增高：见于妊娠中、晚期，以及口服避孕药、反复出血、铁缺乏等，尤其是缺铁性贫血。

（2）转铁蛋白减低：见于遗传性转铁蛋白减低症、营养不良、严重蛋白质缺乏、腹泻、肾病综合征、溶血性贫血、类风湿关节炎、心肌梗死、某些炎症及恶病质等。

（3）转铁蛋白饱和度降低：血清铁饱和度<15%，结合病史可诊断缺铁，其准确性仅次于铁蛋白，比总铁结合力和血清铁灵敏，但某些贫血也可降低。增高见于血色病、过量铁摄入、珠蛋白生产障碍性贫血。

（三）血清铁蛋白测定（serum ferritin test，SF）

SF含量也能准确反映体内贮存铁情况，与骨髓细胞外铁染色具有良好的相关性，甚至SF反映体内贮存铁可能比后者更准确。SF减少只发生于铁缺乏症，单纯缺铁性贫血患者的SF一般在10～20pg／mL以下，而伴有慢性感染、活动性肝病、恶性肿瘤、组织破坏、甲状腺功能亢进或铁剂治疗后SF可正常或增高。SF的测定是诊断缺铁性贫血最敏感、可靠的方法。目前临床测定SF常用的方法是竞争的放射免疫法，SF试剂盒的质量是测定结果准确性的关键。

1. 参考值　正常成人范围为14～300μg／L，小儿低于成人，青春期至中年，男性高于女性。

2. 临床意义

（1）生理变化：在出生后一个月最高，男、女相同，3个月后开始下降，9个月时最低。十几岁时开始再现男、女差别，女性低于男性。妊娠时也有不同程度降低。

（2）病理变化

1）增高：①体内贮存铁增加：原发性（特发性）血色病、继发性铁负荷过大，如依赖输血的贫血患者。②铁蛋白合成增加：炎症或感染；恶性疾病，如急性粒细胞白血病、肝肿瘤、胰腺癌；甲状腺功能亢进。③组织内的铁蛋白释放增加：肝坏死、慢性肝病、脾或骨髓梗死；恶性肿瘤，如镰刀细胞瘤。

2）降低：①体内贮存铁减少：缺铁性贫血、妊娠。②铁蛋白合成减少、维生素C

缺乏等。

（四）可溶性转铁蛋白受体测定（soluble transferrin receptor，sTfR）

铁在转运时需通过转铁蛋白和细胞表面的特异性转铁蛋白受体结合释放到细胞内。转铁蛋白受体是一种以非二硫键连接的跨膜糖蛋白，存在于血清或血浆当中的TfR是组织受体的分离形式，在细胞表面上的转铁蛋白受体的数目反映了与之相关的可供应的细胞铁的要求。目前铁蛋白主要用于评价内贮存铁的耗尽或减少，sTfR作为组织水平铁供应减少的一项指标。因而，sTfR是提示缺铁性红细胞生成期的首选指标。

1. 参考值　3.0～8.5mg／L。

2. 临床意义　缺铁早期和红系造血增加时，血清转运铁蛋白受体水平可增高，并可预测贫血患者红细胞生成素（erythropoietin，EPO）治疗的反应。

四、溶血性贫血筛选检测

溶血性贫血是由于各种原因使红细胞破坏过多、过速，超过骨髓的代偿造血能力范围时所发生的一类贫血。正常红细胞的寿命为120天，每天体内有1／120衰老红细胞被破坏，而骨髓又可有同等量的新生红细胞生成，以维持平衡。正常骨髓具有6～8倍的代偿造血能力，当过多的红细胞破坏时，骨髓制造红细胞增加，如不出现贫血称为溶血性疾患；如红细胞破坏过多，尽管骨髓代偿增生，但出现贫血者为溶血性贫血。红细胞破坏场所有两种：红细胞在血流中破坏，称为血管内溶血，若红细胞在单核吞噬细胞系统中破坏，则称为血管外溶血。

（一）红细胞渗透脆性试验

红细胞渗透脆性试验（erythrocyte osmotic fragility test）是根据红细胞在低渗盐水溶液可逐渐胀大而破坏的原理来测定红细胞对不同浓度低渗盐水溶液的抵抗力。红细胞的表面积大而体积小者对低渗盐水抵抗力较大（脆性减低）；反之，则抵抗力较小（脆性增加）。

1. 参考值

开始溶血的NaCl浓度：4.2～4.6g／L。

完全溶血的NaCl浓度：2.8～3.2g／L。

2. 临床意义　遗传性球形红细胞增多症（hereditary spherocytosis，HS）的红细胞表面积／体积比值低，因此，渗透脆性增高。HS的红细胞开始溶血的浓度多为0.52%～0.72%。典型的HS球形红细胞的渗透脆性增高，但20%～25%的HS没有大量的典型球形红细胞，渗透脆性试验可以正常或只轻度增加。另外，观察渗透脆性曲线形态也有帮助，HS红细胞常呈曲线左移或曲线出现拖尾现象。

细胞渗透脆性的增高程度与球形红细胞的数量成正比，与血红蛋白浓度无关。再障危象或合并缺铁时，脆性也相应降低。极少数典型HS脆性试验正常，原因可能与球形细胞显著脱水有关，处于脱水状态的红细胞渗透脆性降低。

渗透脆性增高也见于椭圆形红细胞增多症。而脆性降低见于阻塞性黄疸、珠蛋白生成障碍性贫血、靶形红细胞增多症、缺铁性贫血和脾切除术后。

（二）红细胞孵育渗透脆性试验

红细胞在孵育过程中，葡萄糖消耗增加，使贮备的ATP减少，导致需要能量的红细胞膜对阳性离子的主动传递受阻，造成钠离子在红细胞内集聚，细胞膨胀，孵育渗透脆性增加。

1. 参考值

未孵育：50%溶血的NaCl浓度：$4.00 \sim 4.45g / L$。

37℃孵育24h：50%溶血的NaCl浓度：$4.65 \sim 5.9g / L$。

2. 临床意义

（1）增加：见于遗传性球形红细胞增多症、遗传性椭圆形红细胞增多症、遗传性非球形红细胞溶血性贫血。

（2）减低：见于地中海贫血、缺铁性贫血、镰状细胞性贫血、脾切除术后。

3. 注意事项

（1）血液孵育时所用的试剂及试管均应消毒，试管应加塞。

（2）试验中pH及温度必须恒定，加肝素抗凝血0.05 mL的量必须准确。

（3）每次试验应作正常对照。

（三）自身溶血及纠正试验

正常人红细胞经37℃ 48小时孵育后由于能量被消耗，ATP储备减少，钠离子在细胞内储积，红细胞体积增大，会逐渐产生轻微溶血。遗传性球形红细胞增多症和非球形细胞性溶血性贫血患者，自身溶血程度明显增强，当加入葡萄糖或ATP后可获得不同程度的纠正。自身溶血及纠正（autohemolysis and correction test）试验中观察溶血能否被纠正及纠正的程度，可对某些溶血性贫血进行治疗。

1. 临床意义　正常人血液孵育48小时后会发生轻微溶血，一般<4.0%；加葡萄糖或 ATP后溶血率更低（<0.6%），遗传性球形细胞增多症在低渗盐水中溶血显著增强，加葡萄糖及ATP后溶血明显纠正。先天性非球形细胞溶血性贫血Ⅰ型（G-6-PD缺乏症），低渗盐水中正常或溶血稍增强，加葡萄糖及ATP后溶血部分纠正。先天性非球形细胞溶血性贫血Ⅱ型（PK缺乏症），低渗盐水中溶血显著增强，加葡萄糖后溶血不能纠正，加ATP后溶血明显纠正。阵发性睡眠性血红蛋白尿症（paroxysmal nocturnal hemoglobinuria，PNH）、自身免疫性溶血性贫血和药物性溶血等均不能被葡萄糖纠正。

2. 注意事项　应严守无菌操作规程。

（四）热溶血试验

热溶血试验（heat hemolysis test）是指患者的红细胞在其自身的血清（含补体）中，于37℃孵育后，由于葡萄糖分解产酸使血清酸化，从而导致有内在缺陷的红细胞溶解，产生溶血现象。

1. 参考值　正常人为阴性。

2. 临床意义　阵发性睡眠性血红蛋白尿症（paroxysmal nocturnal hemoglobinuria，PNH）为阳性，正常人无溶血发生，其他溶血性贫血患者有程度不同的轻度溶血。

3. 注意事项　操作过程要避免发生溶血。

（五）蔗糖溶血试验

蔗糖溶血试验（sucrose lysis test）为简易重要的筛查试验，选用等渗的蔗糖溶液，加入与PNH患者同血型的新鲜血清和患者的红细胞混悬液，经孵育后，患者红细胞膜存在缺陷，容易被补体激活，蔗糖溶液加强补体与红细胞结合，发生程度不同的溶血（溶血率10%～80%）。

1. 结果判定　阴性。

2. 临床意义　PNH的本试验常为阳性。轻度阳性亦可见于部分巨幼细胞贫血、再生障碍性贫血、自身免疫性溶血性贫血（autoimmune hemolytic anemia，AIHA）和遗传性球形细胞增多症。此试验可作为PNH的筛选试验，阴性常可排除PNH，阳性应再做Ham试验。对PNH的敏感性最高，特异性差。溶血度在10%以上定为阳性，阳性率为90%～91%。

（六）酸化血清溶血试验

酸化血清溶血试验（acidified serum hemolysis test）又称Ham试验，是诊断PNH的最基本试验。可采用去纤维蛋白、肝素、草酸盐、枸橼酸盐或乙二胺四乙酸（ethylenediaminetetra-acetic acid，EDTA）抗凝血，病者红细胞于37℃与正常或自身的酸化后的血清（pH6.5～7.0）作用，发生溶血，血清中补体致敏的患者，红细胞能被酸化后血清所溶解，特异性强。

1. 结果　正常人呈阴性。

2. 临床意义

（1）只有酸化血清溶血试验阳性PNH的诊断才能成立，具有特异性，是国内外公认的PNH的确诊试验。但会产生假阴性，应强调方法标准化，要与阴性对照。用光电比色法，一般PNH患者的溶血度在10%以上，阳性率为78%～80%。本试验加入氯化镁后，更加激活补体，使试验的敏感度增加。

（2）红细胞生成障碍性贫血（CDA型）可有酸化血清溶血试验阳性。溶血的原因是因为酸化血清情况下，多数红细胞膜上有与抗原和补体相结合的IgM抗体。

（3）球形红细胞在酸化血清内可呈假阳性。

（七）冷溶血试验

冷溶血试验的原理是：阵发性冷性血红蛋白尿症（paroxysmal cold hemoglobinuria, PCH）是一种自身免疫性溶血综合征，患者体内产生一种冷反应性抗体（D-L抗体）。这种抗体是一种IgG，在37℃下与红细胞不能牢固结合。当温度低至20℃以下时，如有补体存在，D-L抗体便能结合于红细胞表面，当温度再增高至37℃时，由于一系列补体参与反应，使红细胞破坏发生溶血。

1. 结果判断　若第1、第2管溶血，其余管不溶血为阳性。

2. 临床意义　本试验阳性见于某些自身免疫性溶血性贫血。

（八）变性球蛋白小体检查

变性珠蛋白小体（heinz小体）是一种变性血红蛋白颗粒，一般附着在细胞膜上，故又称为血红蛋白包涵体，当与某些碱性染料如耐尔蓝接触时即被染成紫色或蓝黑色小点，可在显微镜下进行观察。

主要临床意义：

1. 正常人无变性珠蛋白小体或仅偶见几个（<0.01）细小变性珠蛋白小体。

2. 增高见于G-6-PD缺乏所致的蚕豆病、伯氨喹类药物所致的溶血性贫血、不稳定Hb病等。

（九）血红蛋白H包涵体检查（HbH-IB）

血液中加入煌焦油蓝染料在37℃孵育后，HbH因氧化变性而发生沉淀，被染成墨绿蓝色，呈颗粒状弥漫而均匀地分散在红细胞内。

1. 参考值　<50%。

2. 临床意义　HbH病患者阳性的红细胞可达50%以上，轻型地中海贫血时可偶见HbH包涵体。

3. 注意事项

（1）观察结果时须注意与网织红细胞鉴别，后者的颗粒一般呈网状排列，红细胞基质完整，与煌焦油蓝混合后在10~15分钟内即显现出来。HbH一般要在10分钟后至1小时内地产生包涵体。

（2）制片后应及时计数，如存放过久HbH包涵体可消失。

（十）高铁血红蛋白还原试验

在血液中加入亚硝酸钠可使血红蛋白氧化为高铁血红蛋白（methemoglobin），在有足量的NADPH存在下，反应液中的高铁血红蛋白能被高铁血红蛋白还原酶（即细胞色素b，亦称黄素酶）还原成（亚铁）血红蛋白。在体外，这一还原过程还需递氢体亚甲基蓝的参与。当红细胞内葡萄糖-6-磷酸脱氢酶（G-6-PD）含量正常时，由磷酸戊糖代谢途径生成的NADPH的数量足以完成上述还原反应。当红细胞内G-6-PD含量不足或缺乏时，高铁血红蛋白还原速度减慢甚至不能还原。高铁血红蛋白呈褐色，可用分光光度计加以测定。

1. 参考范围　>75%。

2. 临床意义　高铁血红蛋白还原率减低，见于蚕豆病和伯氨喹型药物溶血性贫血患者，由于G-6-PD缺陷，高铁血红蛋白还原率明显下降。

（十一）葡萄糖-6-磷酸脱氢酶荧光斑点试验

G-6-PD在催化G-6-P成6-PGA的同时，使NADP转变为NAD-PH，反应形成的NADPH在长波紫外光下可发出可见的荧光，G-6-PD缺乏时则上述反应速率减慢或不能进行，NADPH生成量减少或缺如，因此出现荧光延迟或不出现荧光。

结果判断：G-6-PD活性正常：10分钟内出现荧光；中间缺乏值：10~30分钟之间出现荧光；严重缺乏值：30分钟仍不出现荧光。此方法是国际血液学标准化委员会（ICS）推荐用于筛查G-6-PD缺乏的方法，具有较好的敏感性和特异性。缺点是对试剂的要求较高，目前国内已有试剂盒供应。

（十二）氮蓝四唑纸片法

NADPH通过1-甲氧吩嗪二甲基硫酸盐（M-PMS）的递氢作用，使浅黄色的氮蓝四唑（NBT）还原成紫色的物质。G-6-PD缺乏的红细胞由于NADPH生成不足，NBT不能还原，故可根据颜色的变化，判断G-6-PD活性。

结果判断：G-6-PD活性正常：滤纸片呈紫蓝色；中间缺乏值：滤纸片呈淡紫蓝色；严重缺乏值：滤纸片仍为红色。此法的敏感性和特异性也较好，且试剂易得，但靠肉眼辨色判断结果，影响因素较多。

（十三）细胞化学染色法

原理与NBT纸片法相同。将细胞染色后在油镜下检查，计数500个红细胞，求出阴性细胞（未染色细胞）的百分率。结果判断：G-6-PD活性正常，阴性细胞<20%；G-6-PD中间缺乏值，阴性细胞为40%~60%；C-6-PD严重缺乏值，阴性细胞为78%~96%。如严格操作则其结果较为可靠。

（十四）Hb-F碱变性试验

Hb-F抗碱变性（alkali denaturation）的能力比Hb-A强，在碱性溶液中不易变性沉淀，其他Hb在碱性溶液中可变性而被沉淀剂沉淀，测定其滤液中Hb含量，即Hb-F的含量。

1. 参考值　成人小于2%；新生儿44.5%~85%，3个月后逐渐下降，1岁左右接近成人水平。

2. 临床意义

增高：β-地中海贫血患者抗碱血红蛋白明显增高，重型患者可达80%~90%。急性白血病、再生障碍性贫血、红白血病、淋巴瘤等也可轻度增高。

3. 注意事项

（1）碱液浓度必须准确，其pH值必须大于12，校准后最好是小份分装密闭保存，使用量和作用时间都必须十分准确。

（2）本试验中所使用的半饱和硫酸铵有停止变性反应、降低pH及沉淀蛋白的作用，必须准确配制，其pH应为3.0，最好小批量分装。

（3）过滤用的滤纸应为化学试验用品，需统一规格不得随意更换，以免影响结果。

（4）试验所用试管、吸管等仪器不可沾污酸碱。

（5）每次试验最好重复做2份。最好用正常人血和脐带血（Hb-F含量高）作对照试验。

（十五）Hb-F酸洗脱试验

Hb-F抗酸能力较Hb-A为强。经固定后的血片置酸性缓冲液中保温一定时间，只有含HbF的红细胞血红蛋白不被洗脱，再用伊红染色而呈鲜红色。

1. 参考值　成人小于1%。

2. 临床意义　脐带血几乎所有的红细胞均呈鲜红色，为阳性；新生儿阳性率为55%~85%；1月后的婴儿为67%；4~6月后偶见；成人小于1%。地中海贫血患者轻型者（杂合子）仅少数红细胞呈阳性，重型者（纯合子）阳性红细胞明显增多。遗传性Hb-F持续综合征患者，全部红细胞呈均匀淡红色的阳性红细胞，但比胎儿脐血为弱。再生障碍性贫血及溶血性贫血也可出现数量较少的阳性红细胞。

3. 注意事项

（1）血片制成后，在2小时内染色，否则可出现假阳性反应。要求涂片薄，细胞平铺分散。

（2）缓冲液的pH值、温度、洗脱时间应准确，否则影响测定结果。

（十六）Hb-S溶解度试验

Hb-S经连二亚硫酸钠还原去氧后，在磷酸盐溶液中溶解度（solubility）降低而沉淀，其他Hb的溶解度高而不沉淀。过滤除去Hb-S，测定滤液中剩余的Hb，从而可算出Hb-S的含量。

1. 参考值　Hb-S（%）正常人为0~12%。

2. 临床意义　Hb-S增高见于镰型红细胞贫血患者。

（十七）血浆游离血红蛋白测定

血管内溶血时，血浆游离血红蛋白（plasma free hemoglobin）浓度增高。血红蛋白中亚铁血红素有类似过氧化物酶的作用，使邻-甲联苯胺氧化显色，呈蓝色，吸收峰在630nm；加强酸后（pH=1.5）终止反应后呈黄色，吸收峰在435nm。

1. 参考范围　<40mg／L。

2. 临床意义　血浆游离血红蛋白的增加是血管内溶血的指征。蚕豆病、PNH、阵发性寒冷性血红蛋白尿、冷凝集素综合征等血浆游离血红蛋白明显增高。自身免疫性溶血性贫血、镰状细胞贫血及海洋性贫血等患者血浆游离血红蛋白水平轻度或中度增加。

（十八）血清结合珠蛋白测定

血清结合珠蛋白是血浆中一组 α_2 糖蛋白，由肝脏合成，作用是运输血管内游离的血红蛋白至网状内皮系统降解。血管内溶血后，1分子的结合珠蛋白可结合1分子的游离血红蛋白，此种结合体很快地从血中被肝实质细胞清除。3~4天后，血浆中结合珠蛋白（haptoglobin，Hp）才复原。

1. 参考范围　500~1500mg／L。

2. 临床意义

（1）各种溶血性贫血，无论血管内溶血或血管外溶血，血清中Hp含量都明显减低，甚至测不出，这是因为Hp可与游离血红蛋白结合，清除了循环血中的游离血红蛋白所致。如果血管内溶血超出Hp的结合能力，即可出现血红蛋白尿。

（2）鉴别肝内和肝外阻塞性黄疸，前者Hp显著减少或缺乏，后者Hp正常或增高。

（3）传染性单核细胞增多症，先天性结合珠蛋白血症等血清Hp可下降或缺如。

（4）急性或慢性感染、结核病、组织损伤、风湿性和类风湿性关节炎、恶性肿瘤、淋巴瘤、系统性红斑狼疮（systemic lupus erythematosus，SLE）等，血清Hp含量可增高，在此情况下，如测得Hp正常，不能排除溶血。

（十九）尿含铁血黄素试验

病理情况下（血管内溶血时），肾脏在清除游离血红蛋白过程中，血红蛋白大部分随尿排出，产生血红蛋白尿。其中的一部分血红蛋白被肾小管上皮细胞吸收，并在细胞内代谢成含铁血黄素（hemosiderin），当这些细胞脱落至尿中时，可用铁染色法（普鲁士蓝反应）查出。

1. 结果判定　阴性。

2. 临床意义　用于诊断慢性血管内溶血，阳性主要见于阵发性睡眠性血红蛋白尿（PNH），其他溶血性贫血也可呈阳性，反映近期曾有血管内血红蛋白尿；但急性血管内溶血初期，血红蛋白尿检查阳性，而Rous试验阴性。

（二十）血浆高铁血红素白蛋白试验

血浆中游离血红蛋白很易氧化为高铁血红蛋白，接着分解为高铁血红素。后者与血浆白蛋白结合形成高铁血红素白蛋白，是溶血的一种指标，但不敏感。

1. 结果判定　阴性

2. 临床意义　鉴别血管内或血管外溶血，阳性见于各种原因所致的严重血管内溶血，结合珠蛋白与大量游离血红蛋白结合，而使结合珠蛋白消耗尽。

（二十一）血红蛋白电泳检查及HbA2测定

血红蛋白电泳是利用各种血红蛋白（包括正常和异常Hb）等电点不同的原理，在一定pH缓冲液中各带不同电荷及总电荷，缓冲液pH大于等电点则Hb带负电荷，反之则带正电荷。将除去杂质（细胞膜、基质蛋白及脂溶性物质）的Hb液点于浸在特定缓冲液中的支持介质上，置电泳仪内，经一定电压和时间电泳。各种Hb的泳动方向和速度不同，有可能分出各自的区带。采用不同的缓冲液、支持介质、电泳仪和方法的分辨力不同。

1. 参考值　HbA$_2$的平均值为2.3%；范围在1.1%~3.2%之间。

2. 临床意义

（1）增高：HbA$_2$增高是β-轻型地中海贫血的一个重要特征。

（2）减低：缺铁性贫血及其他血红蛋白合成障碍性疾病。

3. 注意事项

（1）应避免蛋白质物质粘污薄膜。

（2）电泳时间及电流大小应严格控制。

（二十二）抗人球蛋白试验

抗人球蛋白试验（Cooombs test）分直接试验和间接试验。在自身免疫性溶血性贫血患者体内，有一种自身产生的球蛋白（IgG），为一种不完全抗体，能吸附在红细胞表面，形成致敏红细胞但不会发生凝集。当加入抗人球蛋白后，可发生凝集反应，即直接抗人球蛋白试验阳性。若患者血清中还存在游离的自身抗体，此抗体能使正常人的红细胞致敏，加入抗人球蛋白后可发生凝集反应，即间接抗人球蛋白试验阳性。

1. 参考范围　直接、间接抗人球蛋白均呈阴性反应。

2. 临床意义　抗人球蛋白直接试验阳性证明红细胞上有不完全抗体或补体，间接试验阳性证明血清中存在不完全抗体或补体。抗人球蛋白试验阳性见于自身免疫性溶血性贫血，药物免疫性溶血性贫血及同种免疫性溶血性贫血。

对于自身免疫性溶血性贫血，若用特异性抗体，IgG和C 3天都出现阳性的病例有67%，单独IgG或C 3天出现阳性的病例分别有20%或13%。本病患者的血清常有低滴度的游离抗体，其中80%的免疫球蛋白是IgG，也有的含有以IgA、IgM和C。补体和免疫球蛋白一起协同作用，引起红细胞溶解。事实上，溶血的严重程度同补体和IgG的浓度直接相关。虽然在常规实验中，不检测IgA、IgM，但它们是实际存在的，只要应用合适的试剂，它们是可以被检测出来的。当然，本病的血清学检查还存在着许多问题，例如，被自身抗体包被的患者红细胞，可受到来自自身抗原表达的干扰；血清中的自身抗体可能被误认为一种基本的异常抗体。

抗人球蛋白试验的半定量测定（自身抗体的滴度积分）是红细胞致敏程度的半定

量指标。它与疾病严重程度的关系，在个体间无比较意义，但在同一个体随访中有自身对照价值，可作为随访病情变化的参考指标。

间接抗人球蛋白试验检测患者血清中有无游离抗体或补体，可以间接估计体内抗红细胞抗体或补体的数量，似与预后有关。诊断价值不如直接抗人球蛋白试验。应用胰蛋白酶或菠萝蛋白酶处理正常人"O"形红细胞，再与患者血清进行凝集试验，可提高阳性率。

实际上，直接试验阳性并有溶血者其间接试验有可能是阴性，这是由于抗体与红细胞亲和力强，无多余的抗体游离于血清中。直接试验阳性者不一定发生溶血，这是由于抗体数量少，不足以引起溶血。

第三节 血细胞分析仪的进展及临床应用

血细胞分析仪已在临床广泛应用，不仅能检测更多的实验参数，而且能提供以血细胞的大小为横坐标、以细胞出现的频率为纵坐标的曲线图，即血细胞直方图。血细胞直方图常用的有白细胞、红细胞和血小板三种细胞直方图，对分析实验结果的准确性、加强质量控制和临床诊断、疗效观察有一定意义。值得注意的是，由于不同仪器内设置的技术参数及使用的试剂不同，使细胞直方图的图形有差异。

一、细胞分析仪原理简介

血细胞分析仪的主要分析原理：根据血细胞非传导的性质，在浸入电解质的微孔管内外各有一个电极，当电流接通后，两电极形成电流，动力泵产生负压，开始充量吸样，由于细胞为不良导体，在经过微孔的一瞬间，电阻增大，产生相应的脉冲传导（电压），称为通过脉冲，此时电压增加和变化的程度取决于非传导性细胞占据小孔感应区的体积，即细胞体积越大，引起的脉冲越大，所产生的脉冲振幅越高，再经过放大，阈值调节，甄别，整形，计数，得出结果。

（一）血细胞分析

由于细胞为不良导体，以电解质溶液中悬浮颗粒在通过小孔时引起的电阻变化为基础，进行血细胞计数和体积测定，这种方法称电阻法，也被称为库尔特原理。

把经过电解质溶液稀释的细胞悬液倒入一个不导电的容器中（塑料杯），把小孔管插入细胞悬液中，小孔管的内侧充满了稀释液，并有一个内电极，外侧细胞悬液中有一个外电极，当电流接通后小孔内外侧的电极形成稳定的电流，稀释液通过小孔向内部流动，当细胞通过小孔时，瞬时引起了电压变化而出现一个脉冲传导，称为通过脉冲，再经过以下步骤得出结果。

1. 放大　由于血细胞通过微孔时产生的脉冲讯号非常微弱，不能直接触发计数电路，因此必须通过电子放大器，将微伏讯号放大为伏级脉冲讯号。

2. 阈值调节　在一定范围内调节参考电平的大小，使计数结果尽可能符合实际。

3. 甄别　通过微孔时的各种微粒均可产生相应脉冲讯号，讯号电平（脉冲幅度）与微粒大小成正比。因此除血细胞外，血中细胞碎片、稀释液中杂质微粒均可产生假讯号，使计数结果偏高。所谓甄别就是利用甄别器根据阈值调节器提供的参考电平，将低于参考电平的假讯号去掉，以提高细胞计数的准确性。

4. 整形　经放大和甄别后的细胞脉冲讯号波形尚不一致，必须经过整形器作用，修整为形状一致标准的平顶波后，才能触发电路。

5. 计数　血细胞的脉冲信号，经过放大、甄别、整形后，送入计数系统。各型血液分析仪计数系统甄别方式不同，通过各种方式得出计数结果。

（二）红细胞检测原理

1. 红细胞和血细胞比容　迄今，绝大多数血细胞分析仪使用电阻抗法进行红细胞计数和血细胞比容测定，其原理与白细胞检测相同。红细胞通过小孔时，形成相应大小的脉冲，脉冲的多少代表红细胞的数目，脉冲的高度代表单个脉冲细胞的体积。脉冲高度叠加，经换算即可得红细胞的压积。有的仪器先以单个细胞脉冲高度计算红细胞平均体积，再乘以红细胞数得出血细胞比容。稀释的血液进入红细胞检测通道时，含有白细胞，红细胞检测的各项参数均含有白细胞因素。由于正常血液有形成分中白细胞比例很少（红细胞：白细胞约为750：1），故白细胞因素可忽略不计。在某些病理情况下，如白血病，白细胞数明显增加而又伴严重贫血时，均可使得各项参数产生明显误差。

2. 血红蛋白含量测定　任何类型、档次的血细胞分析仪，血红蛋白测定原理都是相同的。被稀释的血液加入溶血剂后，红细胞溶解，释放血红蛋白，后者与溶血剂中有关成分结合形成血红蛋白衍生物，进入血红蛋白测试系统，在特定波长（一般在530～550nm）下比色，吸光度的变化与液体中血红蛋白含量成正比，仪器便可显示其浓度。

二、血细胞直方图与疾病诊断

先进的血细胞分析仪不仅能检测更多的实验参数，而且还能提供相应的直方图，直方图的变化对分析实验结果的准确性、加强质量控制及临床诊断有重要意义。此外，各类参数在疾病的诊断中也有重要意义，如：RDW是反映红细胞体积异质性改变的参数，能客观地反映红细胞大小不等的程度。用途：①缺铁性贫血的诊断和疗效观察；②缺铁性贫血和地中海贫血的鉴别诊断；③有助于贫血的病因学分类。MPV：鉴别血小板减少的病因和评价骨髓增生情况。PCT：反映血小板的总数量是PLT、MPV的综合评价指标。

（一）白细胞直方图变化的临床意义

在进行白细胞计数时，细胞根据体积大小分配在不同计算机通道中，从而得到白细胞体积分布直方图。反之从图形的变化可以看出被测血液中细胞群体的变化。这种变化细胞图形并无特异性。比如中间细胞群可包括大淋巴细胞、原始细胞、幼稚细胞、嗜酸性粒细胞、嗜碱性粒细胞，其中任何一类细胞的增多，均可使直方图产生相似变化，只是提示检查者粗略地判断细胞比例变化或有无明显的异常细胞出现，进而在显微镜下检查中注意这些变化或在正常人体检中，筛选是否需要进一步做血涂片检查。图1显示的是各种血液学异常时直方图的变化，可以看出，尽管引起血液学变化的病因不同、细胞形态变化不同，但直方图型很相似，说明白细胞直方图形变化并无特异性。

图1 不同疾病白细胞分布直方图

图中横坐标为细胞体积，纵坐标为细胞相对数量，黑色区域是正常细胞分布图

(a) 来自末梢血淋巴细胞增多（其中大颗粒淋巴细胞占42%）

(b) 为急性非淋巴细胞性白血病（M2）（其中幼稚细胞占72%）的图形

(c) 为急性淋巴细胞白血病（L2）（幼稚细胞63%）的图形

（二）红细胞体积直方图的临床意义

红细胞分布图与白细胞直方图意义不同，红细胞体积的变化能引起特异性的红细

胞直方图的改变，如图形峰的位置、峰顶的形状、峰底的宽度、有无双峰等，这些变化与红细胞的其他参数结合分析，对贫血的鉴别诊断很有价值。应该指出，使用不同仪器及不同稀释液，红细胞分布曲线的形状有差异，但反映病理变化的基本特征相同。

下面是几种贫血时图形变化：

1. 缺铁性贫血的直方图　特点为曲线波峰左移，峰底变宽，显示小细胞不均一性。

2. 轻型β-血红蛋白合成障碍（β-珠蛋白障碍性贫血）的直方图　图形表现为小峰左移，峰底变窄，典型的小细胞均一性贫血。

3. 铁粒幼细胞性贫血的直方图　红细胞呈典型的"双形"性改变（即同时存在着两类型的红细胞，一种是低色素红细胞，另一种是正常形态的红细胞），多见于铁粒幼细胞性贫血。在缺铁性贫血经治疗有效时，也可出现类似的图形，但峰底要更宽些。

4. 叶酸缺乏引起的巨幼细胞性贫血治疗前与治疗后的直方图　治疗前直方图波峰右移，峰底增宽，显示明显的大细胞不均一性，是叶酸或维生素B_{12}缺乏引起巨幼细胞性贫血的重要直方图特征。给予叶酸或维生素B_{12}后，幼稚细胞分化成熟正常，正常红细胞逐步释放入血液，而病理细胞并未完全消亡，检测时即再出现双峰形，说明治疗有效。

不同型号仪器其特点及使用稀释液不同，红细胞直方图的形态亦异常，但反映病理变化基本特征是相同的，不同实验室应根据本室仪器的图形进行对比分析。

（三）血小板直方图变化的临床应用

由于红细胞与血小板的检测在同一通道，小红细胞和细胞碎片、血小板自身的聚集等对血小板计数及平均血小板体积（mean plated volume，MPV）的影响很大，血小板直方图能反映这些变化，可根据图形的变化，了解血小板计数的准确性，是否需要对血小板计数进行手工复查。有时，红细胞或白细胞直方图的变化还可以提供干扰血小板的线索。

第四节　血液流变学检测

血液流变学是研究血液及其有形成分的流动性、变形性和聚集性的变化规律，以及医学应用的科学。血液流变学检测主要包括宏观及微观流变学检测。全血黏度和血浆黏度是宏观血液流变学检测的最重要指标。红细胞是血液中数量最多的细胞，对血液的流变特性影响最大，其变形性是微观血液流变学检测中最重要的指标。

一、全血黏度测定

1. 参考值　因所用仪器的不同而异，应建立所用仪器的参考值。

毛细血管黏度计测定法：

（1）全血比黏度（ηb）：男性3.43～5.07，女性3.01～4.29；

（2）血浆比黏度（ηp）：1.46～1.82；

（3）血清比黏度（ηS）：1.38～1.66；

（4）全血还原比黏度：5.9～8.9。

2. 临床意义　血液黏度增高见于冠心病、心肌梗死、高血压病、脑血栓形成、DVT、糖尿病、高脂血症、恶性肿瘤、肺源性心脏病、真性红细胞增多症、多发性骨髓瘤、原发性巨球蛋白血症、烧伤等。

血液黏度减低见于贫血。

二、血浆黏度测定

1. 参考值　因所用仪器的不同而异，应建立所用仪器的参考值。

2. 临床意义　血浆中含有各种蛋白质、脂类和电解质，其中蛋白质对血浆黏度影响最大。不同的蛋白质影响也不同，主要取决于蛋白质分子大小、形状及在血浆中的浓度。以纤维蛋白原对血浆黏度影响最大，球蛋白次之，血清蛋白影响最小。可采用毛细管黏度计、旋转式黏度计测量，前者测量精度较高。

所有引起血浆（血清）蛋白质及血脂异常增高的疾病均可导致血浆（血清）黏度升高，如巨球蛋白血症、多发性骨髓瘤、纤维蛋白原增多症、某些结缔组织性疾病；此外，冠心病、急性缺血性中风、血管闭塞性脉管炎、慢性肺气肿、肝脏疾病、糖尿病及精神分裂症等也可见血浆（血清）黏度增高。

三、红细胞变形性测定

1. 参考值　红细胞滤过指数为0.29±0.10。

2. 临床意义　正常红细胞能通过比其直径小得多的微血管，说明红细胞本身具有变形能力。此种变形能力使细胞在血液中可沿流动方向变形或定向，从而使其体积缩小，血液黏度下降。如果红细胞变形能力下降或丧失，在高切变速度范围内，增加了红细胞之间的摩擦力，而直接影响血液的流动性。高血压、冠心病、脑卒中、高血脂、糖尿病、肺心病、肝脏疾病、周围血管病、某些血液病及急性心肌梗死、休克、灼伤等疾病均可见红细胞变形能力异常。

四、红细胞电泳时间测定

1. 参考值　红细胞自身血浆电泳时间为16.5±0.85秒。

2. 临床意义　红细胞电泳测定广泛用于研究红细胞表面结构，药物对红细胞作用的观察，以及细胞分离和细胞免疫的研究。

第十六章　心肌功能检验

第一节　肌酸激酶

肌酸激酶（Creatinekinase，CK）又称为肌酸磷酸激酶（Creatinephosphokinase，CPK）。正常情况下，绝大多数肌酸激酶位于肌细胞内，血液中肌酸激酶升高一般提示已有肌肉损害或正发生肌肉损害。

慢性肌酸激酶升高称为高肌酸激酶血症，偶尔也见于正常人。1980年Rowland将无神经肌肉病临床和组织病理学证据的情况称之为特发性高肌酸激酶血症。对于有神经肌肉病临床症状的高肌酸激酶血症者，一般情况下，就诊后行各种相关检查有可能明确诊断。

一、符合以下条件者属无症状性高肌酸激酶血症。

（1）偶然发现血清肌酸激酶升高；

（2）至少3个月持续性高肌酸激酶血症；

（3）无症状或仅在就诊时发现轻微和非特异性症状（偶然出现轻度肌肉痛）；

（4）无神经肌肉病家族史；

（5）缺乏与高肌酸激酶血症相关的神经肌肉病临床表现；

（6）无心脏疾病（CK－MB及心电图正常）；

（7）无其他高肌酸激酶血症的原因（恶性肿瘤、酗酒及滥用药物、全身代谢性疾病、感染、恶性高热、甲状腺及甲状旁腺疾病、血液病、妊娠、药物等）。

二、对于确定为无症状性高肌酸激酶血症者，一般应进行以下检查明确原因。

（1）神经系统检查，特别是肌力检查。

（2）家庭成员进行肌酸激酶测定。

（3）血乳酸试验：包括基础状态、前臂缺血后以及运动后。

（4）针电极肌电图检查。

（5）肌肉活检，标本进行常规组织学、多种组织化学染色、某些抗体的免疫组织化学染色以及电子显微镜等检查。

如果经过以上所述系统的检查仍为阴性结果，则可以考虑为特发性高肌酸激酶血症（idiopathichyper CKemias）。

三、肌酸激酶参考值和临床意义

（一）参考值

男24～195U／L；　女24～170U／L

CK水平在人群中不是正态分布，受到性别、年龄、种族、生理状态的影响。男性因为肌肉容量大，血清CK活性要高于女性。新生儿出生时，由于骨骼肌受到损伤和短暂的缺氧可引起CK释放，故血清CK水平约为成人的2～3倍；出生后7个月可降至成年人水平。儿童和成人的血清CK会随着年龄的增长而发生变化：女性的平均CK值在最初20年中会呈下降趋势，以后变化不大，而男性的平均CK值在15～20岁会出现生理性的高峰，其他时间变化不大。老人和长期卧床者由于肌肉容量减低也可能低于成人水平。在不同种族之间，白人的CK活性通常为黑人的2／3故在确定参考值时应注意不同"正常人群"的情况。

（二）临床意义

（1）当发生AMI时，CK活性在3～8小时升高，血中半寿期约为15小时，峰值在10～36小时之间，3～4天后回复至正常水平。AMI时CK升高一般为数倍，很少超过30倍。

（2）如果在AMI后及时进行了溶栓治疗出现再灌注时，梗塞区心肌细胞中的CK就会被冲洗出来，导致CK成倍增加，使达峰时间提前。故CK测定有助于判断溶栓治疗后是否出现。但总CK活性测定仅有中度敏感，不能检出很早期的。如在发病4小时内CK即达峰值，提示冠状动脉再通的能力为40％～60％。

（3）施行心律转复、心导管和无并发症的冠状动脉成形术等均会引起CK值的升高。值得注意的是，心脏插管以及冠状动脉造影在导致CK总活性升高的同时，可以引起CK-MM同工酶的升高，但CK-MB同工酶的活性上升并不明显。

（4）心脏手术和非心脏手术后都将导致CK活性的增高，且增高的幅度与肌肉损伤范围的大小以及手术时间的长短密切相关。心肌炎时CK可轻度增高。

（5）生理性增高人体在运动后将导致CK活性明显增高，运动越剧烈，时间越长，则CK活性上升的幅度越大，通常在运动后12～20小时达到峰值，并维持36～48小时。一般而言，对于较少运动的人，运动时间越长、幅度越剧烈，则CK上升的幅度越高；而对于训练有素的运动员，则CK在同等条件下增高的幅度有限；也有报道，怀孕妇女通常在14～26周时出现CK活性降低，而后又逐渐增高，分娩时CK升高。

（6）由于骨骼肌中CK单位含量极高，且其全身总量大大超过心肌，所以在各种肌肉损伤（如挫伤、手术、肌肉注射、癫痫发作）和疾病（如多发性肌炎、肌炎、横纹肌溶解症、进行性肌营养不良、重症肌无力、甲状腺功能减低出现粘液性水肿）时，CK极度升高，活性常高于参考数值数十至数百倍。

（7）在急性脑外伤、恶性肿瘤时，CK也可增高。

（8）长期卧床，CK可有下降。

第二节　血清肌酸激酶同工酶（CKI）

CK由M和B两个亚单位组成，组合成CK-BB，CK-MM，CK-MB三种同工酶，在细胞线粒体内还有另一种同工酶，称之为CK-Mt，CK-BB主要存在于脑，前列腺等器官，CK-MM主要存在于骨骼和心肌，CK-MB则主要存在于心肌，正常人血液中大部分是CK-MM，少量CK-MB，而CK-BB极少。

一、血清肌酸激酶同工酶（CKI）正常值

（一）电泳法

占肌酸激酶：

CK-MB<0.05（CK-MB<5%）；CK-MM>0.94～0.96（CK-MM>94%～96%）；CK-BB无或痕量（CK-BB无或痕量）。

（二）酶速率法（37℃）

CK-MB：0～18U／L；CK-MM：0～18U／L；CK-BB：0U／L。

二、血清肌酸激酶同工酶（CKI）临床意义

升高：急性心肌梗死（CK-MB>0.03，可达0.12～0.38），亦可见于肌营养不良，恶性肿瘤。甲状腺功能减低症，脑血管疾病，肺部疾病，慢性醇中毒，手术后恢复期肌肉痉挛，心脏复苏后，休克，破伤风，骨骼肌损伤等同工酶分析只发现有CK-MM型，无DK-MB型，也检健康搜索不出CK-BB型。药物注射（氯丙嗪，苯巴比妥，青霉素，利血平 苯妥英钠，肾上腺素，多粘菌素B）肌肉损伤可检出CK-MM型。

三、CK-MB>CK的理论解释

在我们的临床工作中经常可以遇到CK-MB>CK的情况，国内外也有许多这方面的报道，理论解释有很多，下面就最近的几篇文章的观点介绍以下。

现代经验医学杂志2004年1期：只要CK-MB的升高不是由于溶血造成的，CK-MB>CK，这样的病历95%是O型或B型血的癌症患者，原因是部分癌症患者免疫系统混乱，其中的一些免疫球蛋白充当了辅酶的作用。

临床检验信息1998年1期：我们目前采用的方法是免疫抑制法，我们的结果报告的CK-MB应该包括CK-MB，CK-BB，巨CK1，巨CK2，正常情况下人血清中CK-BB，巨CK1，巨CK2均为零，所以一般情况下，我们测得的就是CK-MB的含量。巨CK1是一种CK同工酶与自身抗体的复合物，多见于老年的风湿和心脏病患者。巨CK2是一种低聚的线粒体CK，又称CK-Mt，存在于细胞线粒体膜上。Galasso PJ等作者认为巨CK2不会在健康人血清中出现，它与恶性肿瘤密切相关，可作为肿瘤标志物。在肺癌，胃肠道各期恶性肿瘤人的血清中阳性率高达56.8%~76.2%。另外新生儿血清中也可检出巨CK2。CK-BB存在于健康人脑组织，胃肠道和子宫平滑肌内，正常人血清中无CK-BB，正常儿童血清中有时可检出CK-BB的存在。Rata等作者认为癌变的胃组织可释放CK-BB进入血液中。在临床的实际中，我们的体会是：如果患者血清中CK活力增高，同时伴CK-MB增高，CK-MB／CK超过30%甚至50%以上，如无溶血，一定要警惕有无巨CK1、巨CK2或CK-BB存在。明显增高的CK-BB并伴有CK-MB增高可能提示非心肌源性，倾向于恶性肿瘤的存在。出现巨CK者往往是老年女性患者，心血管疾病，恶性肿瘤，风湿病等，只有对这些保持警惕，才不会造成错误诊断。

第三节　乳酸脱氢酶LDH

乳酸脱氢酶是能催化乳酸脱氢生成丙酮酸的酶，几乎存在于所有组织中。

一、正常范围

血清 100~300U／L;

检查介绍：乳酸脱氢酶是一种糖酵解酶。乳酸脱氢酶存在于机体所有组织细胞的胞质内，其中以肾脏含量较高。

二、临床意义

（1）急性心肌梗塞发作后，早期血清中LDH1和LDH2活性均升高，但LDH1增高更早，更明显，导致LDH1／LDH2的比值升高。

（2）肝炎、急性肝细胞损伤及骨骼肌损伤时LDH5都会升高。

（3）患活动性风湿性心脏病、急性病毒性心肌炎、溶血性贫血、肾坏死等病LDH1也可升高。

第四节　α-羟丁酸脱氢酶HBDH

一、参考正常值

70～190U／L

一般认为，计算HBDH／LDH的比值可以帮助诊断肝病或心脏病，HBDH／LDH的比值健康人为0.67，急性心肌梗塞患者超过0.8，肝病患者在0.6以下，HBDH对确诊心肌梗塞是有价值的。

乳酸脱氢酶是一种糖酵解酶。乳酸脱氢酶存在于机体所有组织细胞的胞质内，其中以肾脏含量较高。乳酸脱氢酶是能催化乳酸脱氢生成丙酮酸的酶，几乎存在于所有组织中。同功酶有五种形式，即LDH-1（H4）、LDH-2（H3M）、LDH-3（H2M2）、LDH-4（HM3）及LDH-5（M4），可用电泳方法将其分离。LDH同功酶的分布有明显的组织特异性，所以可以根据其组织特异性来协用诊断疾病。正常人血清中LDH2，〉LDH1。如有心肌酶释放入血则LDH1〉LDH2，利用此指标可以观察诊断心肌疾病。

（1）急性心肌梗塞发作后，早期血清中LDH1和LDH2活性均升高，但LDH1增高更早，更明显，导致LDH1／LDH2的比值升高。

（2）肝炎、急性肝细胞损伤及骨骼肌损伤时LDH5都会升高。

（3）患活动性风湿性心脏病、急性病毒性心肌炎、溶血性贫血、肾坏死等病LDH1也可升高

人组织中的乳酸脱氢酶（LDH）用电泳法可以分离出5种同工酶区带，根据其电泳迁移率的快慢，依次命名为LDH1，LDH2，LDH3，LDH4，LDH5。不同组织的乳酸脱氢酶同工酶分布不同，存在明显的组织特异性，人心肌、肾和红细胞中以LDH1和LDH2最多，骨骼肌和肝中以LDH4和LDH5最多，而肺、脾、胰、甲状腺、肾上腺和淋巴结等组织中以LDH3最多。后来从睾丸和精子中发现了LDHx，其电泳迁移率介于LDH4和LDH5之间。LDH是由H（心肌型）和M（骨骼肌型）两类亚基组成，分别形成LDH1（H4）、LDH2（H3M）、LDH3（H2M2）、LDH4（HM3）、LDH5（M4）。

健康成人血清LDH同工酶有如下的规律：LDH2 > LDH1 > LDH3 > LDH4 > LDH5。

二、临床意义

心肌细胞LD活性远高于血清数百倍，尤以LDH1和LDH2含量最高。急性心肌梗塞时，血清LDH1和LDH2显著升高，约95%的病例的血清LDH1和LDH2比值大于1，且LDH1升高早于LDH总活性升高。病毒性和风湿性心肌炎及克山病心肌损害等，病人的血清LDH同工酶的改变与心肌梗塞相似。LDH1／LDH2比值 >1还见于溶血性贫血、恶

性贫血、镰形细胞性贫血、肾脏损伤、肾皮质梗塞、心肌损伤性疾病、瓣膜病等。

脑干含LDH1较高。颅脑损伤仅累及大脑半球时，只有血清同工酶谱的绝对值增高，而不影响同工酶的相互比值，如果累及脑干时，病人血清LDH1的含量也增高。

急性心肌梗塞发病后12～24小时，血清LDH1业已升高。若同时测定LD总活性，可发现LDH1／总LDH的比值对急性心肌梗塞诊断的阳性率与可靠性优于单纯测定LDH1或CK-MB。

胚胎细胞瘤病人的血清LDH1活性升高。

肝细胞损伤或坏死后，向血流释入大量的LDH4和LDH5，致使血中LDH5／LDH4比值升高，故LDH5／LDH4＞1可做为肝细胞损伤的指标。急性肝炎以LDH5明显升高，LDH4不增，LDH5／LDH4＞1为特征；若血清LDH5持续升高或下降后再度升高，则可认为是慢性肝炎；肝昏迷病人的血清LDH5、LDH4活性极高时，常示预后不良；原发性肝癌以血清LDH4＞LDH5较为常见。

肾皮质以LDH1和LDH2含量较高，肾髓质以LDH4和LDH5活性较强。患急性肾小管坏死、慢性肾盂肾炎、慢性肾小球肾炎以及肾移植排异时，血清LDH5均可增高。

肺含LDH3较多，肺部疾患时血清LDH3常可升高。肺梗塞时LDH3和LDH4相等，LDH1明显下降；肺脓肿病人的血清LDH3、LDH4常与LDH5同时升高。

血清LD总活性升高而同工酶谱正常（LDH1／LDH2＜1）的病例，临床出现率依次为：心肺疾病、恶性肿瘤、骨折、中枢神经系统疾患、炎症、肝硬变、传染性单核细胞增多症、甲状腺机能低下、尿毒症、组织坏死、病毒血症、肠梗阻等。

肌营养不良病人肌肉中LDH1、LDH2明显增高，LDH5显著下降；而血清则相反，LDH1、LDH2明显减少，LDH4、LDH5显著，表明血清LDH同工酶主要来自肌肉组织。煤矿、钨矿矽肺病人的血清LDH1、LDH2下降，LDH4、LDH5升高。恶性病变时LDH3常增高。

乳酸脱氢酶高的原因，有以下方面：

（1）当乙肝病毒携带者病情恶化成乙肝患者时，部分肝细胞受损，血清中LDH4和LDH5含量就会有不同程度的增高。

（2）乙肝治疗方法特别是是用药不当，长期服用同一种药物时造成肾毒现象的产生。当肾毒现象出现时，血清中乳酸脱氢酶含量会迅速升高。

（3）乙肝不进行合适积极的治疗，发展到一定程度时会造成肝脏代谢严重异常，导致肾脏功能衰竭，从而也会引起乳酸脱氢酶含量升高。

（4）肺梗塞、恶性贫血、休克及肿瘤转移所致的胸腹水时，会引起乳酸脱氢酶的偏高。

第五节　脑钠肽

　　1988年deBold从猪脑中发现了一种具有利钠利尿作用的多肽，命名为脑钠肽，又称B型钠尿肽（BNP）。很快发现，BNP的主要分泌部位在心室。人心肌细胞首先合成的是含108个氨基酸的B型钠尿肽原（proBNP），之后在内切酶的作用下被切割为含76个氨基酸的N末端B型钠尿肽原（NT-proBNP，MW 8.5 kD）和含32个氨基酸的C端多肽BNP（MW 3.5 kD）。钠尿肽家族的分子结构中包括由二硫键连接构成的环状结构，可与钠尿肽受体结合发挥利钠、利尿、扩血管、拮抗肾素—血管紧张素—醛固酮系统（RAAS）和交感神经系统（SNS）的作用；NT proBNP不具有生物学活性。当心室容量负荷或压力负荷增加时，心肌合成和释放BNP／NT-proBNP就会增多。国外大规模多中心临床试验的结果证实，BNP／NT-proBNP是诊断心衰的较好的心肌标志物。欧洲心脏病协会（ESC）和美国临床生化科学院（NACB）分别于2001年和2004年将BNP／NT-proBNP列入了其起草的"心衰诊断及治疗指南"和"心肌标志物的应用指南"中。欧美国家对于BNP／NT-proBNP的临床应用研究已有十余年，成熟的试剂盒已被广泛应用于心衰疾病医学教育网整理的诊断和鉴别诊断。

　　由于目前数据尽管仍在出现但不完全，以及个体内部和个体之间的差异，对于急性或者慢性HF患者来说，进行常规血液钠尿肽测试不能保证可以做出恰当的治疗决定。

　　但是，由于BNP和NT-proBNP在生物活性、半衰期、代谢清除、受年龄影响、诊断及筛选阈值、舒张功能不全应用价值等各个方面的不同，临床应用的价值也不完全相同。NT-proBNP由于只能通过肾脏清除，相比主要通过受体介导清除的BNP来说，其水平受患者性别和年龄影响要大些，从而导致其不能用于心力衰竭严重程度的评估。

　　根据ACC（American College of Cardiology）BNP Consensus Panel 2004：A Clinical Approach for the Diagnostic，Prognostic，Screening，Treatment Monitoring，and Therapeutic Roles of Natriuretic Peptides in Cardiovascular Diseases的共同声明（Consensus Statements），对BNP的临床应用建议摘录如下：

一、总论——关于BNP检测及细微分别的选择

　　（1）实验室应该具备24小时运行BNP检测的能力，中心实验室／床旁测试均可；检测周转时间（TAT）应不超过60分钟。TAT定义是从采血到通知内科医师或看护者检测结果的时间；

　　（2）在钠尿肽检测时，分析结果应考虑到实验室间及生物学的变异，包括性别、

肥胖、肾功能等；

（3）检测结果有赖于所使用的检测类型。NT-proBNP的检测结果与具有生物活性的BNP不可互换。

二、BNP水平有助于鉴别急诊呼吸困难的患者的病因

（一）BNP在评估急性呼吸困难患者时具有诊断作用。

因此，对急诊新近发生的呼吸困难患者了解既往病史、体格检查、心电图检查的同时进行的实验室检测应包括BNP。现有的数据支持以下声明：

（1）由于BNP水平随年龄升高，而且受性别、病理状态和药物治疗影响，血浆BNP检测在应用时不应脱离临床情况；

（2）如果BNP <100 pg / mL，心力衰竭的可能性极小，其阴性预测值为90%；

（3）如果BNP>500 pg / mL，心力衰竭的可能性极大，其阳性预测值为90%；

（4）当BNP值介于100-500 pg / mL之间时，应该考虑以下情况：因稳定的潜在功能障碍引起BNP基线值升高；肺心病的右心力衰竭表现；急性肺动脉栓塞或肾衰竭；

（5）患者可能表现为心力衰竭而BNP水平正常，或者比预期值低，可能在以下情况下发生：突发性肺水肿症状发作的1-2小时内；心力衰竭由于左室返流所致（例如：因乳头肌断裂引起急性二尖瓣关闭不全）；以及肥胖患者（体重指数[BMI] >30 kg / m^2）。

（二）BNP所提供的补充信息可帮助客观地确定心力衰竭严重性

有助于治疗筛选决定是否入院、转院或从急诊出院。

三、共同病症及影响BNP水平的特别说明

（1）慢性肾功能不全时BNP有变化（估计GFR低于60 mL / min），合适的临界值标准约为200 pg / mL。但当BNP水平非常低或非常高时，对评估呼吸困难的患者是否由心力衰竭引起有帮助。NT-proBNP与GFR的相关性大于BNP，当估计的GFR在60mL / min ~ 90mL / min时，NT-proBNP即可升高。

（2）当eGFR低于60mL / min时，NT-proBNP可能显著升高，这种情况下NT-proBNP用于评估心力衰竭的价值尚不确定。

（3）BNP基线水平可能对透析患者很重要，因为基线水平以上的改变表现了以上所述肾血流量的改变。因而，血液透析之前进行BNP检测有助于确定肾血流量的总的情况。到目前为止，没有明显的证据表明在血液透析期间BNP水平有助于纠正血液透析患者应进行多少长时间透析。在肾功能不全时BNP有助于确定透析治疗的强度。

四、肺部疾病伴发与不伴心脏疾病的患者应用BNP测试的价值

（1）约20%肺部疾病的患者BNP水平升高，提示同时存在心力衰竭，或呼吸困难的真正病因为心力衰竭而被误诊为肺部疾病。

（2）肺栓塞患者中1／3 BNP水平升高，这些患者右室压力高、死亡率也高。BNP水平升高对肺栓塞并无诊断意义，但有预后意义，特别是当cTn水平也升高时，预后较差。

（3）慢性肺动脉高压中BNP水平的意义仍有待研究，肺部疾病所致的肺动脉高压及右心室压力和容量负荷过大可使BNP水平升高，通常在100pg／mL～500pg／mL之间。

五、BNP与舒张功能障碍

（1）BNP可用于检测舒张功能障碍患者评价。BNP水平增高同时存在舒张期充盈异常有助于增强诊断舒张功能不全的力度。

（2）BNP浓度超过年龄相应校正的界值，可鉴别舒张功能障碍的老年患者。

六、BNP与肥胖

（1）肥胖患者（ BMI＞30kg／m2 ）BNP水平的表达低，解释这类患者的BNP水平时需注意。

（2）对肥胖的心力衰竭患者，连续测定BNP水平，仍然可能作为心力衰竭诊断的指标。

七、猝死、急性冠脉综合征和冠心病中的BNP检测

（一）BNP对预测心力衰竭病死率是一个非常独立的预测指标

BNP随时间改变与患病率和病死率相关联。这给内科医师们提供了一个积极治疗这些患者的机会。

（1）很多研究表明BNP水平可预测心源性猝死。因此，BNP水平可帮助我们进一步将患者分级，他们将受益于新近的治疗，例如植入心脏除颤器。

（2）其它的生物标志物（肌钙蛋白和C反应蛋白）可为BNP检测提供关于患者结果的独特的、附加的、独立的信息。

（3）在BNP和心肌钙蛋白联合应用时，可提供更有效的工具用以确定与心力衰竭和ACS有关的临床重要心脏事件的风险增加。这样的信息可提高我们适当筛选心力衰竭高危患者和更合理地鉴别不需要加强评估和治疗的低危心力衰竭患者。

（4）在ACS患者中，较低程度的肌钙蛋白水平升高极大的预示反复出现的心肌缺血，而BNP类似一个"泵失灵"的标志物，与死亡及心力衰竭进展联系更密切。一起使用这两个标志物可提高对患者不利事件危险的发现。

（5）将来，BNP将包含在多标志物同步检测方案中，其包括有肌钙蛋白和C反应蛋白，每一项标志物都能够提供有关患者结果的独特和独立的信息。

（二）BNP和心肌钙蛋白联合应用

对于鉴别与心力衰竭和ACS患者有关的临床重要心脏患者增加的风险提供更有效的

方法。多项心脏标志物同步检测方案包括：BNP、肌钙蛋白和C反应蛋白，每一项标志物都能够提供有关患者结果的独特和独立的信息。

八、BNP筛选高危人群

（1）此时BNP检测不适合于筛选无症状、低危人群的左心室收缩功能障碍。

（2）用血浆BNP筛选高危亚群如既往心肌梗死患者、糖尿病患者、或长期未受控制的高血压患者有很大的价值。应强调超声心动图仍是评估左心室功能的主要方法。

九、如果住院治疗中BNP水平没有降低，如何处理？

（1）虽然BNP水平不总是与肺动脉楔入压相关联，但对继发容量超负荷的高充盈压入院的心力衰竭患者，伴随有高BNP水平（失代偿或"湿BNP"），只要患者保持足够的尿量，减少肺动脉楔入压的处理总是与BNP水平快速降低相关联。

（2）患者在医院里不需要每天抽血查BNP水平。应在入院、主要治疗作用后（通常在治疗后24小时）和预期出院（和达到等量体液）时合理应用BNP水平检测。

（3）住院期间BNP水平没有降低提示预后不良，建议考虑更多的介入、监控、治疗和随访。

第六节　心肌肌钙蛋白

1994–1995年cTnT、cTnI分别被美国FDA批准用于临床AMI诊断。cTnT和cTnI均作为心肌损伤时释放的结构蛋白，在临床应用时各具特点，下面以cTnI为例说明。

心肌肌钙蛋白I（Cardiac Troponin I，cTnI）作为心肌损伤标志物，在临床上已应用了多年。由于其高度的心肌特异性，对于心肌损伤的高度敏感性及较长的诊断窗口期，cTnI已被国外临床医生及检验人员广泛接受，正逐渐取代CK-MB，成为判断心肌损伤，特别是诊断急性心梗的"金标准"。

正常人血中心肌肌钙蛋白很难检测到，心肌肌钙蛋白一般在心肌损伤后4～8小时在外周血中逐渐增高，最高值在12～24小时出现。在心肌损伤后7～10天外周血中仍可探测到增高的心肌肌钙蛋白。急性心梗病人的血中cTnI浓度可高达100～300ng／ml。

一、cTnI作为重要的心肌损伤标志物，可用于诊断：

（一）心肌缺血性损伤

（1）急性心肌梗死

（2）不稳定心绞痛

（3）急性冠脉综合症预后预测

（二）心肌非缺血性损害及心脏外伤或手术损害

（三）鉴别诊断骨骼肌损伤 临床实验室

二、心肌肌钙蛋白I的结构和功能

肌钙蛋白复合体是由3个亚基组成，在骨骼肌及心肌肌肉收缩活动中起重要的调节作用。组成肌钙蛋白的3个亚基分别是肌钙蛋白T、肌钙蛋白I及肌钙蛋白C。肌钙蛋白T是原肌球蛋白结合亚基，主要调节肌钙蛋白复合体与细肌丝间的相互作用。肌钙蛋白I足肌原纤维AFP酶的抑制性亚单位。肌钙蛋白C足钙离子结合部位，主要调节钙离子依赖型的肌肉收缩。

肌钙蛋白T（TnT）及肌钙蛋白C（TnC）均具有心肌异构体及骨骼肌异构体两种形式。TnI只有一种心肌异构体，而TnT至少有4种心肌异构体。TnC无心肌特异性异构体。其中心肌肌钙蛋白I（cTnI）为基因长约6.2Kb，可以编码205个氨基酸，分子量为23.9KD的蛋白质。ctnI非常特异地仅在心肌中表达，在肌肉及其他组织中从没有发现cTnI表达的例子。

三、心肌肌钙蛋白的释放特点

在心肌内cTnI的含量大约为5mg／g湿重组织，cTnT含量约为10.8mg／g湿重组织。心肌肌钙蛋白主要结合于心肌肌纤维中，少量的在胞浆中以游离形式存在。正常人血中几乎探测不到cTnI，心肌细胞损伤时，cTnI即开始释放，以游离或复合物形式进入血液循环，游离的cTnI，cTnI首先释放于血中，随后由于蛋白逐渐降解使结合在肌纤维中的cTnI-cTnC，cTnI-cTnT-Tnc释放形成峰值。游离于血中的cTnI单体是非常不稳定的。而cTnI-cTnC二聚体及cTnI-cTnC-cTnT三聚体稳定性要强的多。心梗发生后，释放在血液中的肌钙蛋白升高持续时间比肌红蛋白和CK-MB长，这个过程一般是7~10天。

四、心肌肌钙蛋白诊断心肌损伤的最佳指标

在心肌肌钙蛋白得到广泛研究之前，早期心肌损伤的生化标志物主要限于肌红蛋白和CK-MB。其中CK-MB曾一度被认为是诊断心肌损伤特别是心肌梗死的"金标准"而广泛应用多年。然而不仅CK-MB血中存在的时间较短（1~4天）。而且CK-MB在骨骼肌及大脑中也有表达，当骨骼肌及大脑损伤，特别是慢性骨骼肌损伤及肌肉剧烈运动后，CK-MB都会有显著升高。20世纪90年代以来，对肌钙蛋白的大量临床研究表明，肌钙蛋白具有心肌损伤的高度的特异性和敏感性。

随着蛋白标志物肌钙蛋白的研究进展，WHO对急性心梗诊断标准已有了许多修改。美国临床化学学会（NACB）及国际临床化学及检测医学联合会（1FCC）建议：心肌肌钙蛋白是检测心肌损伤的新的标志物；不稳定心绞痛病人即使只有轻度的心肌肌钙蛋白升高也应给予治疗，从而把心肌损伤的危险降到最低。中国检验学会推荐由心肌肌钙蛋白逐步取代CK-MB成为检出心肌损伤的新标准。

欧洲心脏病协会（ESC）、美国心脏病协会（ACC）、及美国心脏协会（AHA）、澳大利亚—新西兰心脏病学会（CSANZ）发表了一致的文件。他们建议心肌肌钙蛋白可作为确定性标志物用于心肌梗塞的诊断，危险程度的分级以及病人预后的预测，从而帮助临床医生制定及调整治疗方案。

心肌肌钙蛋白由于在敏感性及特异性方面优于其他标志物如总CK、CK–MB、LDH、AST，用释放到血液的cTnI作为心肌损伤时首选生化标志物更为合适。同时可应用肌钙蛋白预测急性冠脉综合症病人的危险层次。在估测心肌损伤时，下面几种标志物就不再用，其中包括CK、谷草转氨酶、乳酸脱氢酶及其异构体。由于广泛的组织分布，上述标志物缺乏组织特异性。

第七节　超敏C反应蛋白（hs–CRP）

C反应蛋白也可用于疑似ACS患者的危险分层。临床治疗降低hs–CRP能否减少心脏事件发生尚无定论。C反应蛋白（CRP）是心血管炎症病变的生物标志物。个体的CRP基础水平和未来心血管病的发病关系密切。CRP水平与一些传统用于评估心血管疾病危险性的指标（如年龄、吸烟、血胆固醇水平、血压、糖尿病等）没有直接关系。CRP可能是比LDL–ch更有效的独立的心血管疾病预测指标，可以增加血脂检查、代谢综合征和Framingham危险评分的预后价值。

由于健康人体内的CRP水平通常<3 mg／L，因此筛查一定要使用高敏感的检测方法（high sensitive CRP，hs–CRP），即检测方法应具有能检测到≤0.3 mg／L的CRP的能力。一般认为，用于心血管疾病危险性评估时，hs–CRP<1.0 mg／L为低危险性；1.0～3.0 mg／L为中度危险性，>3.0 mg／L为高度危险性。如果hs–CRP>10 mg／L，表明可能存在其他感染，应在其他感染控制以后重新采集标本检测。

第八节　其它的心脏标志物的临床应用

一、缺血修饰白蛋白（IMA）

可能是评价心肌缺血的较好的标志物，检测出早期心肌缺血的临床灵敏度较高，但其临床特异性（应用价值）还需更多的临床研究证实。临床实验室

二、髓过氧化物酶（myeloperoxidase，MPO）

髓过氧化物酶（myeloperoxidase，MPO）、CD40配体、妊娠相关血浆蛋白A等在评价心肌缺血（早期）和 ACS 危险分层方面显示较好的价值，但其临床特异性（应用价值）还需更多的临床研究证实。

三、心脏标志物的联合应用

许多心脏标志物不仅在心肌损伤时出现异常，而且在心力衰竭等其他心脏疾病时也出现异常，即某一心脏标志物并不仅仅在某一心脏疾病状态时才有异常变化，而一种心脏疾病状态时常常几种心脏标志物先后都有异常变化，并且分别从不同侧面反映了心脏组织损伤或功能改变的情况。

心脏标志物合理的联合应用有助于早期发现心脏疾病（ACS、心力衰竭等）的患者，有助于使患者得到早期诊断和治疗，有助于监测病情变化，有助于评估患者的预后，有利于提高心脏标志物临床应用的灵敏性和特异性。

综上所述，完善的POCT具有快速、准确、方便、患者易配合的特点，虽然它的费用要比中心实验室高，但是由于减少了患者办理复杂手续及待诊的时间，能够使患者及时得到抢救和治疗，所以我们更应看重它的整个护理过程和成本／效益的比率，这样不难看出POCT的好处。此外，POCT的领导者应该认识到开展此项工作也具有一定的风险，如POCT人员不能在规定时间内准确地报告检验结果对受检者的危害；定标或质控错误所导致的错误报告会产生严重性后果；具有污染性标本对检验者健康会造成威胁等。所有这些都需要组织者建立一个安全、准确、完善的体制以及一系列的规章制度，以保证POCT工作能科学、顺利地开展。

第九节　同型半胱氨酸（Hcy）

同型半胱氨酸（homocysteine，hcy）是一种人体内的含硫氨基酸，为蛋氨酸和半胱氨酸代谢过程中的重要中间产物，其本身并不参与蛋白质的合成。近年来，国内外许多学者均认为血液同型半胱氨酸含量升高已成为动脉粥样硬化发生的一个独立危险因子，遂成为基础医学和临床医学研究的新热点。

一、高同型半胱氨酸血症的发病原因

同型半胱氨酸又称为高半胱氨酸（Homocysteine，Hcy），是甲硫氨酸的中间代谢产物，在体内由甲硫氨酸转甲基后生成，有两种去路，一是Hcy可在胱硫醚缩合酶（CBS）和胱硫醚酶的催化下生成半胱氨酸，需要维生素B_6的参与，或经巯基氧化结合生成高胱氨酸，另外Hcy还可在叶酸和维生素B$_{12}$的辅助作用下再甲基化重新合成甲硫氨酸，此过程需甲硫氨酸合成酶（MS）的催化，并且必须有N5-甲基四氢叶酸作为甲基的供体，后者是四氢叶酸经5，10-甲烯四氢叶酸还原酶（MTHFR）催化而产生。

二、 Hcy代谢机理

Hcy的正常参考值随测定方法和种族人群的不同而有所不同，一般正常空腹血浆总Hcy水平为5～15μmol／L。研究表明：Hcy每升高5μmol／L脑卒中风险升高59%，缺血性心脏病风险升高32%；Hcy每降低5μmol／L脑卒中风险降低24%，缺血性心脏病风险降低16%，Hcy水平与心血管事件风险呈正相关，没有发现正常下限。

三、引起甲硫氨酸代谢障碍的原因有遗传和环境营养两种因素

（1）遗传因素引起三种关键酶即甲烯四氢叶酸还原酶（MTHFR）、胱硫醚缩合酶（CBS）、甲硫氨酸合成酶（MS）缺乏或活性降低。先天性胱硫醚缩合酶缺陷症或胱氨酸尿症纯合子表现为CBS酶严重缺乏，患者常早年发生动脉粥样硬化，而且波及全身大、中、小动脉，病变弥漫且严重，多较早死亡。目前研究较多的主要是轻中度高同型半胱氨酸血症，发现编码MTHFR、CBS、MS酶的基因发生碱基突变或插入、缺失，引起相应的酶缺陷或活性下降。

（2）环境营养因素指代谢辅助因子如叶酸、维生素B$_6$、B$_{12}$缺乏，这些因子在同型半胱氨酸代谢反应中为必需因子，均可导致高同型半胱氨酸血症的发生。许多研究已经证实冠心病患者血浆同型半胱氨酸升高以及血清叶酸、维生素B$_6$、B$_{12}$水平下降。

参考文献

1. 张连荣. 护理质量与安全管理规范. 北京：军事医学科学出版社，2014.

2. 尤黎明，吴瑛. 内科护理学. 北京：人民卫生出版社，2015.

3. 刘梅娟，王礼慧. 内科护理细节问答全书. 北京：化学工业出版社，2015.

4. 周望梅，高云. 急诊护理细节问答全书. 北京：化学工业出版社，2016.

5. 周宏珍，石红梅. 神经内科护理细节问答全书. 北京：化学工业出版社，2016.

6. 马效恩，齐先文等. 护理工作流程与质量管理. 北京：华艺出版社，2017.

7. 史瑞芬. 护理人际学. 北京：人民军医出版社，2017.

8. 于卫华. 医院护理安全管理指南. 合肥：合肥工业大学出版社，2017.